Stuart McGill

RÜCKEN-REPARATUR

Stuart McGill

RÜCKEN REPARATUR

Die McGill-Methode, um Rückenschmerzen selbst zu heilen

Strategien, die selbst
Ihr Arzt nicht kennt

riva

Bibliografische Information der Deutschen Nationalbibliothek:
Die Deutsche Nationalbibliothek verzeichnet diese Publikation in der Deutschen Nationalbibliografie; detaillierte bibliografische Daten sind im Internet über http://dnb.de abrufbar.

Für Fragen und Anregungen
info@m-vg.de

Wichtige Hinweise
Dieses Buch ist für Lernzwecke gedacht. Es stellt keinen Ersatz für eine individuelle medizinische Beratung dar und sollte auch nicht als solcher benutzt werden. Wenn Sie medizinischen Rat einholen wollen, konsultieren Sie bitte einen qualifizierten Arzt. Der Verlag und der Autor haften für keine nachteiligen Auswirkungen, die in einem direkten oder indirekten Zusammenhang mit den Informationen stehen, die in diesem Buch enthalten sind. Ausschließlich zum Zweck der besseren Lesbarkeit wurde auf eine genderspezifische Schreibweise sowie eine Mehrfachbezeichnung verzichtet. Alle personenbezogenen Bezeichnungen sind somit geschlechtsneutral zu verstehen.

8. Auflage 2025

Türkenstraße 89
80799 München
Tel.: 089 65 12 85-0

Redaktion und Lektorat: Corinna Nikolaus, bookwise GmbH
Übersetzung: Imke Brodersen
Umschlaggestaltung: Laura Osswald, in Anlehnung an das Original von Paal Hawk für Altius Gruppen AS, Hamar, Norwegen
Umschlagabbildung: Lars A. Lien
Model: A. Haglund
Illustrationen: Jiri Hvalacek, Prag, Tschechische Republik
Satz: Leeloo Molnár, bookwise GmbH
Druck: Florjancic Tisk d.o.o., Slowenien
Printed in Germany

ISBN Print: 978-3-86883-932-6

ISBN E-Book (EPUB, Mobi) 978-3-95971-272-9

Inhalt

So nutzen Sie dieses Buch optimal

Vergleichen wir einmal die Wirbelsäule mit einem Auto und mich mit einem geschickten Mechaniker – dann wäre dieses Buch die Betriebsanleitung für das Fahrzeug. Es verrät Ihnen, wie man eigene Rückenprobleme diagnostiziert und wie man sich jeweils selbst helfen kann. Im Gegensatz zu einer Betriebsanleitung sollten Sie dieses Buch jedoch bitte vollständig lesen und nicht oberflächlich durchblättern, bis Sie den Abschnitt gefunden haben, der zur aktuellen Situation passt. Wenn Sie an Rückenschmerzen leiden, ist alles wichtig, was in diesem Buch steht! Bei einem Auto mag es ausreichen, einzelne Bauteile auszuwechseln. Beim Rücken greifen in der Regel aber mehrere Elemente ineinander. Sie werden Hinweise auf die möglichen Ursachen Ihrer Schmerzen finden, aber auch Abschnitte, die auf Sie nicht zutreffen. Dennoch empfehle ich, den gesamten Text zu lesen. Je besser Sie das Gesamtthema verstehen, desto größer sind Ihre Erfolgschancen.

Um das Gelesene gründlich zu erfassen und anwenden zu können, empfehle ich sogar ein zweimaliges Lesen. Beim ersten Durchgang nehmen Sie die Informationen auf und notieren sich besonders hilfreiche Tipps sowie alle Ideen, wie Sie die Empfehlungen im Alltag besser umsetzen können. Beim zweiten Lesen schreiten Sie zur Tat. Ziehen Sie bequeme Kleidung an, räumen Sie einen ausreichend großen Bereich frei, und führen Sie beim Lesen die verschiedenen Untersuchungen zur Diagnose sowie die Übungen tatsächlich aus. Besonders wichtig ist das zweimalige Durchgehen des Textes für die Selbstdiagnose in Teil 2.

Ergänzend werden immer wieder Kästen mit Zusatzinformationen eingeschoben. Auch diese sind wichtig.

Aus der Praxis: Hier werden die Geschichten von echten Patienten aus meinen Akten erläutert – wie haben diese Menschen ihren individuellen Weg zur Genesung gefunden? Was hat ihnen dabei geholfen? Aufgrund des Arztgeheimnisses wurden alle Namen geändert, aber alle diese Menschen haben in den vergangenen 30 Jahren einmal vor mir gesessen. Und bald werden Sie eine ähnliche Geschichte erzählen können.

Profitipp: Im Laufe meiner Tätigkeit hatte ich immer wieder mit Sportlern zu tun: von High-School-Athleten über Profiteams bis hin zu Goldmedaillengewinnern. In den Profitipps finden Sie Zitate und Einsichten von Spitzensportlern aus unterschiedlichsten Disziplinen, die bei mir in Behandlung waren. Nicht jeder Mensch strebt Rekorde an, aber diese Männer und Frauen mussten sich ihren Rückenschmerzen stellen, während sie ihren Körper auf Höchstleistung trainierten. Die Weisheit, die darauf beruht, dass man körperlich die eigenen Grenzen überwinden will, kann jedem helfen, der einen gesünderen Rücken anstrebt.

Viele Kollegen kennen meine Arbeit, anderen ist sie fremd. Wenn Sie während der Lektüre oder danach wegen Rückenschmerzen in Behandlung sind, sollten Sie dieses Buch ruhig in die Praxis mitbringen. Dann können Sie die nächsten Schritte zur Genesung besser mit dem Arzt absprechen. Informieren Sie Ihren Arzt immer über eigene Behandlungsmaßnahmen!

Dieses Buch soll Ihnen helfen, den eigenen Rückenschmerz zu verstehen und anzugehen, damit man ganz normal das gewohnte Leben führen kann. Ich bin davon überzeugt, dass Sie sich nach dem Lesen selbst wie ein sehr passabler Rückenmechaniker vorkommen werden.

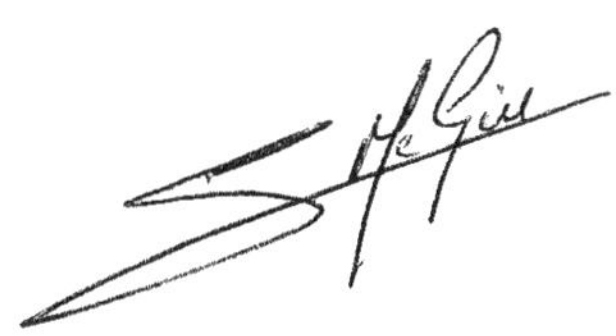

Professor Stuart McGill,
Waterloo, Kanada

Einleitung

Der Weg zu einem gesunden Rücken

Was ist das Besondere an diesem Buch? Es gibt unzählige Bücher zum Thema Rücken – warum sollte gerade dieses für Sie den entscheidenden Unterschied machen? Ganz einfach: Die Informationen in diesem Buch beruhen auf wissenschaftlich erprobten Ergebnissen. Rückenschmerzen sind nicht leicht zu kurieren. Man hat mich beschworen, ein massentaugliches Buch zu schreiben, so etwas wie »Rückenschmerzen besiegen: In fünf leichten Schritten zum Erfolg«. Das wäre jedoch unehrlich und unprofessionell. Ich möchte lieber Ihr Lotse sein, doch das funktioniert nur, wenn Sie meinen Anweisungen auch wirklich Folge leisten.

Seit meinen ersten Untersuchungen zur Biomechanik der Wirbelsäule als junger Doktorand vor über 30 Jahren haben wir in meiner Klinik an der Universität Waterloo so revolutionäre Entdeckungen gemacht, dass mein Ruf nicht nur Patienten aus aller Welt anlockt und viele Ärzte und Forscher meinen Rat einholen. Schon lange vor der Entstehung des Films *Avatar* habe ich Verfahren zur optischen Bewegungsmessung (Motion Capture) eingesetzt, um unter Einbeziehung der biophysikalischen Signale des Körpers mehr über seine Funktionen und über Schmerzursachen herauszufinden. Mein Team arbeitet mit vielen Methoden: Echte Wirbelsäulen aus Körperspenden vermitteln uns ein besseres Verständnis von Verletzungsmechanismen; wir ergründen zusammen mit den Patienten individuelle Schmerzursachen; wir führen Vergleichsstudien zu Wirksamkeit bestimmter Behandlungen durch, und wir arbeiten regelmäßig mit Spitzensportlern aus den Profiligen von UFC, NHL, NBA und NFL zusammen, mit Extremsportlern und Olympiateilnehmern. Diese umfassenden Einblicke helfen uns, bessere Wege zu finden, um verlorene Fähigkeiten zurückzugewinnen. Gerade die Arbeit mit Sportlern ist dabei wichtig: Wer einen Ferrari fährt, sieht, was im Zusammenspiel von perfekter Automobiltechnik und Können möglich wird. Dank unserer Entdeckungen konnten wir auch bei schweren Wirbelsäulenschäden die vollständige Heilung ermöglichen – bis hin zum nächsten Weltrekord. Solche Beweise sind unwiderlegbar.

Ich wurde mehrfach gebeten, meine Lehrbücher so umzuschreiben, dass sie für ein Laienpublikum verständlich werden. Die erfolgreiche Behandlung von Rückenproblemen ist eine komplexe Materie, die nur schwer zu vereinfachen ist. Aber nun ist es geglückt. Ich habe meine Erkenntnisse aus all diesen Jahren auf die Fakten reduziert – die ungeschminkte Wahrheit über Rückenschmerzen, ihre Ursache und wirksame Gegenmaßnahmen. Dabei verfolge ich keine politischen Ambitionen und muss auch keine falschen Rücksichten auf Ärzteverbände, Arzneimittelkonzerne, Hersteller von Chirurgiebedarf oder Regierungsinteressen nehmen. Dieses Buch schildert die neutrale Wahrheit, die Ihnen auch der Hausarzt sagen könnte (wenn er oder sie die Zeit dazu hätte) oder die Ihr Facharzt Ihnen erklären müsste, bevor er Ihnen zur Operation rät.

Rückenschmerzen werden in der Praxis meist zu rasch abgetan – die Ursache ist schwer zu ermitteln, es ist alles »psychosomatisch«, und wenn es einfach nicht besser wird, bekommt man eben Schmerzmittel. Das kennen Sie? Ich kann Ihnen aus meiner Erfahrung heraus mehr erklären. Jeden Tag berate ich Patienten mit einer derartigen Krankengeschichte. Wenn sie meine Methode einige Wochen befolgt haben, sind sie wie ausgewechselt. 95 Prozent von ihnen profitieren davon – das weiß ich, weil wir unsere Patienten wieder einbestellen.

Dieses Buch ist als Schritt-für-Schritt-Anleitung konzipiert, mit der Sie Ihre Wirbelsäule in Topform bringen. Wichtige Themen sind dabei:

1. Die unterschiedlichen Ursachen und das Fortschreiten von Rückenschmerzen, von Bandscheibenschäden bis hin zu Ischiasschmerzen.

2. Typische Alltagsaktivitäten, die Rückenschmerzen hervorrufen und verschlimmern können.

3. Gesunde Bewegungsabläufe für ein schmerzfreies Leben, damit Sie weiterhin alles tun können, was Ihnen wichtig ist.

4. Strategien und Übungen für eine gesunde, stabile Wirbelsäule.

5. Unverzichtbare Fragen bei der Entscheidung, ob eine Operation hilfreich ist oder alles noch schlimmer macht.

Dieses Buch ist für alle, die vom Schmerz gebeutelt sind – von der Hausfrau, die einfach nur wieder schmerzfrei den Hund ausführen möchte, bis hin zum Profisportler, der wegen seiner chronischen Rückenschmerzen kaum noch aus dem Bett kommt. Ich kenne das ganze Spektrum aus erster Hand, und wenn Sie dieses Buch gelesen haben, werden Sie verstehen, auf welchen Kriterien meine hohe Erfolgsquote beruht. Und Sie werden diese Techniken bei sich selbst einsetzen können.

Jeder Mensch hat das Recht, unbeschwert mit seinen Kindern herumzutoben. Niemand sollte nachts vor Schmerz aus dem Schlaf schrecken, nur weil er sich auf die andere Seite gedreht hat. Im Augenblick geht es Ihnen wahrscheinlich nicht besonders gut und der Weg zur Genesung wird keineswegs leicht. Nur mit Disziplin und Entschlossenheit wird die Wirbelsäule wieder funktionstüchtig. Dazu muss man alte Bewegungsmuster gegen neue austauschen. Aber Sie sind es sich schuldig, wieder zu wissen, wie sich ein Tag ohne Schmerzen und Beschwerden anfühlt. Nehmen Sie Ihr Leben wieder selbst in die Hand. Es ist Zeit für einen Neustart und eine Generalüberholung der Wirbelsäule. Es ist Zeit für neue Energie!

Fangen wir gleich an.

Teil 1:

»Warum ich?« Den Schmerz verstehen

In Kapitel 1 nehmen wir verbreitete Überzeugungen zu Rückenschmerzen unter die Lupe. Was davon dürfen Sie glauben? Kapitel 2 erklärt das Zusammenspiel der einzelnen Bestandteile des Rückens und typische Schmerzursachen. In welcher Reihenfolge Sie diese Kapitel lesen, hängt von Ihrem Lernstil ab. Möchten Sie erst wissen, warum bisherige Therapien bei Ihnen nicht so gut geholfen haben wie bei anderen, dann lesen Sie zuerst Kapitel 1. Wenn Sie vorher lieber mehr über die Rückenmechanik erfahren möchten, beginnen Sie mit Kapitel 2.

1. Der Faktencheck

In den ersten beiden Kapiteln geht es um Grundlagenwissen: Was ist die Wirbelsäule, und wie funktioniert sie? Die Fakten werden dabei klar von verbreiteten Mythen zum Rücken abgegrenzt. Es sind viele falsche Vorstellungen über die Wirbelsäule im Umlauf, die leider an der Entstehung von Rückenschmerzen Anteil haben. Erst wenn wir mit solch falschen Ideen gründlich aufgeräumt haben und die tatsächliche Mechanik als Ausgangspunkt nehmen, können wir dazu übergehen, die eigenen Schmerzen korrekt einzuordnen und entsprechende Gegenmaßnahmen einzuleiten.

Bei Rückenschmerzen haben Ärzte häufig nicht die nötige Zeit für eine umfassende Untersuchung. Mitunter steht der Patient ohne konkrete Diagnose da, oder es wurde nur durch einen kurzen Blick auf eine MRT- oder CT-Aufnahme etwas sehr Spezielles festgestellt. Schon dies ist in meinen Augen eine unzureichende Untersuchung. Die Schmerzquelle für einen Patienten allein durch den Blick auf ein solches Bild zu bestimmen, gleicht dem Versuch, über ein bloßes Foto des Autos herauszufinden, warum der Motor nicht anspringt. Selbst wenn die richtige Diagnose gestellt wird – eingeklemmter Ischiasnerv oder ein Bandscheibenvorfall –, ist dies für die Heilung nur selten hilfreich. Für die Behandlung müssen wir uns darauf konzentrieren, die Ursache der Symptome zu finden und gezielt dagegen vorzugehen. Das ist deutlich wichtiger als die Suche nach dem offiziellen diagnostischen Fachausdruck.

In der modernen Medizin gerät diese Philosophie leider oft ins Hintertreffen, und man konzentriert sich weiterhin auf die »schnelle Reparatur« durch eine Operationsempfehlung und auf Schmerzmittel, womit das Problem sozusagen unter den Teppich gekehrt wird. So treten Gerüchte und Halbwahrheiten an die Stelle einer adäquaten und korrekten Ursachenfindung. Manche Experten suggerieren sogar, dass Schmerzen »reine Kopfsache« sind. Schmerzen haben nahezu immer eine körperliche Ursache! Wenn wir sie ignorieren oder die Schuld in einer falschen Einstellung suchen, hilft das nicht weiter. Deshalb warne ich davor, Rückenschmerzen durch Psychotherapie behandeln zu wollen. Psychosomatische Probleme wie Stress im Beruf oder Neurotizismus können Schmerzen zwar verstärken, sind jedoch nicht die eigentliche Ursache. Selbst wenn Ihr Arzt oder Ihre Ärztin keine Ursache finden kann – es gibt trotzdem eine, und die lässt sich behandeln.

Sehr verbreitet ist auch die Idee, man könne sich an seine Rückenschmerzen gewöhnen. Man wachse sozusagen mit dem Schmerz, und werde mit der Zeit unempfindlicher. Falsch! Denn es ist genau umgekehrt: Je länger der Schmerz unbehandelt bleibt, desto stärker nehmen wir ihn wahr, und desto sensibler werden wir dafür. Stellen Sie sich vor, Sie würden sich immer wieder mit einem Hammer auf den Daumen schlagen. Der Daumen wird mit jedem Mal schmerzempfindlicher. Irgendwann ist das Gewebe so gereizt, dass Sie schon bei der geringsten Berührung vor Schmerz zusammenzucken. Hier hilft kein Sport, sondern ich muss den Hammer weglassen. Im ersten Schritt werden wir uns in diesem Buch also mit den »Schmerzhämmern« beschäftigen – die müssen weg. Sie werden feststellen, dass man schmerzhafte Bewegungsmuster durch schmerzfreie ersetzen kann. Das ist die eigentliche Lösung, um die Schmerzempfindlichkeit zu senken sowie die Bewegungsfreiheit langsam und schmerzfrei wieder auszuweiten.

Es ist eine Schande, dass die Patienten darunter zu leiden haben, dass die Wahrheit unter so viel Desinformation verborgen liegt. Falsche Überzeugungen behindern die Genesung, und die bisherigen Therapieerfahrungen bestärken viele in ihrem Glauben, dass ihnen nur noch eine Operation helfen kann. Das macht Angst, und die wird durch die Geschichten von Freunden, die nur dank massiver Schmerzmittel durch den Tag kommen, nicht gerade gelindert. Solche Patienten verlieren oft jede Hoffnung und sind davon überzeugt, dass sie ihre Schmerzen eben ertragen müssen.

Es ist an der Zeit, zu den Fakten vorzudringen und eine konstruktive Haltung gegenüber Schmerzen zu entwickeln. Beschäftigen wir uns also zunächst mit den Denkfehlern, die bisher die korrekte Behandlung Ihrer Schmerzen erschwert haben.

Typische Denkblockaden

Zu Beginn sollten wir gewisse Fehlüberzeugungen benennen, die unsere Genesung behindern. Erst dann können wir einen Ausweg finden, der langfristig zu einem schmerzfreien Leben führen kann.

Problem: Durch die Physiotherapie wurden meine Schmerzen schlimmer.

Ausweg: Suchen Sie einen Physiotherapeuten auf, der die Ursache Ihrer Schmerzen begreift und angeht. Mithilfe dieses Buches sind Sie dazu wahrscheinlich bald selbst in der Lage.

Problem: Nach dem Workout habe ich jedes Mal drei Tage lang Schmerzen.

Ausweg: Wenn Sie die einzelnen Übungen des Workouts und Ihre Aktivitäten in den restlichen 23 Stunden des Tages genauer betrachten, stellt sich vermutlich ein Zusammenhang heraus. Dann können Sie die verschlimmernden Tätigkeiten so verändern, dass sie weniger Schmerzen bereiten. Mehr dazu später.

Problem: Man hat mir gesagt, ich würde mir die Schmerzen nur einbilden.

Ausweg: Beweisen Sie sich selbst, dass Sie auch schmerzfreie Momente haben. In diesem Buch erfahren Sie, wie man diese Abschnitte bis zur anhaltenden Linderung verlängern kann.

Problem: Man hat mir gesagt, ich soll positiv denken.

Ausweg: Eine positive Haltung ist zwar erstrebenswert, reicht als alleiniges Werkzeug zur Schmerzbewältigung jedoch nicht aus. Konzentrieren Sie sich darauf, die Schmerzursache zu finden.

Problem: In der Klinik hieß es, ich soll meine Schmerzen auf einer Skala von 1 bis 10 einstufen.

Ausweg: Konzentrieren Sie sich lieber darauf, welche Tätigkeiten Sie schmerzfrei ausüben können. Legen Sie das Heftchen zur Aufzeichnung der Schmerzintensität vorerst beiseite.

Richtig oder falsch?

Zwei wichtige Trugschlüsse zum Thema Rückenschmerzen haben wir bereits entkräftet, nämlich, dass alles nur Kopfsache sei und dass man sich mit der Zeit an den Schmerz gewöhne. Damit können wir uns nun weiteren Binsenweisheiten zuwenden und diese geraderücken.

Trugschluss: Wenn ich meine chronischen Rückenschmerzen nicht mithilfe meiner Physiotherapie in den Griff bekomme, bleibt mir nur noch eine Operation.

Fakt: Kennen Sie den Spruch: »Wenn man nur einen Hammer hat, sieht alles wie ein Nagel aus«? Die meisten Chirurgen sind davon überzeugt, dass sich mit dem Skalpell alles heilen lässt, wenn sie nur »den Schmerz herausschneiden« dürften. Doch das entfernte Gewebe ist nur selten die einzige Ursache für die Schmerzen. Um bei der Operation an die Wirbelsäule zu gelangen, muss häufig gesundes Gewebe durchtrennt werden, und wenn bei dem Eingriff ein Nerv verletzt wird, ist die anschließende Rehabilitation erschwert. Zudem können die Metallimplantate Knochengewebe absterben lassen und sich lockern. Die Risiken einer Operation rechtfertigen häufig nicht den möglichen Nutzen, wenn dabei nicht die wahre Schmerzursache beseitigt wird. In solchen Fällen kommt der Patient oftmals nach einigen Jahren mit ähnlichen Gewebeschäden direkt über oder unter der Stelle des vorherigen Eingriffs wieder. Mitunter meldet sich zusätzlich der ursprüngliche Schmerz noch schlimmer zurück. Die Antwort des Chirurgen lautet dann vielfach: »Ich kann nichts mehr für Sie tun.« Für viele solcher Patienten konnte ich mithilfe von Physiotherapie Lösungen finden, welche die Schmerzursache behandelten. Nach einer Operation hingegen ist die Schädigung bei manchen so massiv, dass auch ich leider nichts mehr ausrichten kann. Wenn Sie dieses Buch lesen, sind Sie auf dem richtigen Weg, um alle konventionellen Behandlungsmöglichkeiten auszuschöpfen, ehe Sie sich unters Messer legen. Welche Fragen vor einer eventuellen Operation unbedingt abzuklären sind und wann diese tatsächlich die letzte Option ist, besprechen wir später.

Aus der Praxis: Brad war nach seinen Schmerzmitteln mittlerweile süchtig. Er hatte sie in der Schmerzklinik erhalten, nachdem sein Arzt ihm nicht hatte weiterhelfen können und ihn mit der klassischen Fehldiagnose weggeschickt hatte, seine Rückenschmerzen seien »reine Einbildung«. Weil er auch in einem Fuß starke Schmerzen hatte, hatte man ihm zur Amputation geraten. Als Brad mich aufsuchte, räumte er gar Suizidgedanken ein – er sagte, wenn diese grausamen Schmerzen wirklich Einbildung wären, müsse er verrückt sein und bräuchte nicht weiterzuleben. Er gab mir eine Woche Zeit: Wenn wir in dieser Woche nicht weiterkämen und seine Schmerzen lindern könnten, wollte er sich umbringen. Der Druck war also enorm. In der folgenden Woche arbeitete ich eng mit ihm zusammen und konnte ihm zeigen, dass sein Problem behandelbar war. Es stellte sich heraus, dass seine Füße völlig gesund waren. Seine Schmerzen beruhten auf einem eingeklemmten Nerv im unteren Bereich der Wirbelsäule. Zunächst einmal musste er bestimmte Beugebewegungen meiden und bestimmte Muskeln aufbauen, die seinen Bewegungsablauf steuerten. Innerhalb von drei Monaten überwand er seine Medikamentenabhängigkeit, ging die Schmerzursachen gezielt an und bekam sein Leben wieder in den Griff. Heute ist er ein zufriedener Mann, der nicht nur einen voll funktionsfähigen Rücken hat, sondern insbesondere noch immer den Fuß, den der Chirurg bereitwillig abnehmen wollte.

Trugschluss: Die Ärzte in der Schmerzklinik finden eine Dauerlösung für mich.

Fakt: Schmerzbewältigung bedeutet, dass man mit den Schmerzen umzugehen lernt. Das ist ein Kurieren an den Symptomen, anstatt die Ursachen anzugehen. Schmerz beruht auf Nervenimpulsen, die im Gehirn verarbeitet werden. Die Lösung einer Schmerzklinik besteht in Medikamenten und kognitiver Verhaltenstherapie. Die starken Schmerzmittel, die Patienten erhalten, gehen mit einem hohen Suchtfaktor einher. Auch das sehe ich häufig bei Patienten, die durch alle diagnostischen und therapeutischen Maschen gerutscht sind.

Trugschluss: Rückenschmerzen lassen sich innerhalb von sechs bis zwölf Wochen beheben. Mehr zahlt die Kasse sowieso nicht.

Fakt: In Amerika berufen sich die Versicherer gern auf Studien, die allerdings lediglich die Rekonvaleszenz nach Muskelschäden bei Mäusen und Ratten ermittelt haben. Studien zu Rückenverletzungen beim Menschen ergaben hingegen, dass je nach Schädigung häufig eine lange Abfolge von Maßnahmen erforderlich ist. Die Heilung kann bis zu zehn Jahre in Anspruch nehmen. Was nicht heißt, dass Sie sich auf weitere zehn Jahre Rückenschmerzen einstellen müssen! Machen Sie sich jedoch klar, dass Sie auf Ihren Rücken längerfristig Rücksicht nehmen müssen, um schmerzfrei zu bleiben.

Trugschluss: Rückenschmerzen sind erblich bedingt. Meine Mutter hatte Rückenschmerzen so lange ich denken kann. Mir blüht dasselbe.

Fakt: Rückenschmerzen sind kein Schicksal, und das Urteil lautet nicht lebenslänglich. Manche Menschen sind genetisch vielleicht anfälliger für Rückenprobleme, aber auch das ist behandelbar, und in den meisten Fällen sind Verletzungen vermeidbar. Viele Leute glauben, dass es im Alter immer schlimmer wird mit dem Rücken. Interessanterweise haben die meisten Leute beim Renteneintritt weniger Rückenschmerzen – das ist Schnee von gestern. Die schlimmsten Symptome waren ihrer Aussage nach zwischen 30 und 50. Später sind die Rückengelenke auf natürlichem Weg verknöchert, was schmerzhafte Mikrobewegungen reduziert. Wie viele alte Menschen klagen über Rückenschmerzen? Tatsächlich sind es nur sehr wenige. Damit Sie später nicht dazu gehören, sollten Sie Ihre Schmerzen schon jetzt angehen.

Trugschluss: Nach einem Bandscheibenvorfall ist es aus mit dem Profisport.

Fakt: Eine geschädigte Bandscheibe ist tatsächlich schwerer zu behandeln als ein Beinbruch, und die Erfolgsaussichten sind deutlich ungewisser. Für viele Sportler gelten Wirbelsäulenschäden als der Super-GAU, doch mit der richtigen Rehabilitation sind auch solche Probleme besiegbar. Ich berate immer wieder Athleten aus unterschiedlichsten Disziplinen, von denen Hunderte ihre erfolgreiche Laufbahn im Profisport bis hin zur Olympiade fortführen konnten. Viele davon haben clevere eigene Systeme entwickelt, um die hohen Anforderungen an ihren Rücken bei Training und Wettkämpfen zu bewältigen. Solchen Patienten konnte ich ganz neue Werkzeuge an die Hand geben, mit denen sie ihre Bandscheiben retten und im Sport Höchstleistungen erzielen konnten.

Trugschluss: Aus der MRT-Aufnahme bezieht der Arzt alle nötigen Informationen für die richtige Behandlung.

Fakt: Bildgebungsverfahren, ob MRT oder CT, können die Ursachen von Rückenschmerzen nur sehr eingeschränkt ermitteln. Sie zeigen Veränderungen und Strukturen am Rücken, die aber nicht zwangsläufig für den Schmerz verantwortlich sein müssen. Schmerzen beruhen meist auf Funktionsstörungen. Falsche Bewegungsabläufe sensibilisieren bei ständiger Wiederholung das Gewebe, bis es selbst bei geringer Belastung schmerzt. Eine Operationsentscheidung aufgrund von MRT- und CT-Befunden zu treffen ist in meinen Augen ein Fehler, sofern nicht zuvor ein Arzt hinzugezogen wurde, der sich mit der Beurteilung und Behandlung von Rückenschmerzen durch Schmerzprovokation gründlich auskennt. Solche Aufnahmen können hilfreich sein, wenn die Operation die letzte Option ist (und das ist selten der Fall). Vorher sind sie einfach ein Baustein, für die Erstellung des optimalen individuellen Behandlungsplans.

Profitipp: Ein Rekordhalter im Gewichtheben verriet mir, dass er vor seiner Rückenverletzung keinen einzigen Weltrekord geschafft hatte. Inzwischen ist ihm dies drei Mal geglückt. Die Verletzungen haben ihn viel gelehrt, und diese wertvollen Erkenntnisse wollte er mir mitteilen.

»In gewisser Weise waren meine Rückenverletzungen ein Segen – sie haben mich gezwungen, zu einer absolut perfekten Technik überzugehen: Ich kann mir beim Training keinerlei Kompromisse mehr leisten. Wenn ich das täte, wäre meine Karriere endgültig vorüber.«

Als dieser Weltrekordhalter wieder mit dem Training begann, schwor er sich, diese Regel – nur perfekte Technik – niemals mehr zu brechen. Seine Leistungen waren unglaublich, und er konnte seinen eigenen Weltrekord noch zwei Mal toppen. Er hatte sich von seiner Verletzung nicht in die Knie zwingen lassen, sondern erbrachte dadurch Topleistungen in seiner Disziplin.

Trugschluss: Rückenschmerzen beruhen auf einer Verkürzung der hinteren Beinmuskulatur.

Fakt: Unsere Untersuchungen ergaben, dass eine verkürzte hintere Beinmuskulatur zwar häufig mit Rückenproblemen einhergeht, aber nicht unbedingt die Ursache ist. Sobald die Rückenschmerzen zurückgehen, wird auch die Beinmuskulatur flexibler. Dennoch kann ein muskuläres Ungleichgewicht zwischen dem rechten und dem linken Bein Rückenschmerzen beeinflussen, insbesondere bei Sportlern. In diesem Buch lernen Sie korrekte Bewegungsabläufe für den Alltag, zum Beispiel beim Schuhebinden. Auch bei einer sehr straffen hinteren Beinmuskulatur gibt es rückenschonende Lösungen für solche Tätigkeiten.

Trugschluss: Der dunkle Schatten auf meiner Bandscheibe im MRT zeigt, dass ich eine degenerative Bandscheibenerkrankung habe.

Fakt: Die Diagnose »Degenerative Bandscheibenerkrankung« ist mehrheitlich eine Fehldiagnose. Dunkle Schatten auf den Bandscheiben sind bei MRT- oder CT-Aufnahmen ein Hinweis auf Wasserverlust im Bereich des Gallertkerns. Das ist ein normaler Alterungsprozess, vergleichbar mit der Entstehung von Falten im Gesicht. Dies als »degenerative Erkrankung« zu bezeichnen, bedeutet eine unnötige Dramatisierung und ist bei der Suche nach der richtigen Behandlung wenig hilfreich. Wenn allerdings nur eine Bandscheibe dunkler ist als die anderen, ist sie wahrscheinlich aufgrund einer Verletzung zusammengedrückt. Lässt man sie in Ruhe (anstatt bei unnatürlichen Verrenkungen wie beim Yoga weiter daran zu zerren), so versteift sie mit der Zeit, und der Schmerz vergeht. Während dieses natürlichen Heilungsprozesses erscheint die Bandscheibe auf der MRT-Aufnahme dunkler als die anderen.

Trugschluss: Bettruhe ist bei Rückenschmerzen genau das Richtige.

Fakt: Umgekehrt – zu langes Liegen erzeugt Rückenschmerzen. Gehen wir der Sache einmal auf den Grund. Jeder Mensch ist morgens nach dem Aufstehen ein wenig größer als abends vor dem Schlafengehen. In jeder Bandscheibe zwischen unseren Wirbeln stecken jede Menge hochkonzentrierte Proteinketten. Diese Proteine sind hydrophil, das heißt, sie lieben Wasser. In Horizontallage füllen sie sich mit Flüssigkeit und schieben dabei die Wirbel leicht auseinander, wodurch die Wirbelsäule etwas länger wird. Dass wir morgens oft etwas steif sind, liegt daran, dass die Bandscheiben bis zum Bersten voller Wasser stecken. Sobald wir wieder aufrecht stehen, sickert die Flüssigkeit allmählich aus den Bandscheiben heraus, und nach ein bis zwei Stunden sind wir wieder normal groß. Dieses natürliche Auf und Ab ist gesund und trägt zur Nährstoffversorgung der Bandscheiben bei. Bei zu langem Liegen – mehr als etwa acht Stunden – wird es jedoch eher problematisch. Die Bandscheiben schwellen nämlich weiter an, und das bereitet schließlich Schmerzen. Weniger Zeit im Bett kann ebenso hilfreich sein wie die Wahl der richtigen Matratze, auf die wir später noch zu sprechen kommen.

Trugschluss: Wenn ich jeden Tag trainiere, gehen auch die Rückenschmerzen weg.

Fakt: Beim Training kommt es auf das richtige Workout an, das den Rücken stärkt und ihm nicht schadet. Meine Patienten beschweren sich immer wieder, dass sie doch schließlich an sich arbeiten, während völlig inaktive Bekannte schmerzfrei durchs Leben kommen. Wer jedoch täglich trainiert, ohne dabei auf seine Wirbelsäule zu achten, setzt seine Bandscheiben kumulativen Traumata aus. Wenn Sie beim Sport immer wieder den Rücken krümmen, dann bei der Arbeit lange sitzen und zwischendurch falsche Bewegungsabläufe beim Anziehen oder bei der Gartenarbeit einfügen, kommen genügend Faktoren zusammen, die den Bandscheibenfasern zusetzen. Beim Sportmuffel von nebenan kommen nämlich nicht noch die kleinen Schäden durch den Sport hinzu – deshalb ist seine Wirbelsäule besser dran. Das heißt nicht, dass Sie keinen Sport treiben sollen! Sie müssen nur Ihre Bewegungsabläufe prüfen und ändern – dann können Sie fit sein, ohne Ihrem Rücken zu schaden.

Trugschluss: Yoga und Pilates sind gut gegen Rückenschmerzen.

Fakt: Auch wenn viele Ärzte und Therapeuten ihren Patienten ausdrücklich zu solchen Sportarten raten, können unsere Studienergebnisse dies nicht untermauern, sondern deuten eher auf das Gegenteil hin. Manche Positionen und Bewegungen mögen zwar momentan guttun, aber beide Übungssysteme enthalten Elemente, die Rückenschmerzen verschlimmern können. Es gibt keine Bewegungsform, die uneingeschränkt für alle Rückenschmerzpatienten empfehlenswert ist. Patienten mit unklaren Rückenbeschwerden pauschal Yoga oder Pilates ans Herz zu legen, ist in meinen Augen unverantwortlich. Vielmehr sollte jede einzelne Übung begründet und in der Ausführung gegebenenfalls an die individuellen Umstände angepasst werden.

Mein Hauptkritikpunkt an Pilates ist, dass im Liegen regelmäßig geübt wird, die Wirbelsäule zu strecken und den Lendenwirbelbereich an den Boden zu drücken. Dieser bewusste Versuch, eine natürliche Biegung der Wirbelsäule von ihrer neutralen Position abzubringen, ist ungesund und entspricht einem typischen Verletzungsschema. Manche Menschen empfinden dabei tatsächlich ein Gefühl der Entlastung, weil die Streckrezeptoren am Rücken angeregt werden. Diese Linderung ist jedoch nur vorübergehend, und wegen des Drucks auf die Bandscheiben kehren die Schmerzen normalerweise noch stärker zurück.

Eine andere fragwürdige Übung bei Pilates ist der Roll-up. Er ist eine Sonderform des klassischen Sit-ups, bei dem die Wirbelsäule Wirbel für Wirbel auf- und abgerollt wird. Die Wissenschaft rät zugunsten einer gesunden Wirbelsäule zu Recht von regelmäßigen Sit-ups ab. Der Roll-up ist eine noch schlimmere Version dieser veralteten Übung, denn er setzt die Bandscheiben im Namen der Beweglichkeit gezielt unnötigen Belastungen aus. Unser eigentliches Ziel sollte eine Minimierung der Wirbelsäulenbewegung sein – Bewegungen sollten in erster Linie aus den Hüften stammen. Wenn wir dies beherzigen, lassen auch die Rückenschmerzen nach.

Wie bereits angesprochen, muss jede therapeutische Übung die Ergebnisse einer eingehenden Untersuchung einbeziehen. Wenn Ärzte einfach pauschal Pilates empfehlen, gehen sie dabei von der nicht überprüften Prämisse aus, Pilates sei »gut für den Rücken«. Das muss aufhören! Verstehen Sie mich bitte nicht falsch: Ich kenne viele Pilates- und Yogalehrer, die meine Fortbildungen besuchen und ihre Übungen ausgezeichnet auf individuelle Patientenbedürfnisse zuschneiden können. Diese Übungsleiter wissen, wie wichtig es ist, bestimmte Schmerzauslöser zu vermeiden, damit der Schmerz nicht noch schlimmer wird. Yoga und Pilates können Menschen mit Rückenschmerzen durchaus helfen, wenn die jeweiligen Bausteine persönlich ausgewählt und angepasst sind. Keines dieser Übungssysteme sollte jedoch pauschal allen Rückenschmerzpatienten als Allheilmittel empfohlen werden.

Aus der Praxis: Einmal saß in meiner Sprechstunde eine Yogalehrerin. Auf meine Frage, was ihre Schmerzen schlimmer machen würde, nahm sie auf dem Boden eine bestimmte Haltung ein, verdrehte extrem die Wirbelsäule und verharrte mehrere Minuten in dieser Position. Danach dauerte es einige Minuten, bis die Schmerzen so weit nachgelassen hatten, dass sie aufstehen konnte. Ich sagte: »Ich glaube, ich kenne die Ursache Ihrer Schmerzen – es ist diese Übung.« Ungläubig starrte sie mich an. Sie hatte geglaubt, sie müsste einfach mehr Mobilität erzwingen. Dann war sie am Boden zerstört, denn eigentlich geht es im Yoga darum, Spannungen im Körper abzubauen, um die geistige Transzendenz zu erleichtern. Ich erklärte ihr, dass ihr kräftiger Knochenbau die Wirbelsäule deutlich mehr unter Druck setzte als bei einer feingliedrigeren Person. Ein dicker Ast bricht deutlich schneller als ein feiner Zweig, wenn beide gleich stark verdreht oder gebogen werden. Ich glaube, sie hatte von mir erwartet, dass ich sie in ihrer Form des Yoga bestärke. Sie konnte jedoch nur gesund werden, indem sie ihre schmerzenden, überempfindlichen Gelenke nicht mehr bis zum Anschlag belastete. Emotional war das für sie sehr schwer zu verarbeiten.

Trugschluss: Dehnen ist gut gegen Rückenschmerzen.

Fakt: Dehnung wird bei Rückenschmerzen immer wieder gern empfohlen, aber auch diese Ansicht muss differenziert betrachtet werden.

Da es keine Standardursache für Rückenschmerzen gibt, existiert auch keine Dehnübung, die für alle Patienten gleich gut ist. Jeder Fall ist individuell unterschiedlich. Deshalb muss jede Dehnübung mit größter Sorgfalt ausgewählt und auf den Patienten zugeschnitten werden. Viel zu häufig empfehlen Therapeuten Dehnübungen, die für einen Patienten absolut schädlich sind, meist mit dem Ziel, die Beweglichkeit der Wirbelsäule zu verbessern. Beim Großteil der Patienten mit Rückenschmerzen wäre genau das Gegenteil angemessen.

Wenn Sie die Knie an die Brust ziehen oder ähnliche Übungen ausführen, wird aus physiologischer Sicht ein Dehnreflex ausgelöst. Dieses neurologische Phänomen reduziert die Schmerzempfindlichkeit und verschafft als kurzfristige Gegenmaßnahme 15 bis 20 Minuten Linderung. Das Problem daran ist, dass die Wirbelsäule dabei in eine Haltung gebracht wird, die für die Bandscheiben noch schädlicher ist. Deshalb kehrt der Schmerz nach einer Weile zurück und ist dann häufig noch schlimmer. So beginnt ein Teufelskreis, denn als Patient denkt man natürlich, die einzige Lösung bestünde in regelmäßigem Dehnen – obwohl genau diese Übung die Sache letztlich verschlimmert. Dieser Teufelskreis muss unterbrochen werden.

Konzentrieren Sie sich bitte nicht auf Dehnübungen für die Wirbelsäule, sondern setzen Sie alles daran, diese zu stabilisieren und zu kontrollieren. Dazu gehört eine Anpassung des Alltagsverhaltens mit dem Ziel, die Wirbelsäule immer möglichst »neutral« zu halten. Solche Maßnahmen entlasten die Bandscheiben, der Schmerz geht zurück, und das erleichtert eine zunehmende Mobilität.

Bei Dehnübungen sollten insbesondere alle Übungen vermieden werden, bei denen die Knie in Richtung der Brust gezogen werden. Das Dehnen bestimmter anderer Bereiche des Körpers hingegen kann durchaus Ihre Schmerzen lindern. Dazu kommen wir später.

Trugschluss: Mein Freund wurde durch eine XYZ-Therapie geheilt. Er schwört darauf. Das muss für mich doch auch gut sein.

Fakt: Wie bereits gesagt, gibt es für Rückenschmerzen weder einer universelle Ursache noch ein Universalheilmittel. Ob Sie von einer Methode profitieren, die einem Freund geholfen hat, hängt von der Ursache Ihrer Schmerzen ab. Für gewöhnlich unterscheiden sich die Ursachen von Mensch zu Mensch. In den folgenden Kapiteln erfahren Sie, wie man persönliche Schmerzauslöser ermittelt und auf dieser Basis individuelle Behandlungsansätze in der richtigen Dosierung entwickelt.

Trugschluss: Stärkere Muskeln können meine Rückenschmerzen beheben.

Fakt: Häufig beginnt die Therapie schon frühzeitig mit Krafttraining. Muskeln sind nämlich am leichtesten aufzubauen, und Krafttraining erfordert am wenigsten Erfahrung. Manche Ärzte schließen sogar nur anhand der Muskelkraft auf das Ausmaß der Schädigung. Wenn Patienten fälschlicherweise zum Aufbau von Rückenkraft angehalten werden, werden sie häufig zu Dauerpatienten. Vielfach ist dann ein neuer Trainingsansatz erforderlich. Vergleichen wir den menschlichen Körper zum besseren Verständnis nochmals mit einem Auto: Natürlich kann man einen 500 PS starken Turbomotor in eine alte Klapperkiste einbauen und dann mit Höchstgeschwindigkeit durch die Straßen donnern. Allerdings ist es nur eine Frage der Zeit, bis die Karosserie enorm unter dem überdimensionierten Antrieb leiden muss. In ähnlicher Weise muss auch ein Rückenschmerzpatient, dessen Muskelkraft seine aktuelle Ausdauer übersteigt, mit weiteren Verletzungen rechnen. Das konnten wir wieder und wieder an Rückenschmerzpatienten mit großer Muskelkraft feststellen.

Rückenschmerzen entstehen, wenn die Wirbelsäule belastet wird und ungesunde Bewegungsabläufe hinzukommen. Das Aufrechterhalten gesunder Bewegungsmuster erfordert jedoch Ausdauer. Deshalb genießt bei der Rehabilitation von wirbelsäulengeschädigten Patienten die Ausdauer der Muskeln höhere Priorität als der Kraftaufbau. Erst wenn der Patient in der Lage ist, gesunde Bewegungsabläufe länger durchzuhalten, und damit sowohl stabiler als auch mobiler geworden ist, sollte man zu härterem Krafttraining übergehen.

Profitipp: Mitch hatte als Gewichtheber schon mehrere Weltrekorde in der Disziplin Powerlifting errungen. Dabei geht es unter anderem darum, möglichst viel Gewicht vom Boden anzuheben. Früher oder später aber reißen Bereiche im Körper, die zu stark unter Spannung geraten, und diejenigen, die zu stark zerquetscht werden, geben nach. Mitch erlitt einen Wirbelbruch, der so aussah, als hätte ein Holzfäller einen Keil hineingehackt. Nach diversen Rehabilitationsversuchen mit Krafttraining für diesen Bereich sprach er bei uns vor. Man sah auf Anhieb, dass er bewegungstechnisch nachlässig war und damit sozusagen »ständig am Schorf pulte«. Seine anhaltenden Versuche, trotz der Schmerzen wieder Kraft aufzubauen, hatten das Problem noch schlimmer gemacht. Glücklicherweise hatte Mitch eine ausgeprägte Achtung für professionelles Vorgehen. Ein halbes Jahr lang befolgte er unter unserer Aufsicht ein knochenhartes Programm, in dem es in erster Linie um Knochenheilung und makellose Bewegungsabläufe zur Entlastung der Gelenke ging. Sonst nichts. Danach konnte er – mit tadellosen Bewegungsmustern – erneut zum Kraftaufbau übergehen. Ein Jahr später hatte er wieder Weltklasseformat. Solche Entwicklungen haben wir oft genug gesehen – das ist keineswegs ein Ausnahmefall.

Trugschluss: Ein starker Rücken schützt am besten vor Verletzungen.

Fakt: Stärke beruht auf zwei Faktoren: Geschwindigkeit und Kraft. Ein starker Rücken bedeutet landläufig, dass wir die Wirbelsäule mit unserer Körperkraft drehen oder beugen können. In diesem Sinn ist eine starke Muskulatur nicht unproblematisch, denn sie kann das Verletzungsrisiko erhöhen. Sehen wir uns das einmal genauer an: Wenn die Wirbelsäule sich mit hoher Geschwindigkeit verdreht oder verbiegt, dürfen nur geringe Kräfte (Belastung) auf sie einwirken, sonst besteht Verletzungsgefahr. Bei hoher Belastung hingegen, muss entsprechend die Geschwindigkeit gering bleiben, wenn man Schäden vermeiden will. Die Kombination aus Kraft und Geschwindigkeit bestimmt also im Endeffekt das persönliche Verletzungsrisiko. Wenn man die Körperkraft und Bewegungstempo isoliert betrachtet, verliert man diesen Zusammenhang, der den Rücken letztendlich gefährdet, leicht aus den Augen.

Trugschluss: Bodybuilding unterstützt die Genesung.

Fakt: Die Grundsätze des Bodybuildings sind Gift für die Rehabilitation. Aufgeblähte (»hypertrophe«) Muskeln sind keine Garantie für schmerzfreie Bewegungen.

Ärzte und Physiotherapeuten verordnen für das Rehabilitationstraining sehr gern isolierte Übungen, die mithilfe von Geräten einzelne Muskeln aufbauen. Eine typische Empfehlung wären je drei Sätze mit zehn Wiederholungen von diversen Übungen. Dieses Krafttraining muss dann drei Mal pro Woche durchgeführt werden. Die entscheidende Frage allerdings lautet: Entsprechen solche Trainingsprinzipien aus dem Bodybuilding dem Ziel, die eigenen Bewegungsabläufe und Muskeln besser zu beherrschen? Die Antwort ist ein ausdrückliches NEIN!

Noch schlimmer wird das Problem durch die Übungsauswahl. Sehr beliebt ist das folgende Szenario: Der Rückenschmerzpatient soll etliche Sätze Bankdrücken absolvieren. Das führt nicht nur zu Schmerzen, sondern hindert ihn zugleich am Aufbau schmerzfreier Bewegungsabläufe. Gemäß den Gesetzen der Physik kann ein Mensch im Stehen die Hälfte seines Körpergewichts nach vorn drücken. Manche Patienten von mir erbringen Höchstleistungen im Bankdrücken, können beim Betreten unserer Station jedoch kaum die Stahltür aufdrücken. Liegestütze am Boden wären wirkungsvoller als Bankdrücken. Wir haben im Labor zahllose Übungen auf ihre Mechanik und Wirksamkeit hin untersucht und konnten so klären, was einen Rücken wieder aufbaut und was ihm schadet. In den nachfolgenden Kapiteln erfahren Sie, welche Übungen für Sie persönlich optimal geeignet sind.

Trugschluss: Ich habe eine Studie zu Rückenschmerzen gesehen, deren Quintessenz sich so zusammenfassen lässt: »Man kann sowieso nichts machen – finden Sie sich damit ab.«

Fakt: Keine Einzelstudie hält eine Universallösung für ein derart komplexes Problem wie Rückenschmerzen parat. Kontrollierte Studien suchen nach der einen Behandlungsmethode, die immer und überall hilft. Das funktioniert aber nur bei homogeneren Gesundheitsproblemen, zum Beispiel bei Diabetes. Da bei Rückenschmerzen eine deutlich höhere Bandbreite an Ursachen und individuell sinnvollen Behandlungsmöglichkeiten vorliegt, liefern derartige Studien zwangsläufig unbefriedigende Ergebnisse. Wenn nur eine Interventionsmethode überprüft wird, bleibt diese im Durchschnitt wirkungslos, denn es geht damit manchen Patienten besser, anderen jedoch schlechter. Fakt ist: Einige konnten davon profitieren. Woran lag das? Wenn wir herausfinden, was diese Fälle gemeinsam haben, lässt sich eine bestimmte Symptomatik ermitteln, die auf eine bestimmte Behandlung gut anspricht. Weil wir uns seit Langem mit den unterschiedlichen Ursachen und Auswirkungen von Rückenschmerzen auseinandersetzen und beobachten, was bei den Patienten über die Jahre hinweg Erfolg hatte und was nicht, haben wir viel Erfahrung mit individuellen Therapieempfehlungen für unterschiedliche Patienten. Diese Erfahrungen möchte ich in diesem Buch weitergeben.

Trugschluss: »In sieben Tagen zum gesunden Rücken« oder »Endlich schmerzfrei – in fünf einfachen Schritten«, das klingt doch großartig.

Fakt: Inzwischen dürfte jedem Leser und jeder Leserin bewusst sein, dass es gegen Rückenschmerzen kein Patentrezept gibt. Ein verletzter, schmerzender Rücken lässt sich nicht binnen einer Woche wie von Zauberhand heilen. Bestenfalls sind bereits kleine Maßnahmen sehr wirkungsvoll, doch wenn man den Auslöser auch nur einmal versehentlich wiederholt, geht alles wieder von vorne los. Sie persönlich müssen das geschädigte Gewebe durch gesunde Bewegungsabfolgen schützen und ihm so Zeit für die Heilung verschaffen. Wenn Sie meine Empfehlungen befolgen, gesellen Sie sich zu der breiten Mehrheit meiner Patienten und zu den Patienten unzähliger Ärzte, die ich unterrichtet habe, die nie wieder unter akuten Rückenschmerzen zu leiden hatten.

Zusammenfassung

- Wenn Ihr Arzt bei Rückenschmerzen in erster Linie auf Schmerzmittel setzt, brauchen Sie die zweite Meinung eines Spezialisten.
- Wenn Sie in der Physiotherapie lediglich eine Übungsliste bekommen, ohne Erklärung, was genau die eigentlichen Ursachen sind, brauchen Sie einen anderen Ansatz.
- Wenn Ihnen Ihr Chiropraktiker oder Masseur mit seiner Technik lediglich für kurze Zeit helfen kann und Sie immer wieder kommen müssen, um schmerzfrei zu bleiben, brauchen Sie einen anderen Ansatz.
- Wenn Sie schmerzfreie Momente kennen, sind Sie in der Lage, Ihr Repertoire an schmerzfreien Bewegungen auszubauen, bis Sie schmerzfrei leben können. Ihr Problem ist heilbar.

2. Die wahren Ursachen von Rückenschmerzen

Wenn ich mit meinen Patienten über ihre bisherigen Erfahrungen mit Ärzten spreche, stelle ich immer wieder erschüttert fest, dass sie entweder nur sehr vage informiert wurden (»Schmerzen im unteren Rücken, hier haben Sie ein Medikament«) oder dass sie lediglich wissen, dass bei ihnen eine »Spinalkanalstenose im Bereich des L5« vorliegt, oder sie haben einen »degenerativen Bandscheibenschaden«, was auch nicht automatisch ein bestimmtes Behandlungsschema vorgibt. In all diesen Fällen haben die Mediziner einen wichtigen Bestandteil der Diagnose weggelassen, nämlich die Erklärung, wie es zu solchen Verletzungen und den daraus resultierenden Schmerzen überhaupt kommt. Nur mit solchen Erklärungen lassen sich Lösungen entwickeln. Dazu kommt, dass viele, die mich aufsuchen, gar nicht genau wissen, wie ihre Wirbelsäule funktioniert, wie sie mit dem Rest des Körpers zusammenhängt und was das alles für ihre speziellen Schmerzursachen bedeutet. Diese ungute Vorgehensweise mag dem Druck auf die Ärzte geschuldet sein, die mindestens 40 Patienten pro Tag behandeln müssen, womit pro Termin keine zehn Minuten bleiben. Dann sieht man sich gezwungen, wichtige Ergebnisse und Erklärungen möglichst knapp zusammenzufassen. In anderen Fällen hingegen befürchte ich, dass die Ärzte es selbst nicht besser wissen. Sie sind einfach nicht ausreichend ausgebildet, um Rückenschmerzpatienten im erforderlichen Umfang zu behandeln.

Zunächst einmal müssen wir festhalten, dass die Wirbelsäule keine frei stehende Säule ist, nicht wie ein Hochhaus oder Aussichtsturm, der sich stolz und frei zwischen den Organen und dem Fleisch erhebt. Treffender wäre der Vergleich mit einem Sendemast, der über Abspannseile verankert ist. Diese Spannseile haben eine ähnliche Funktion wie die Muskeln und Bänder, die unsere Wirbelsäule umgeben: Sie sorgen für Stabilität und Kraft. In Bezug auf den Rücken ermöglicht diese »Ankermuskulatur« auch die Mobilität. Denn wie bei allen beweglichen Körperteilen, ob Ellbogen oder Kiefergelenk, geht die Bewegung nicht von den Knochen aus, sondern von den daran befestigten Muskeln.

Die Wirbelsäule in neutraler Position

Die Skelettstruktur der Wirbelsäule, die sich vom Schädelansatz bis hinunter zum Becken zieht, lässt sich am besten nachvollziehen, wenn man zunächst die natürliche oder »neutrale« Grundhaltung betrachtet. Das ist die Ausgangsposition, in der die Wirbelsäule am wenigsten belastet ist. In dieser neutralen Position können normale Alltagsanforderungen die Wirbelsäule am wenigsten beeinträchtigen.

Eine gesunde, neutrale Wirbelsäule weist drei natürliche Krümmungen auf:

1. Die **Halswirbelsäule,** die in einer Mulde im Hinterkopf beginnt und ungefähr dort endet, wo der Hals auf den Oberkörper aufsetzt, ist leicht einwärts gebogen, also zur Vorderseite des Körpers hin. Der medizinische Fachbegriff für diese Krümmungsform heißt **Lordose.**

2. Der mittlere Rücken mit der **Brustwirbelsäule** beginnt an dem Punkt im Rücken, wo sich die Wirbelsäule mit einer gedachten Linie zwischen den Schultern kreuzt, und reicht bis zum Ende des Brustkorbs. Er wölbt sich auswärts von der Lunge weg. Mediziner sprechen hier von der **Kyphose.**

3. Der untere Rücken mit der **Lendenwirbelsäule** beginnt am Ende des Brustkorbs und erstreckt sich bis zum Becken oder Steißbein. Er krümmt sich wieder einwärts in Richtung der Bauchorgane und stellt damit ebenfalls eine **Lordose** dar.

Die Wirbelsäule lässt sich in drei Abschnitte einteilen: die Halswirbelsäule, die Brustwirbelsäule mit dem Brustkorb und die Lendenwirbelsäule (unterer Rücken). Wenn wir von »aufrechtem Stand« oder »aufrechtem Sitzen« sprechen, stellt man sich die Wirbelsäule gern als senkrechte Säule vor. Das Gefühl, aufrecht zu sein, bezieht sich aber in Wahrheit auf die neutrale Position. Eine gute Haltung beruht auf dem Vorliegen dieser drei natürlichen Krümmungen im Rücken. Die Abbildung verdeutlicht die Krümmungen an Hals (zervikal), Brustkorb (thorakal) und Lendenbereich (lumbal):

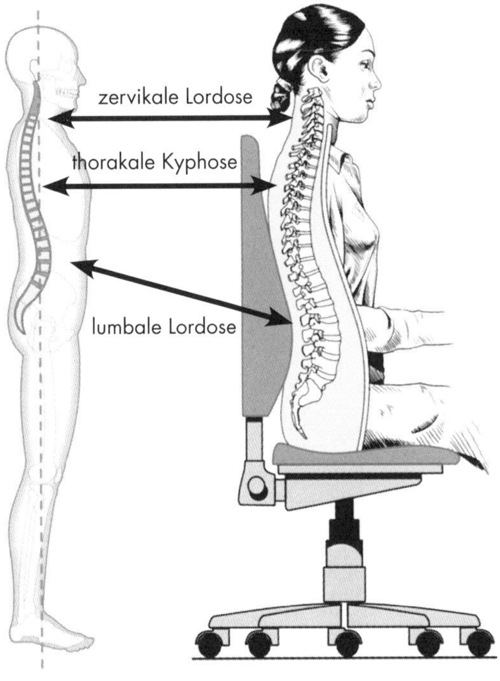

Bewegungen über den Rücken sind zwar ganz normal und halten das Gewebe gesund, doch am stärksten, widerstandsfähigsten und stabilsten ist die menschliche Wirbelsäule in neutraler Position.

Knochen und Gelenke

Die Wirbelsäule besteht aus den Wirbelknochen (Vertebrae), die übereinander sitzen. Jeder Wirbel hat kleine knöcherne Wirbelfortsätze (Processus vertebrae), die wichtigen Muskeln und Bändern als Ankerpunkte dienen. Die kleinen Höcker, die man fühlt, wenn man mit dem Finger die Wirbelsäule entlangfährt, sind in Wahrheit die rückwärtigen Wirbelfortsätze. Die tatsächlichen Wirbelkörper liegen mehrere Zentimeter tiefer. Zwischen den Wirbeln befinden sich die Bandscheiben (Disci intervertebrales), die eine Abstandhalterfunktion innehaben. Jede Bandscheibe hat mehrere zähe Außenringe (Anulus fibrosus) aus Kollagenfasern, demselben Material, aus dem auch unsere Sehnen und Bänder bestehen. Innerhalb dieser Ringe befindet sich ein von Gel umgebener Gallertkern (Nucleus pulposus). Dieser Kern steht in seiner Kollagenhülle unter Druck und sorgt dafür, dass die Wirbelsäule biegsam bleibt – ähnlich wie bei einem Autoreifen, der dank seines Innendrucks das Gewicht des Autos trägt. Die eigentlichen Gelenke der Wirbelsäule liegen hinter den Bandscheiben auf der Außenseite, also nicht zu den Organen hingewandt. Sie werden als Facettengelenke bezeichnet, und jede Bandscheibe besitzt zwei davon. Die Facettengelenke führen die Bewegungen der einzelnen Wirbel, wenn die Wirbelsäule sich beugt, aufrichtet, dreht oder zur Seite neigt, und unterstützen die Schubkräfte. Wie andere Gelenke im Körper gleiten sie aneinander entlang und ermöglichen so gleichmäßige Bewegungsmuster.

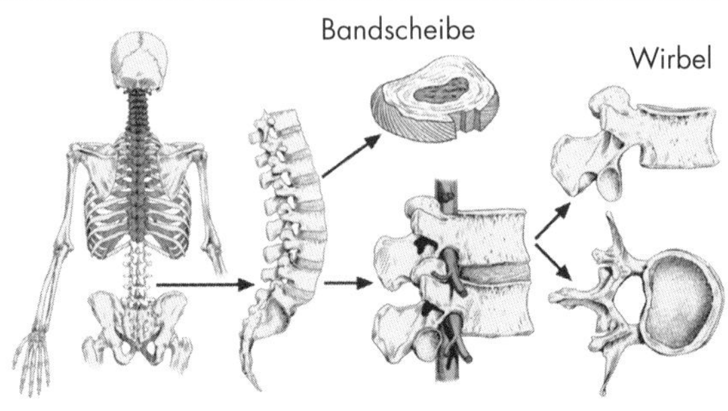

Die Lendenwirbelsäule im unteren Rücken ist dank der Kombination aus Wirbeln und Bandscheiben beweglich. Der Hauptnervenstrang des Körpers verläuft durch einen Kanal in der Mitte der Wirbelsäule (Spinalkanal), der an jedem Gelenk Ausgänge hat. Das sind die Stellen, die bei Verletzungen oder Überlastung gereizt reagieren oder eingeklemmt werden können. Die Wirbelfortsätze dienen einer besseren Verbindung zu Muskeln und Bändern, welche die Wirbelsäule beweglich und stabil halten.

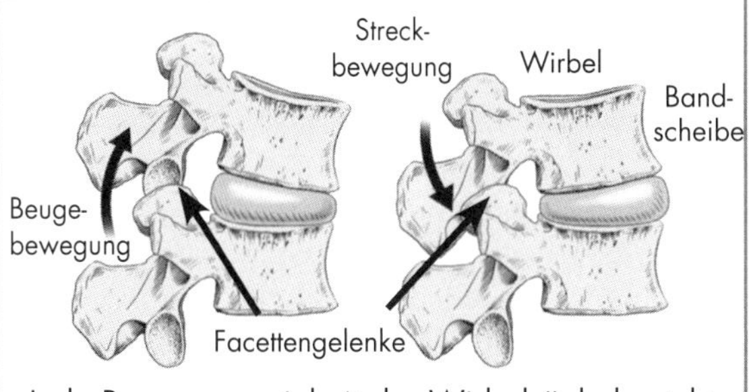

Jede Bewegungseinheit der Wirbelsäule besteht aus zwei Wirbeln mit einer Bandscheibe. Es gibt also viele solcher Einheiten. Die Bandscheibe hat einen gallertartigen Kern, der den senkrechten Druck auf die Wirbelsäule abfedert und Beugebewegungen ermöglicht. Jede Bewegung wird zusätzlich von den Facettengelenken geführt. Bei einer Überlastung durch zu häufiges Bücken und Drehen reagieren diese Gelenke gereizt, beginnen zu schmerzen und können sich entzünden (Arthritis). Bei einem Bandscheibenschaden nutzen sie sich zudem schneller ab.

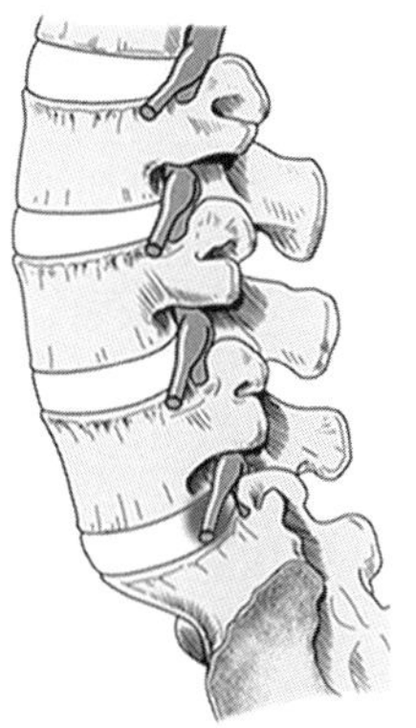

Die Nervenwurzeln treten an jeder Bewegungseinheit aus der Wirbelsäule aus. Ein Bandscheibenvorfall oder ein entzündetes Facettengelenk kann sowohl lokal als auch irgendwo entlang der betroffenen Nervenbahn Schmerzen hervorrufen.

Wenn man die Wirbelsäule zu stark und zu oft verbiegt, kann der Faserring reißen, es kann Gel austreten, und die Bandscheiben können irgendwann brechen. Große Bandscheiben leichter, weil sie bei Bewegungen mehr Druck ausgesetzt sind (ein dünner Weidenzweig lässt sich auch viel mehr verbiegen als ein dicker Ast). Deshalb tragen Menschen mit einer dickeren Wirbelsäule bei Sit-ups leichter einen Bandscheibenschaden davon als schmal gebaute Personen – unterschiedliche Körpertypen reagieren unterschiedlich auf Bewegungen!

Nerven

Die Wirbelsäule beherbergt das Rückenmark, einen Nervenstrang, der sich vom Gehirn aus durch die gesamte Wirbelsäule zieht. An jedem Wirbel treten Nerven daraus aus, die Schmerzen wahrnehmen, Bewegungen steuern und die Funktion der verschiedenen Organe regulieren. Wirbelsäulenschäden reizen oder quetschen diese Nerven und können sowohl Rückenschmerzen als auch Schmerzen und Taubheitsgefühle in den Körperteilen hervorrufen, die mit dem jeweiligen Nerv verbunden sind. Daher führen Bandscheibenvorfälle und arthritische Veränderungen an den Wirbeln unter Umständen auch zu Schmerzen in Gesäß, Beinen und Füßen.

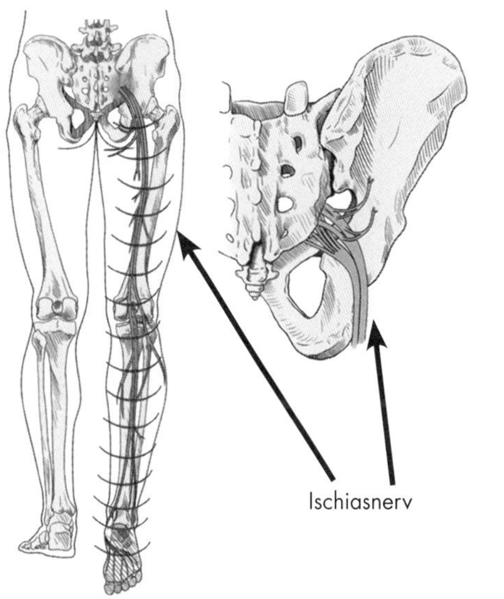

Im Bereich der Lendenwirbelsäule wurzeln größere Nervenstränge. Der Ischiasnerv tritt in Höhe der unteren beiden Lendenwirbel aus. Eine Reizung führt zu Schmerzen, die sich vom Gesäßmuskel hinter dem Hüftknochen über den hinteren Oberschenkel, die Wade und den Knöchel bis zu den Zehenspitzen erstrecken können. Die hier nicht abgebildeten Nervenwurzeln aus dem Bereich der drei oberen Lendenwirbel bilden den Femoralnerv, der Symptome auf der Vorderseite des Oberkörpers erzeugen kann. Solche Symptome können somit stets von Schäden oder Reizzuständen im Lendenwirbelbereich herrühren.

Nerven sind wie Fäden, die sich bei jeder Bewegung des Körpers in ihrer gesamten Länge mitbewegen. Wenn ein Nerv zusammengedrückt wird oder irgendwo entlang seiner Bahn Reibung auftritt, kommt es häufig zu Schmerzen. Die Übungen in diesem Buch sind auf wissenschaftlicher Grundlage entwickelt, um solche Reizzustände zu lindern. Ich zeige Ihnen, wie man diese Sensibilität durch Reizlinderung wieder absenken kann.

Muskeln

Damit wir verstehen, wie man Schmerzen durch bessere Haltung, angemessene Belastung und rückenfreundliche Bewegungsabläufe behandelt, müssen wir mehr über die beteiligte Muskulatur wissen. Weil es mir wichtig ist, dass wir dieselbe Sprache sprechen, gehe ich an dieser Stelle näher auf die anatomischen Grundlagen und Bezeichnungen ein. Einiges dürfte Ihnen neu sein, anderes haben Sie sicher schon gehört. Doch nur mit den korrekten Begriffen kommen wir der Sache näher, können konkret werden und Sie mit dem nötigen Werkzeug ausstatten, mit dem man die persönliche Rückenmechanik versteht. Also überblättern Sie diesen Teil bitte nicht.

Wie bereits erwähnt kann wiederholtes Bücken dazu führen, dass sich vom Faserring der Bandscheiben Schichten ablösen (Delamination). Die Muskeln spielen beim Schutz vor solchen Schäden eine wichtige Rolle. Sie umschließen die Wirbelsäule in erster Linie, um deren Bewegungsfreiheit einzuschränken. Eine schlaffe, schwache und unausgewogene Rumpfmuskulatur fördert Rückenschmerzen. Dabei sollte man auch an die Bauchwand denken, die den Rumpf von vorne stützt und mit der Wirbelsäule verbunden ist. Die gerade Bauchmuskulatur (M. rectus abdominis) bildet das äußerlich sichtbare Sixpack und ist mit der schrägen Bauchmuskulatur (Mm. obliqui abdominis) verknüpft, welche in mehreren Ringen die seitlichen Bauchwände abschließt und einer Feder gleicht. Diese Muskeln um den Körperkern herumwerden auch gern als Core-Muskulatur bezeichnet. Sie können Energie speichern und die Genesung fördern, und sie versetzen uns in die Lage, zu werfen, zu treten, zu springen und zu gehen. Über die federnde Bauchmuskulatur kann die kräftige Gesäß- und Oberschenkelmuskulatur ihre Kräfte entfalten, ohne dass die Wirbelsäule darunter leidet.

Bei Schmerzen verlieren viele Leute dieses Prinzip aus den Augen. Zudem trainieren Sportler diese Muskelgruppe gern wie den Bizeps, indem sie einfach nur bestimmte Übungen wiederholen. Das ist ein Fehler, der erhebliche Schmerzen nach sich ziehen kann.

Die Rückenmuskulatur umfasst die Rückenstrecker (M. erector spinae mit M. multifidus, M. longissimus und M. iliocostalis), den quadratischen Lendenmuskel (M. quadratus lumborum) sowie Latissimus, Rhomboiden, Trapezius und viele kleinere Muskeln in unmittelbarer Nähe der Wirbelsäule. Die Rückenstrecker versteifen die Wirbelsäule und unterstützen das Bücken, während sie gleichzeitig einen Teil der Scherkräfte ausbalancieren. Dazu muss die Wirbelsäule allerdings in der aufgerichteten, neutralen Ausgangsposition sein. Der Latissimus ist sehr wichtig für die Stabilisierung der Wirbelsäule in Bewegung und ist am Heben, Ziehen und Tragen beteiligt.

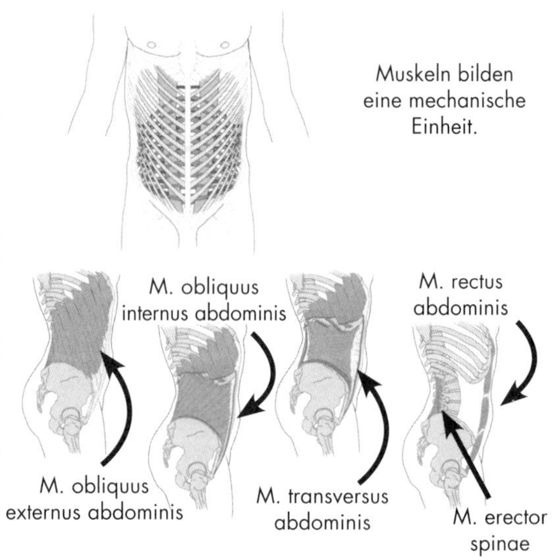

Die Bauchmuskulatur von vorne und von der Seite. Mehrere Lagen bilden eine mechanische Einheit, und sorgen für Kraft und Festigkeit. Diese Muskeln übernehmen die Aufgaben von Spannseilen, mit deren Hilfe die Wirbelsäule Lasten tragen, Bewegungen steuern, die Atmung erleichtern und andere Körperfunktionen ausführen kann. Sit-ups tragen zu diesen Aufgaben wenig bei. Gegen Schmerzen helfen andere Trainingsansätze.

Über das Becken ist die Wirbelsäule mit den Beinen verbunden. Die wichtigsten Muskeln sind dabei der große Lendenmuskel (M. psoas), der Darmbeinmuskel (M. iliacus) und die äußere Hüftmuskulatur mit Gesäßmuskeln sowie vorderer und hinterer Oberschenkelmuskulatur. Jeder dieser Muskeln erfüllt eine bestimmte Funktion, aber immer im Zusammenspiel mit anderen. Sie alle beeinflussen die Wirbelsäule und bewegen das Bein im Hüftgelenk, reagieren aber jeweils anders auf Rücken- und Hüftschmerzen. Zum Beispiel hemmen Schmerzen bei Streckbewegungen in der Hüfte häufig die Gesäßmuskeln, worauf die hintere Beinmuskulatur ausgleichend einspringt. Das hat schädliche Folgen für den Rücken und die Hüftgelenke. Bei einer Dominanz der hinteren Beinmuskulatur (Beugemuskulatur) wird der Hüftkopf nämlich in den vorderen Bereich des Hüftgelenks geschoben, was bei tiefen Hockbewegungen Schmerzen erzeugt. Dieses Beispiel zeigt, weshalb Symptome häufig so aussagekräftig sind. Zugleich erkennt man, warum bei der Behandlung von Rückenbeschwerden nicht nur die Rückenmuskeln, sondern auch Hüfte, Beine, Schultern und Arme einzubeziehen sind. Kein Muskel hat nur eine einzige isolierte Funktion. Deshalb führt die Wahrnehmung eines Muskels als »Rückenstrecker« leicht in die Irre. Eine bewegliche Wirbelsäule muss in erster Linie stabilisiert werden, um belastbar zu sein. Diese entscheidende »ausreichende Stabilität« entsteht durch das Zusammenspiel unterschiedlicher Muskelgruppen. Erst danach sind sauber koordinierte Bewegungen und das Heben von Lasten möglich. Muskeln ziehen sich häufig über mehrere

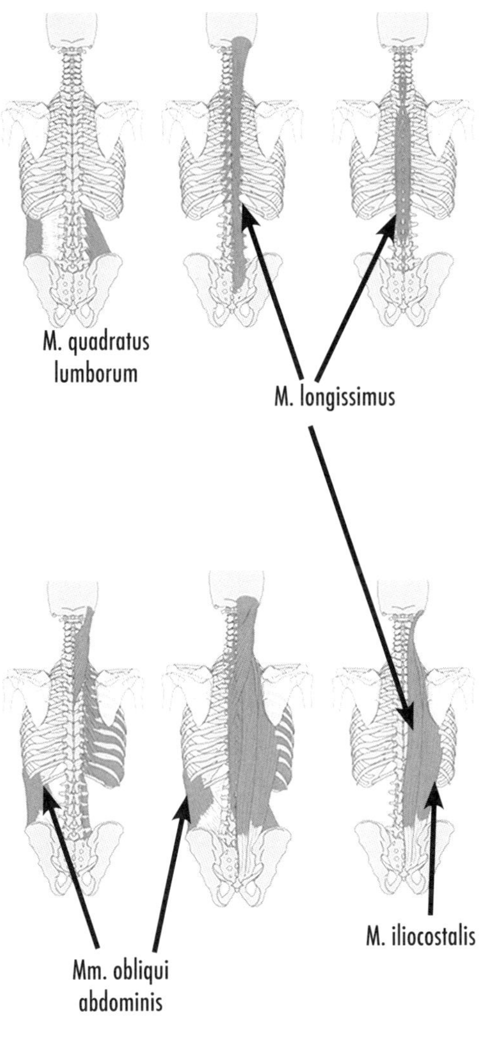

Manche Rückenmuskeln bewegen nur ein einzelnes Gelenk, andere viele Gelenke gleichzeitig. Daraus ergibt sich ein perfektes Zusammenspiel.

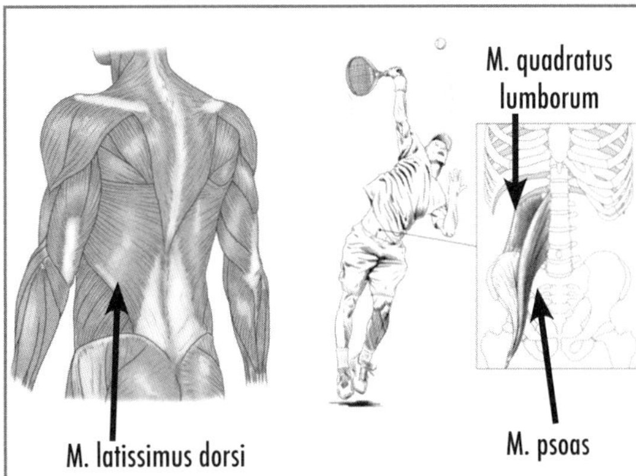

Die Rückenmuskeln unterstützen einander. Dadurch ist das ganze System stärker und fester als die Summe seiner Teile. Die rückwärtige Verspannung trägt je nach Situation dazu bei, Bewegungen auszulösen oder zu stoppen. Gleichzeitig unterstützt sie Scherkräfte, damit der Körper verletzungsfrei belastet werden kann.
Der quadratische Lendenmuskel dient der seitlichen Verspannung und ist beim Gehen und beim Sport beteiligt. Der große Lendenmuskel gestattet die Hüftbeugung ohne Verletzung der Wirbelsäule.

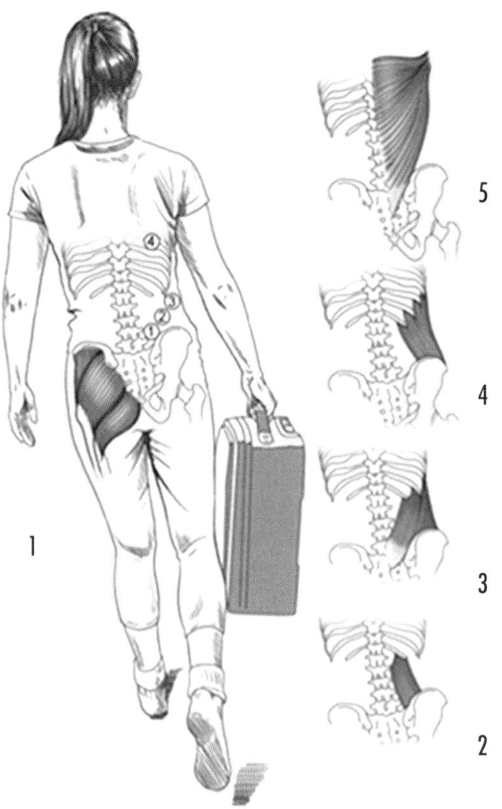

Tragen ist eine gute Möglichkeit, die unterschiedlichen Muskelfunktionen zu illustrieren. Die Gesäßmuskulatur stützt das Becken und gestattet das Ausschreiten, weil sie auch an der Hüftstreckung beteiligt ist. Auf der gegenüber liegenden Körperseite trägt der M. quadratus lumborum (2) dazu bei, das Becken zu halten. Die innere schräge Bauchmuskulatur (3) verhindert, dass das Becken abknickt, und arretiert die Drehbewegung des Rumpfes, was der Hüfte die Beinbewegung gestattet. Die äußere schräge Bauchmuskulatur (4) übernimmt die gleiche Funktion in der entgegengesetzten Drehrichtung. Der Latissimus (5) verbindet die Schulter mit der Wirbelsäule und sorgt so für die nötige Festigkeit, damit wir uns nicht zu stark verbiegen.

Eine Fehlfunktion in nur einem der beteiligten Muskeln schadet dem Rücken und kann Schmerzen hervorrufen.

Gelenke hinweg. Die Wirkung auf das eine Gelenk ist dann durch die Wirkung auf das andere beeinflusst. Man kann nicht einfach an einem Muskel arbeiten, ohne dass das gesamte Orchester an Muskeln mit einstimmt, und wie bei einem Orchester muss die Muskulatur harmonisch zusammenarbeitetn, damit keine Misstöne entstehen, sprich Schmerzen auftreten.

Gestörte Muskelfunktionen, die Schmerzen hervorrufen, sind glücklicherweise leicht zu identifizieren und lassen sich mit recht einfachen Übungen beheben. Der Körper kann schmerzfreie Bewegungsabläufe neu erlernen! Das Problem an Krafttraining gegen Rückenschmerzen ist, dass hierbei keine Bewegungskompetenz für die schmerzfreie Funktion im Alltag eingeübt wird.

Bindegewebe

Das Bindegewebe besteht aus den Bändern, Gelenkkapseln und Faszien, die gemeinsam den Bewegungsspielraum begrenzen und – bei den Faszien – bestimmte Teile zusammenhalten. Wenn die Gelenke überlastet sind, weil sie die maximale Bewegungsspanne erreichen, kann dieses Gewebe schmerzen. Auslöser sind repetitive Bewegungen und spontane Aktivität. Der Schmerz kann lokal aufkommen, aber mitunter auch Symptome in den Gliedmaßen hervorrufen. Üblicherweise beginnen solche Schmerzen allmählich und halten längere Zeit an. Ein stechender Schmerz, der relativ rasch wieder nachlässt, ist eher typisch für einen Bandscheibenvorfall.

Faszien sind ein zähes Gewebe, das an mehrlagige Verpackungen von Lebensmitteln erinnert und Muskeln sowie Muskelbündel umschließt. Im Bereich der Schultern, des unteren Rückens und der Hüfte können Faszien schwer zu ortende Schmerzen erzeugen. Bei Fibromyalgie ist das Fasziengewebe hochgradig empfindlich. Solche Probleme können auf ein Trauma zurückgehen, das die entsprechenden Bereiche im Gehirn neu verdrahtet und mit Schmerz verknüpft hat. Bei solchen Patienten konnten wir am besten helfen, wenn wir mit den Bewegungen anfingen, die sie schmerzfrei ausführen konnten, und dann langsam den Spielraum vergrößerten. Im Grunde beruht dieser Ansatz darauf, dass man dem Gehirn schmerzfreie Bewegungen zeigt und allmählich die Signalwege für »Schmerz« überschreibt.

Aus der Praxis: Dania kam nach ihrer Entlassung aus dem Gefängnis zu uns. Sie hatte ein Trauma erlitten, als sie während eines Verbrechens zusehen musste, wie ihr Mann erschossen wurde. Nun klagte sie über Rückenschmerzen. Es waren die schwer zu ortenden Symptome, die so typisch für eine Fibromyalgie sind. Diese Schmerzen waren als »Einbildung« eingestuft worden. Allerdings hängen körperliche und emotionale Traumata häufig mit Fibromyalgie zusammen. Ich bat sie aus dem Sprechzimmer, um mir im Flur ihr Gangbild anzusehen. Ihre ganze Haltung war die einer Unterdrückten – die Schultern hingen herunter, und ihre chronisch kontrahierten Rückenmuskeln sorgten für krampfhafte Schmerzen. Da bog ein Student um die Ecke, und sie fuhr vor Schreck zusammen. Da sie ein Tank-Top trug, konnte man dabei sehen, wie die Muskeln an ihren Schultern sich anspannten. Sie brach mit brennenden Kopf- und Rückenschmerzen zusammen.

Bei uns konnte sie behutsam wieder einfache schmerzfreie Bewegungen lernen, und wir korrigierten ihre Haltung. So »lehrten« wir ihr Nervensystem, Bewegungen zu tolerieren, ohne Schmerzen zu melden. Nach einigen Monaten war sie deutlich belastbarer als zu Beginn. Erst zu diesem Zeitpunkt kam ein Sportprogramm hinzu, und sie konnte wieder selbstbewusster auftreten. Der richtige therapeutische Ansatz beruhte jedoch auf dem Verständnis für die individuelle Ursache ihrer Symptome. Diese entscheidenden Punkte hatten ihre Ärzte vollständig übersehen und schließlich der Patientin die Schuld für die ärztliche Unfähigkeit zugeschrieben.

Bewegung und Belastung

Bei diesem Thema spielen alle Elemente der grundlegenden Anatomie zusammen, und wir begreifen, dass der Rücken nur als vollständige Einheit funktioniert. In diesem Abschnitt wird das Konzept der Belastung eingeführt und erklärt. Wir sprechen aber auch das Thema »Steif oder beweglich« an und berichten darüber wie man schmerzhafte Bewegungsmuster durch bessere ersetzt.

Was ist eine Last?

Wenn wir einen Gegenstand anheben oder eine schwere Tür aufdrücken, wirken starke Kräfte auf den Körper ein. Das sind unmittelbare Lasten. Noch wichtiger sind jedoch innere Belastungen. Stellen Sie sich vor, Sie hielten eine Hantel von 2,2 Kilogramm in der Hand. Die Handbeuger (Flexoren) am Ellbogen fixieren die Hantel in dieser Haltung, in dem sie sich zusammenziehen. Allerdings setzen diese Muskeln viel näher am Gelenk an (etwa bei einem Fünfzehntel der Strecke), müssen also eine Kraft aufwenden, die 15-mal so hoch ist wie das Gewicht des Objekts – in diesem Fall 34 Kilo. Die Last auf dem Ellbogengelenk durch ein 2,2 Kilogramm schweres Gewicht in der Hand beträgt also 34 Kilogramm.

Ein Gewicht von 22 Kilogramm würde demnach 340 Kilogramm Kraft auf den Ellbogen übertragen. Der Wirbelsäule ergeht es ähnlich. Wenn man sich bückt, um etwas aufzuheben, müssen die Rückenmuskeln sich anspannen. Da sie dicht über der Wirbelsäule verlaufen, überträgt sich diese Kontraktion mit erheblicher Kraft auf die Wirbelgelenke. Sich vorwärts zu bücken, wirkt mit rund einer drittel Tonne Kraft auf die Wirbelsäule ein. Deshalb sind gelenkschonende Bewegungsabläufe so wichtig! **Tragen Sie Gegenstände stets körpernah, und achten Sie auf wiederholte oder anhaltende Positionen, die solche übermäßigen Belastungen auf die Wirbelsäule hervorrufen.**

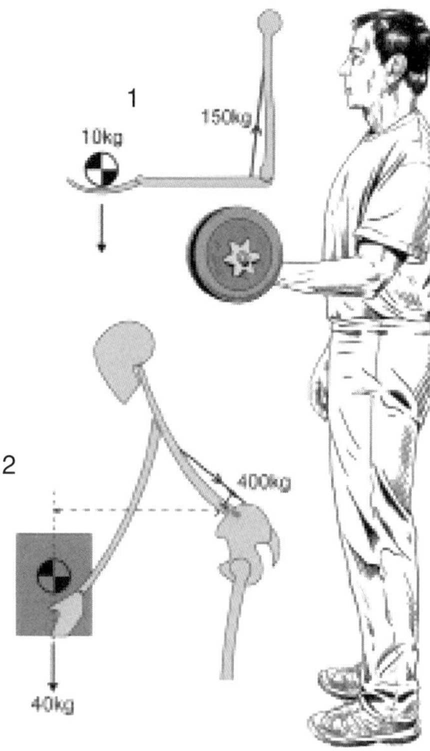

Aufgrund mechanischer Kräfte müssen die Flexoren am Ellbogen für das Halten einer 10-kg-Last eine Tragkraft von 150 kg aufbringen (1). Diese Muskeln umspannen das Gelenk und übertragen diese starke Kraft auf den Ellbogen. Ebenso übertragen die Rückenmuskeln ihre Kraft auf die Wirbelsäule (2). Je körperferner man ein Objekt hält, desto mehr Kraft müssen die Rückenmuskeln aufbringen und desto höher steigt der Druck auf die Wirbelsäule. Schon das Anheben überraschend leichter Objekte kann daher für die Wirbelsäule eine Kompression von einer halben Tonne Last bedeuten. Dieser Zusammenhang unterstreicht die Bedeutung mechanisch korrekter Bewegungsabläufe.

Rückenschmerzen sind haltungsabhängig

Unsere Körperhaltung und unsere Bewegungsabläufe haben entscheidenden Einfluss auf die Belastung der Gelenke. Diese Belastung wiederum kann zu Schmerzen führen oder diese verstärken. Wenn man den Zusammenhang zwischen Kompression und Scherkräften kennt, kann man bessere Entscheidungen treffen und Schmerzen aus dem Weg gehen.

Kompressionskräfte, die weitgehend durch Muskelkraft entstehen, üben Druck auf die Gelenke aus. Deshalb sind gute Haltung und Bewegungsabläufe, aber auch klug gewählte Übungen so wichtig.

Scherkräfte verlaufen senkrecht zu den Kompressionskräften. Sie verursachen Reibung zwischen den Gelenken, also instabile Bewegungen. Scherkräfte entstehen bei bestimmten Belastungen und Haltungen, werden jedoch durch das Anspannen der Muskeln und die richtige Haltung der Wirbelsäule vermindert.

Beim Bücken wirkt die Scherkraft auf die Wirbelsäule stärker. Wenn eine derartige Bewegung Rückenschmerzen hervorruft, sollte man darauf verzichten. Wer auf Kompression empfindlich reagiert, sollte sich zudem lieber nicht vornüber neigen, weil dabei entlang der Kompressionsachse mehr Muskelkraft auf die Wirbelsäule wirkt.

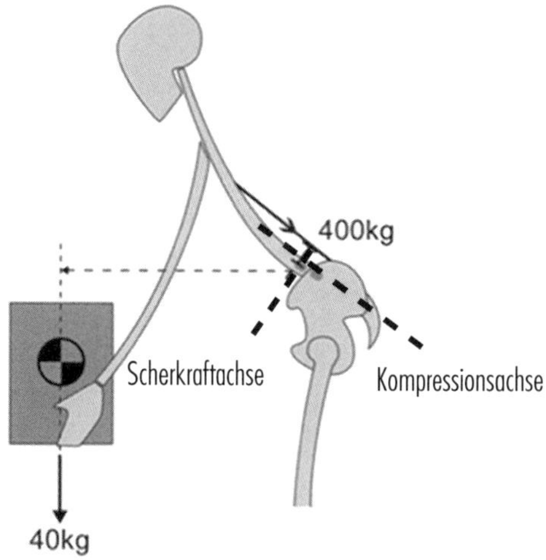

Beugen

Die Wirbelsäule verhält sich beim Bücken wie ein biegsamer Stab. Um die Bewegung zuzulassen, müssen sich die Bandscheiben verformen. Stellen Sie sich einen Kleiderbügel aus Draht vor, den Sie immer wieder hin- und herbiegen. Irgendwann ermüdet das Metall und bricht. Bei wiederholtem Bücken ist die Wirbelsäule ähnlichen kumulativen Belastungen ausgesetzt. Irgendwann reißt der Faserring der Bandscheiben, und der Gallertkern sickert durch die äußere Wand. Bei Menschen unter 55 Jahren ist dies eine verbreitete Schmerzursache. Sie lässt sich vermeiden, indem man nicht die Wirbelsäule beugt, sondern stattdessen in der Hüfte abknickt. **Das Hüftgelenk ist als Kugelgelenk für das Beugen zuständig. Die Wirbelsäule dagegen ist ein elastischer Stab, der bei wiederholtem Beugen schmerzt.**

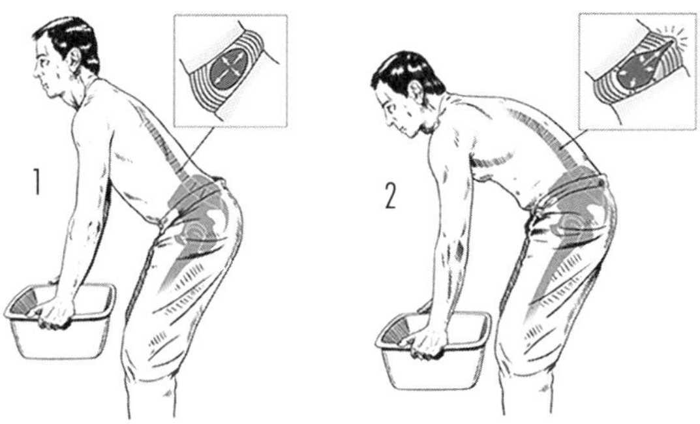

In beiden Bildern verrichtet die Person dieselbe Arbeit: Der Mann hebt eine Wanne hoch. Das Risiko für einen Rückenschaden ist jedoch sehr unterschiedlich. (1) Der Mann beugt sich in der Hüfte. Die Wirbelsäule bleibt unverändert in ihrer Normalposition, und die natürliche Keilform der Bandscheibe bleibt erhalten. Es besteht kein erhöhtes Risiko. (2) Auf der linken Seite hingegen beugt sich der Mann nicht nur in der Hüfte, sondern auch in der Wirbelsäule. Die Bandscheibe wird komprimiert, was für den Rücken eine starke Belastung bedeutet. Bei wiederholter Belastung in dieser Form reißen mit der Zeit die Schichten des Faserrings, und der Gallertkern wandert nach außen. Es kommt zum Bandscheibenvorfall. Beugen Sie sich immer aus der Hüfte, das schützt die Bandscheiben!

Der Unterschied zwischen der Muskulatur der Gliedmaßen und der Rumpf- und Rückenmuskulatur

Das komplexe Zusammenspiel der Muskeln wird vom Gehirn gesteuert. Allerdings funktioniert die Steuerung der Rumpfmuskulatur, die Bewegungen in erster Linie bremst, völlig anders als die Steuerung der Gliedmaßen, die Bewegungen einleitet und ausführt.

Denken Sie wieder an das Beispiel beim Gehen: Ohne eine stabile, fixierte Wirbelsäule, die Bewegungen ausbremst, wäre die aktive Beinbewegung nicht möglich. Insbesondere der quadratische Lendenmuskel (M. quadratus lumborum), der auf beiden Seiten der Wirbelsäule verläuft, trägt zur Versteifung von Rumpf und Becken bei. Ohne ihn ließe sich das Bein nicht schwingen, und das Gehen wäre erheblich erschwert. Der Quadratus verkürzt oder verlängert nicht den Bewegungsspielraum, sondern festigt und stoppt den Bewegungsablauf. Deshalb trainieren wir diesen Muskel, der für die gesunde Wirbelsäule enorm wichtig ist, indem wir ihn während den speziellen Übungen aus diesem Buch nicht bewegen.

Aus der Praxis: Dennis spielte Rugby und hatte sich durch abrupte Richtungswechsel bei hohem Tempo den Rücken »vermurkst«. Die Untersuchung ergab, dass er beim Seitstütz deutlich schlechter abschnitt als beim Unterarmstütz und im Dreifüßlerstand (siehe Kapitel 9). Die Core-Muskulatur war seitlich zu schwach – sein quadratischer Lendenmuskel war nicht so gut trainiert wie der Rest der Haltemuskeln. Mit »Koffer tragen« trainierten wir diesen Muskel, ohne seine Länge zu verändern und konnten so den Schmerzauslöser unmittelbar ansprechen. Auf diese Weise war Dennis bald wieder voll einsatzfähig. Die Einzelheiten erkläre ich gleich.

Wir sollten uns auch überlegen, was mechanisch abläuft, wenn wir eine Tür öffnen: Hüfte und Beine verwurzeln im Boden, während der Arm nach vorne greift und am Türgriff zieht. Die Kräfte aus dem Ober- und Unterkörper erzeugen eine Drehbewegung der Wirbelsäule. Auch hier versteift sich die Rumpfmuskulatur, um die Drehung zu verhindern. Diese Reaktion wird als »wirbelsäulenschonende« Bewegungsstrategie bezeichnet.

Bewegungen der Gliedmaßen erfordern also einen stabilen Rumpf, ein Prinzip, das sich Spitzensportler zunutze machen. Wer zulässt, dass die Wirbelsäule sich beugt, anstatt die Beweglichkeit und Kraft aus der Hüfte zu nutzen, schädigt entweder seinen Rücken oder schränkt seine Beweglichkeit ein. Diese Regel gilt auch im Alltag: Ohne eine feste, aktive Rumpfmuskulatur bei einfachen Alltagsewegungen (wie das Öffnen einer Tür) verbiegt sich zwangsläufig die Wirbelsäule, gerät unter Stress und schmerzt.

Das bedeutet im Endeffekt: Wir trainieren den Core, um Bewegungen zu stoppen, und wir trainieren Schultern und Hüfte, um Bewegungen in Gang zu bringen. Beides erfordert eine völlig unterschiedliche Herangehensweise. Viele Experten trainieren diese diametral entgegengesetzten Funktionen irrtümlicherweise auf die gleiche Art. Das kann jedoch Schmerzen, schwache Leistungen und sogar Verletzungen nach sich ziehen. Im Optimalfall bewegen sich Wirbelsäule und Rumpf wie ein harmonisches Ballett. Wir versuchen, die Verbindung zwischen den besonders beweglichen Gelenken und den Gliedern der Arme und Beine zu optimieren.

Weil der Körper die ganze Zeit im Gleichgewicht bleiben muss, müssen wir uns schwache Verbindungsglieder vornehmen und gezielt trainieren. Alle Körperteile, auch die Wirbelsäule, sollen funktionsgerecht und schmerzfrei zusammenwirken. Denken Sie daran, dass der Rumpf anders funktioniert. Core-Training unterscheidet sich von Trainingsansätzen für Arme und Beine, weil die Gliedmaßen Bewegungen erzeugen, während die Core-Muskulatur Bewegungen in erster Linie stoppt.

Muskelkraft und Steifigkeit

Manche Menschen betrachten die Flexibilität der Wirbelsäulenmuskulatur fälschlicher Weise als Schlüssel zur Gesundheit. In Wahrheit kommt es auf eine möglichst steife, feste Haltung an – die Festigkeit, mit der man sich gegen einen Schlag in die Magengruppe wappnet.

Wenn die Muskeln kontrahieren, erzeugen sie Kraft sowie Steifigkeit, und jede Bewegung der Gliedmaßen benötigt einen versteiften Rumpf. Nur eine steife Wirbelsäule kann Lasten tragen und halten. Stellen Sie sich vor, Sie würden Mandarinen stapeln. Sobald man ein schwereres Stück Obst an die Spitze setzt, bricht der Stapel zusammen. Wenn man jedoch von beiden Seiten Zahnstocher in die Mandarinen steckt und die Zahnstocher von oben nach unten über Schnüre miteinander verbindet, wird der Stapel steif und bricht nicht mehr zusammen. So ähnlich funktioniert auch die Wirbelsäule über die Wirbelfortsätze, an denen die Muskeln ansetzen. Die Core-Muskulatur sorgt für Stabilität.

Die Definition der Core-Muskulatur umfasst all jene Muskeln, die an Becken, Wirbelsäule und Brustkorb ansetzen. Hinzu kommen die Muskeln, welche die Hüfte queren.

Wer bei Rückenschmerzen Sport empfiehlt, übersieht leicht diese einzigartigen Merkmale der Rückenmuskulatur. Isolierte Übungen für den unteren Rücken mit zunehmender Belastung verstärken die Rückenschmerzen nur noch mehr. Zur Schmerzlinderung kommt es darauf an, dass rotierende Rumpfbewegungen aus Hüfte und Schultern stammen, nicht aus der Rotation und Beugung der Wirbelsäule.

Das hat erhebliche praktische Bedeutung: Therapeutische Übungen für die Wirbelsäulen- und Core-Muskulatur folgen anderen Regeln als solche für Hüfte, Beine und Arme. Der Rumpf funktioniert eben anders.

- Die Muskeln der Gliedmaßen (und der Hüfte) können Bewegungen erzeugen.
- Die Core-Muskulatur ist vornehmlich dazu da, Bewegungen zu stoppen.
- Die Rumpfmuskulatur beruht auf anderen Regeln als die Muskulatur der Gliedmaßen.

Die Wirbelsäule: Stabilität und Mobilität

Wir haben gesehen, dass eine steife Wirbelsäule unter Belastung nicht einknickt. Wir haben auch gesehen, wie ein stabiler Rumpf die Bewegungen der Gliedmaßen ermöglicht. Diese grundsätzliche Steifigkeit gleicht einem Korsett, das die Wirbelgelenke umschließt, um schmerzhafte Mikrobewegungen zu verhindern. Eine steife Wirbelsäule ist stabil und funktionell.

Stabilität erwächst aus festen Muskeln. Die Stabilität – nicht die Stärke – der Wirbelsäule beruht auf Muskel-

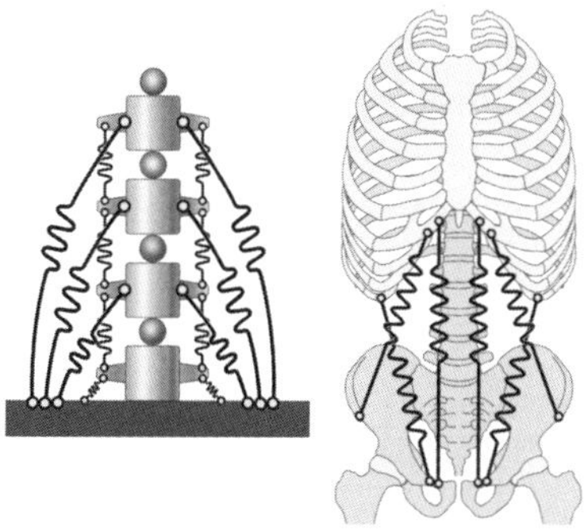

Die Muskeln ähneln Ankerdrähten, welche den Wirbelturm mit den Bandscheiben ausreichend versteifen. So kann die Wirbelsäule Lasten tragen, bleibt aber beweglich. Manche Muskeln versteifen ein einzelnes Wirbelgelenk, andere erstrecken sich stabilisierend über mehrere Gelenke. Beide Versionen sind unverzichtbar.

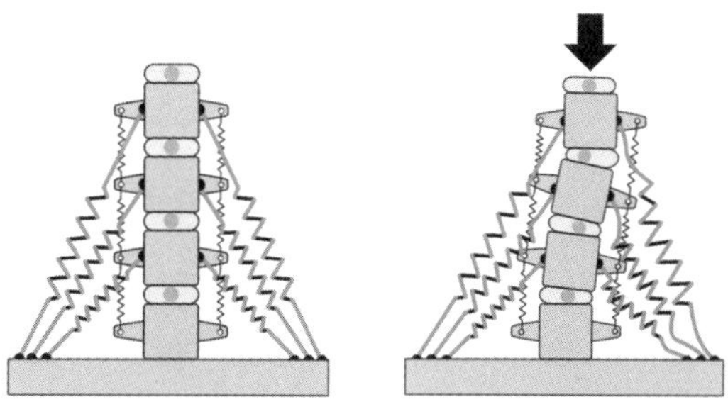

Eine zu starre Wirbelsäule drückt die Wirbel zu fest aufeinander. Bei unzureichender Verankerung kann die Wirbelsäule ins Wanken geraten und Schmerzen hervorrufen. Die Steifigkeit muss wie ein Dimmer regulierbar sein, nicht mit einem »An-Aus«-Schalter. Diese Feinabstimmung lernen Sie in diesem Buch.

spannung. Verletzungen machen die Gelenke instabil und führen zu Schmerzen. Bei mangelnder Steifigkeit kommt es zu Mikrobewegungen, die wiederum Schmerzen nach sich ziehen. Deshalb ist es so wichtig, dass wir den Rücken mit einem straffen Muskelkorsett verankern.

Steifheit und Muskelkraft müssen dabei immer in einem angemessenen Verhältnis zueinander stehen. Mit zu viel Anstrengung überlasten wir die Wirbelsäule. Mit ausreichend Kraft (und Muskelspannung) sorgen wir für das richtige Maß an Festigkeit, das Mikrobewegungen und den nachfolgenden Schmerzen vorbeugt. Für eine stabilere Wirbelsäule muss man die richtigen Übungen zum richtigen Zeitpunkt korrekt ausführen.

Für ausreichende Stabilität im Tagesverlauf müssen die Muskeln außerdem länger aktiv sein, nicht kürzer. Dabei geht es um eine grundlegende geringe Dauerspannung. Deshalb beginnt die Stabilisierung häufig damit, die Ausdauer der Muskeln zu trainieren. In der Fachwelt herrscht der weit verbreitete Irrglaube, dass man erst die Kraft und dann die Ausdauer trainieren sollte. Es ist jedoch umgekehrt: Kraft folgt Ausdauer. Bei Menschen mit Rückenschmerzen ist ein zu schneller und zu starker Kraftaufbau problematisch.

Viele Menschen glauben auch, dass eine höhere Beweglichkeit der Wirbelsäule ihre Schmerzen lindern wird, doch in der Regel gilt das Gegenteil. Ärzte empfehlen leider mitunter pauschal Schwimmen, Yoga oder Pilates. Tatsächlich können manche Patienten von bestimmten Yoga- oder Pilates-Übungen profitieren. Erst die genaue Analyse der Schmerzauslöser kann jedoch verraten, welche Übungen sich hier anbieten. Mobilität benötigen wir in Schultern und Hüfte. Rückenschmerzen begegnet man in der Regel durch bessere Festigung, nicht Mobilisation der Wirbelsäule bei allen Aufgaben, welche die Wirbelsäule belasten.

Zu viele Menschen müssen sinnlos leiden, weil man ihnen die falschen Bewegungen empfohlen hat. Wozu hat man Ihnen geraten?

Mechanische Verletzungsursachen

Schmerzempfindlichkeit ist die unmittelbare Folge einer Überlastung der verschiedenen anatomischen Teile der Wirbelsäule durch unangemessene Bewegungen. Es besteht ein klarer Zusammenhang zwischen Ursache und Wirkung. Für ein schmerzfreies Leben muss man daher die verschiedenen Verletzungsmechanismen kennen und meiden. Mitunter spielt auch eine genetische Komponente hinein. Doch Rückenschmerzen lassen sich immer behandeln. Wer den eigenen Schmerzauslöser kennt, versteht irgendwann, wie man ihn vermeidet und kann womöglich weitere Verletzungen verhindern. Das ist unser eigentliches Ziel. Sehen wir uns nun einige der häufigsten Rückenverletzungen und ihre Ursachen an.

Bandscheibenvorfall (Discushernie, Bandscheibenprolaps): Bei einem Bandscheibenvorfall treten Teile der Bandscheibe hervor und drücken auf einen Nerv. Der Schmerz kann auf zweierlei Weise beginnen: Entweder setzt er nach chronischer Beugung der Wirbelsäule (zum Beispiel im Sitzen) allmählich ein, oder es kommt zum plötzlich stechenden »Hexenschuss«, meist infolge einer Bückbewegung. Die akute Krise dauert meist etwa zwei Wochen. Der Vorfall setzt einen Entzündungsprozess in Gang, der sich mit der Zeit wieder beruhigt. Die Ursache jedoch ist hausgemacht – man muss lernen, sie zu vermeiden. Ein Bandscheibenvorfall lässt sich in drei Grundkategorien einteilen.

Die erste und häufigste Variante ist eine Bandscheibenvorwölbung (Protrusion) im Randbereich der Bandscheibe. Die Ursache ist wiederholtes Beugen der Wirbelsäule in der Richtung, die der Vorwölbung gegenüberliegt. Eine Vorwölbung im linken, hinteren Bereich der Bandscheibe zeigt also an, dass die Wirbelsäule mehrfach nach vorne rechts gebeugt wurde. Solche Schädigungen findet man oft bei Menschen, die im Berufsalltag regelmäßig bestimmte Bewegungen wiederholen (zum Beispiel beim Be- und Entladen eines Fahrzeugs), sie finden sich auch bei Sportlern und mitunter bei Menschen mit asymmetrischer Hüfte, bei denen eine Seite steifer ist als die andere, sodass die Person eine dominante Bewegungsrichtung aufweist.

Bei derartigen Vorwölbungen ist die entsprechende Bewegung bis zu einer bestimmten Anzahl an Wiederholungen durchaus tolerierbar, ohne dass es zu Schmerzen oder einer Verletzung kommt. Je höher die Belastung, desto weniger Wiederholungen sind möglich. Die gute Nachricht ist, dass man die Vorwölbung verringern kann. Eine gesunde Bewegung wäre hier beispielsweise der Wechsel zwischen rundem Katzenbuckel und eingesunkenem Kuhrücken im Vierfüßlerstand. Diese Übung schadet nicht, weil die Kompressionslast dabei sehr gering bleibt. Wenn man die Wirbelsäule hingegen im Stehen nach vorne beugt, um etwas vom Boden aufzunehmen, werden die großen Rückenstrecker aktiv und üben eine starke Kompression aus. Gehen Sie daher lieber rückenschonend in die Hocke. Eine Vorwölbung ist »dynamisch«, denn man kann sie (und die entsprechenden Schmerzen) durch selbst gewählte Bewegungsmuster vermindern oder verschlimmern. Sie können sich also aktiv selber helfen.

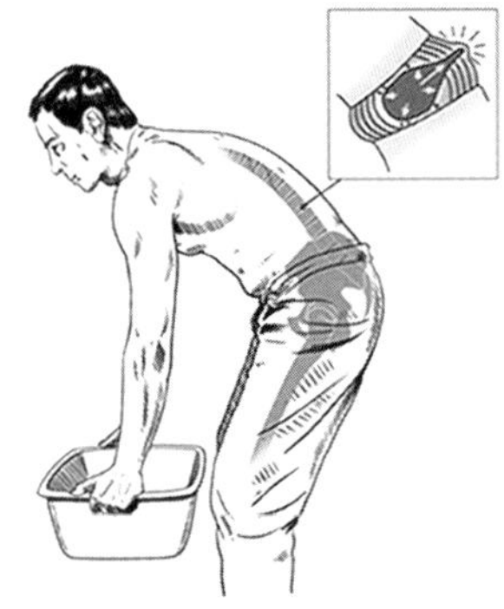

Die erste Form des Bandscheibenvorfalls ist eine kleine Vorwölbung durch übermäßiges Biegen der Wirbelsäule.

Die zweite Variante beruht darauf, dass eine Bandscheibe in sich zusammenbricht und das Material wie bei einem platten Autoreifen zu den Seiten ausweicht. Ein derartiger Einbruch ist schwerer in den Griff zu bekommen, und man muss zur Schmerzreduktion anders vorgehen. Der Erfolg hängt davon ab, die schmerzauslösende Bewegung zu identifizieren und abzustellen. Anschließend kann man schmerzfreie Bewegungsmuster aufbauen und einüben.

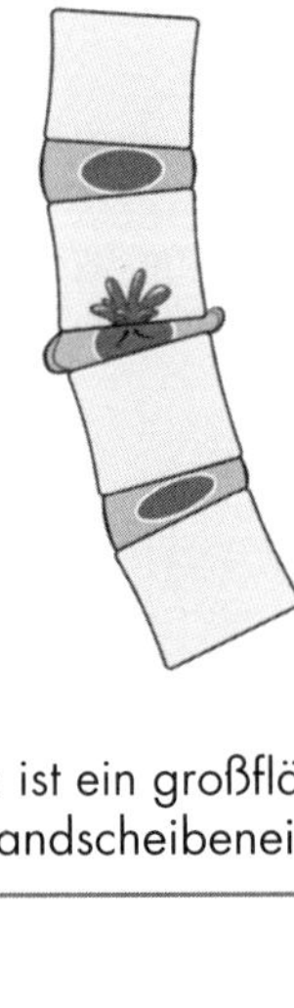

Die zweite Form ist ein großflächiger Vorfall im Rahmen eines Bandscheibeneinbruchs.

Die dritte Variante des Bandscheibenvorfalls ist, streng genommen, ein Riss. Der Faserring um den Gallertkern besteht aus konzentrischen Kollagenschichten, die wie Zwiebelschalen übereinanderliegen. Diese Ringe können aufbrechen. Der Gallertkern tritt in diesem Fall aus der Mitte durch den Spalt aus. Die Ursache ist in der Regel eine zu starke Verdrehung der Wirkbelsäule. Beste Gegenmaßnahme? Nicht mehr drehen! Kaum jemand ist sich darüber im Klaren, wie häufig wir uns unbewusst verdrehen. Achten Sie bewusst darauf, sich zum Beispiel beim Entladen des Autos nicht zu verdrehen. Rückenschonende Bewegungen lindern bereits einen Großteil der Symptome infolge eines solchen Vorfalls. Mit der Zeit vernarbt das Gewebe und schmerzt nicht mehr.

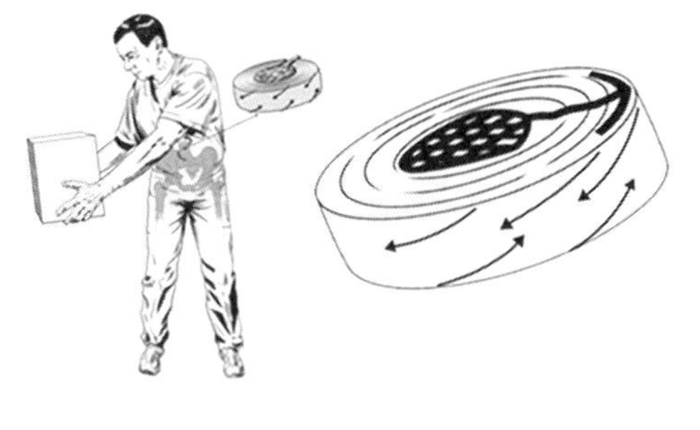

Die dritte Form des Bandscheibenschadens wird durch wiederholte Belastung mit Drehbewegungen hervorgerufen. Erst schwächt Bücken den Faserring; dann schiebt das Drehen die konzentrischen Lagen auseinander, und es kommt zu einem Riss. Hier benötigt man andere Behandlungsansätze.

Bandscheibenvorfälle beruhen also in erster Linie auf falschen Bewegungsabläufen. Achten Sie darauf, in der Hüfte abzuknicken, nicht im Rücken. **Mit angemessener Bewegung und Haltung lassen sich Schmerzen durch Bandscheibenprobleme lindern, normalerweise bis zur Schmerzfreiheit.**

Bandscheibeneinbrüche mit Schäden an den Grund- und Deckplatten der Wirbelkörper: Wenn die Wirbelsäule so komprimiert wird, dass eine Verletzung entsteht, leidet zuerst der Knochen der Wirbelkörper. Es kommt zu Mikrofrakturen unmittelbar unter der Wachstumsplatte und schließlich zu Rissen in den Endplatten. Wenn der Riss groß genug wird, weicht der Gallertkern in den Wirbel aus, worauf die Bandscheibe zusammensinkt. Gleichzeitig kommt es im Inneren des Wirbels zu einer schmerzhaften Entzündungsreaktion mit »bohrenden« Schmerzen. Bei diesem Szenario sollte man Aktivitäten wie Bücken oder Gewichtheben meiden, die die Kompression der Wirbelsäule erhöhen.

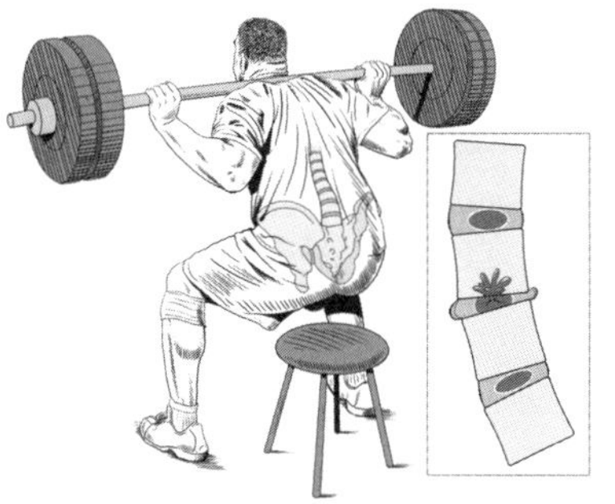

Bei zu starker Kompression geben irgendwann die überlasteten Endplatten am oberen und unteren Ende der Bandscheiben nach. Sie können den zusammengedrückten Gallertkern nicht mehr halten. Durch den Riss oder Spalt in der Endplatte kann der Kern in den Wirbelkörper vordringen und so dem Druck ausweichen. In der Folge kann es zu schmerzhaften Entzündungsreaktionen, einem Bandscheibeneinbruch und Druck auf die Nervenwurzeln kommen. Diese Verletzung kann also diverse Schmerzauslöser nach sich ziehen.

Degenerative Bandscheibenerkrankung: Diese vage Diagnose wird gerne gestellt, wenn der Arzt davon ausgeht, dass die Bandscheiben des Patienten »einfach so« brechen. Es handelt sich fast immer um eine Fehldiagnose. Der Radiologe kommt zu diesem Schluss, wenn er sieht, dass eine Bandscheibe flach gedrückt ist oder Wasser verliert und »austrocknet«. Wasserverlust in der Bandscheibe gehört zum natürlichen Alterungsprozess und ist nicht krankhaft. Wenn die Diagnose einer »degenerativen Bandscheibenerkrankung« aufgrund des Erscheinungsbilds von einer oder zwei speziellen Bandscheiben gestellt wird, ist vermutlich genau in diesem Bereich eine Verletzung aufgetreten. In solchen Fällen ist die jeweilige Verletzung zu behandeln. Bei einer tatsächlichen vorzeitigen Degeneration sind viele Bereiche der Wirbelsäule betroffen, nicht nur einer. Paradoxerweise versteift die Wirbelsäule in solchen Fällen mit zunehmendem Wasserverlust, sodass die bandscheibenbedingten

Schmerzen mit der Zeit vergehen. Die gute Nachricht lautet also: Die Schmerzen verschwinden von selbst. Die schlechte Nachricht ist, dass man dadurch steifer wird, was es beispielsweise erschwert, sich morgens die Strümpfe anzuziehen.

Spondylolissthesis (»Wirbelgleiten«): Beim Ausgleiten schiebt sich meist der obere Wirbel auf dem unteren nach vorn (ein Gleiten nach hinten wird als Retrolisthesis bezeichnet). Voraus geht dabei meist ein Bruch in dem Wirbelbogen hinter den Wirbeln. Schmerzen aufgrund einer Spondylolisthesis finden sich besonders bei Turnern, Cricketspielern und bestimmten Kraftsportlern, die immer wieder unter hoher Belastung die Wirbelsäule beugen. Der Mechanismus lässt sich leicht vermeiden, indem man die Wirbelsäule nicht wiederholt bis zum Anschlag beugt oder streckt, insbesondere nicht unter Belastung. Wer von Wirbelgleiten betroffen ist, sollte Sportarten und Haltungen vermeiden, bei denen die Wirbelsäule Scherkräften ausgesetzt ist, zum Beispiel durch starkes Zurückbiegen, Kettlebell-Schwingen oder Brustschwimmen, aber auch durch alles, was mit zu viel Bücken verbunden ist (zum Beispiel Dinge mit rundem Rücken aufsammeln).

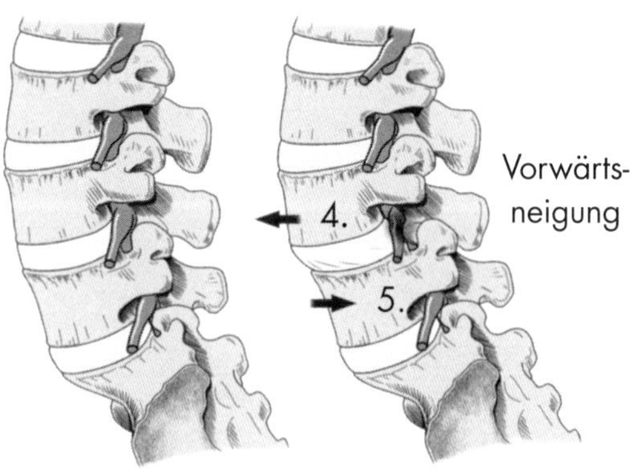

In diesem Beispiel für eine Spondylolisthesis gleitet der vierte Lendenwirbel auf dem fünften nach vorn. Das verengt die Öffnung für die Nervenwurzel, klemmt den Nerv ein und ruft lokale und ausstrahlende Schmerzen hervor. Jede Bewegung tut nun weh.

Ischias: Von Ischiasschmerzen sprechen wir, wenn der Schmerz zwar von der Wirbelsäule ausgeht, sich jedoch entlang des Ischiasnervs über das Gesäß bis über die hintere Beinseite zieht. Der Ischiasnerv verläuft an der Rückseite des Oberschenkels über das Schienbein bis zu den Zehen und tritt im Bereich von L4/5 und L5/S1 aus dem Spinalkanal aus. Die Schmerzen in Gesäß und Beinen sind eine Folge des eingeklemmten Nervs. Bei jüngeren Patienten liegt normalerweise ein Bandscheibenvorfall vor (siehe vorheriger Abschnitt). Bei älteren Patienten hingegen stammt die Einklemmung eher von einem Knochensporn (Osteophyt). Zur Schmerzlinderung muss die Ursache der Einklemmung behoben werden. Beide Formen von Ischiasschmerzen lassen sich durch Entlastung der Wirbelsäule beeinflussen, erfordern jedoch eine unterschiedliche Herangehensweise.

Femoralisreizung: Schmerzen, die sich über die Vorderseite des Oberschenkels erstrecken, beruhen häufig auf einer Einklemmung des Nervus femoralis. Im Gegensatz hierzu treten Schmerzen aufgrund von Hüftgelenksproblemen eher medial auf, also auf der Oberschenkelinnenseite. Der Femoralis-Nerv wurzelt zwischen den oberen Lendenwirbeln. Patienten mit derartigen Schmerzbildern sollten mit gewissen Feinabstimmungen ähnlich behandelt werden wie Patienten mit Ischiasbeschwerden.

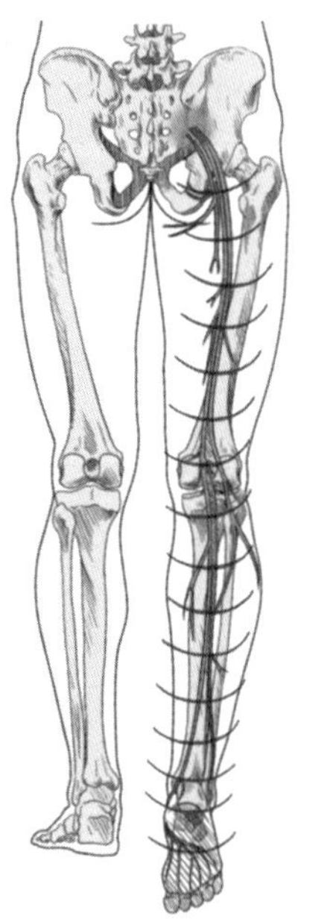

Ischiasschmerzen beruhen auf der Reizung von Nervenwurzeln in der unteren Lendenwirbelsäule. Die Behandlung richtet sich nach der individuellen Ursache, die nicht immer ein Bandscheibenvorfall ist.

Ausstrahlende Missempfindungen: Hierbei kann die Schmerzwahrnehmung oberflächlich im Bereich der Haut (Dermatom) oder in bestimmten Muskeln (Myotom) auftreten. Normalerweise stecken eingeklemmte Nerven im Lendenwirbelbereich dahinter. So kann beispielsweise während oder nach bestimmten Aktivitäten oder nach einer gewissen Zeit in einer bestimmten Haltung der Fuß einschlafen. Die Schmerzen werden gelindert, indem man die Auslöser findet und meidet. Nicht alle Missempfindungen gehen jedoch von der Wirbelsäule aus. Ein dumpfer Schmerz in der Mitte des Oberschenkels im Bereich des Knochens deutet eher auf Probleme mit dem Hüftgelenk hin. Eine häufige Ursache für Missempfindungen ist auch eine verminderte Durchblutung (Claudicatio). Der Hausarzt sollte daher zunächst alle anderen Ursachen ausschließen.

Wirbelkanalstenose: Diese Bezeichnung bezieht sich auf eine Verengung des Kanals, durch den sich die Nervenstränge ziehen. Eine solche Engstelle kann unterschiedliche Ursachen haben, darunter einen Bandscheibenvorfall, arthritische Knochenveränderungen oder hypertrophe Bänder. Stenosen führen oft zu Ischiasschmerzen und den oben beschriebenen Missempfindungen. Im Buch werden verschiedene Strategien vorgestellt, die in vielen Fällen helfen können.

Muskelschmerzen: Schmerzen in den Rückenmuskeln gehen selten auf eine »Zerrung« oder gar einen Muskelfaserriss zurück, auch wenn Ärzte dies gern behaupten. Die Schmerzmittel zur Muskelentspannung (Relaxantien) sind lediglich eine Art Pflaster. Natürlich kann es mal zu einer Zerrung kommen, doch der wahre Ursprung lässt sich in der Regel entlang der Wirbelsäule verorten. Der Schmerz wird also lediglich an die Muskeln weitergereicht. Muskelzentrierte Therapien sind mit Vorsicht zu betrachten. Dehnungen stimulieren häufig den Dehnreflex und fühlen sich nur kurzfristig gut an. Langfristig hingegen schaden sie der Wirbelsäule eher. Zunächst muss immer durch eine umfassende Untersuchung die wahre Schmerzquelle ermittelt werden. Erst dann kann man die richtigen Maßnahmen einleiten.

Facettengelenksprobleme: Die Facettengelenke führen unsere Bewegungen. Bei einer Reizung dieser Gelenke kommt es bei bestimmten Bewegungen daher zu Schmerzen. Diese Schmerzen setzen meist allmählich ein und ebben auch erst mehreren Wochen wieder ab. Hilfreich ist die exakte Identifikation und Meidung der schmerzhaften Bewegungen – zum Beispiel indem man sich über die Hüften bewegt.

Bänderriss, Bänderzerrung: Bei ungünstiger Gelenkpositionierung, wie zum Beispiel in einer Unterlegenheitshaltung in der Kampfkunst ,können Bänder von den Wirbelknochen abreißen. Bei einem Autounfall hingegen reißen Bänder durch die Wucht des Aufpralls eher im mittleren Bereich. Solche Bänderschäden können zu einer Lockerung im Gelenk führen und anhaltende Gelenkschmerzen hervorrufen. Wenn man durch kontrollierte Bewegungen und straffe Muskeln Beugebewegungen vermeidet, kann das Gelenk mit der Zeit verknöchern und sich stabiliseren. Der Zeitraum, bis es so weit ist, kann jedoch ein volles Jahr betragen.

Skoliose: Bei einer Skoliose liegt eine unnatürliche seitliche Verkrümmung der Wirbelsäule vor. Unbehandelt kann diese zu Instabilität, Bandscheibenvorfällen und anderen Verletzungen führen. Skoliosen entstehen teilweise in der Wachstumsphase. Über die Diagnose und Behandlung mit Übungen nach Katharina Schroth (Schroththerapie), die vielen Patienten helfen, habe ich an anderer Stelle geschrieben.

Muskelhemmung: Das Gefühl der mangelnden Mobilität ist häufig ein Nebeneffekt von Hüft- und Rückenschmerzen. Bestimmte Muskelgruppen schalten weitgehend ab, andere sind besonders angespannt. Menschen mit Rückenschmerzen schonen instinktiv ihre Gesäßmuskeln, wohingegen der große Lendenmuskel sich anspannt. (Der große Lendenmuskel, Psoas major, verbindet Wirbelsäule und Oberschenkel. Die Anspannung ist in der Leiste spürbar.) Diese Unausgewogenheit zieht weitere Fehlbelastungen im Bereich von Hüftgelenk und Wirbelsäule nach sich. Patienten mit einer Weichteil- oder Muskelhemmung müssen sich damit einer zusätzlichen Herausforderung stellen, um schmerzfrei zu werden. Auch hierfür gibt es Behandlungsmöglichkeiten, auf die wir noch eingehen werden.

Traumata: Bei Knochenbrüchen und anderen Gewebetraumata sollte die Diagnose und Erstbehandlung durch Traumaspezialisten erfolgen. Die Schäden können weit über das hinausgehen, was in der medizinischen Bildgebung (Röntgen, CT, MRT) erkennbar ist. Zum Beispiel werden unsere gewohnten Bewegungsabläufe über

Bewegungsmuster gesteuert, die im motorischen Cortex im Gehirn, aber auch im Rückenmark in Form von Bewegungsengrammen gespeichert sind. Bei einem Trauma kann das Rückenmark so geschockt reagieren, dass diese Engramme gestört werden. So hatte ich einmal eine Patientin, die nach einem Autounfall nicht mehr die Beine über schlagen konnte. Mitunter wird die Bewegungswahrnehmung auch mit der Schmerzwahrnehmung verknüpft, woraus Syndrome wie Fibromyalgie entstehen können. Für den klinischen Erfolg kommt es darauf an, mit einfachen, schmerzfreien Bewegungen zu beginnen. Dadurch werden die gestörten Engramme allmählich durch ein schmerzfreies Repertoire überschrieben.

Alles eine Frage des Alters?

Rückenschmerzen sind stark altersabhängig. Ältere Menschen berichten auf die Frage nach Rückenschmerzen oft von Symptomen, die im Alter zwischen 30 und 40, 40 und 50 oder 50 und 60 aufgetreten sind, aber jetzt nicht mehr vorkommen. Entgegen der üblichen Meinung, sind Bandscheibenbeschwerden bei jungen Menschen weitaus verbreiteter als bei älteren. Im höheren Alter beruhen Rückenschmerzen weitaus häufiger auf Arthrose und Wirbelkanalstenose (mit Einklemmung der Nerven im Spinalkanal). Wer aus dem Schmerzauslöser den Therapieansatz ableiten will, sollte solche altersabhängigen Unterschiede stets im Hinterkopf behalten.

Schmerzen verstehen: Warum kratzen wir am Schorf herum?

Viele Rückenschmerzpatienten kämen einen gehörigen Schritt weiter, wenn sie sich klarmachen würden, dass ihre fehlerhaften Bewegungsmuster die Schmerzempfindlichkeit aufrechterhalten. Eine Wunde muss zunächst verschorfen, bevor sie heilen kann. Auch der Rücken versucht, in der Form zu heilen. Wenn man schmerzhafte Bewegungen im Alltag ständig wiederholt, kommt es jedoch zu erneuten Verletzungen. Wir zupfen sozusagen ständig am Schorf. Der Körper kann nicht heilen, wenn man ihn immer wieder auf die gleiche Weise belastet, die zu der ursprünglichen Verletzung geführt hat. Die erneute Schmerzauslösung sensibilisiert die Nerven, bis sie bereits bei geringsten Belastungen Schmerzen melden. Erst wenn die Provokation endet, lassen sich Lösungen finden.

Wiederholte, schmerzhafte Belastungen erhöhten die Empfindlichkeit. Unsere Muskeln und Gelenke enthalten zahllose Sensoren, die Schmerz, Druck, Kraft oder chemische Signale wahrnehmen. Manche melden Kohlendioxid, andere melden Schmerz und wieder andere nehmen wahr, dass eine erhöte Menge an Histamin für eine Entzündungsreaktion im Blut ist. Über die Sinnesnerven geben Sensoren in den Gelenken Informationen zu Haltung und Bewegungen an das Gehirn weiter. An den Kreuzungspunkten entlang dieser Nervenbahnen gibt es »Checkpoints« mit einer Art Türsteherfunktion. Laut der Gate-Control-Theorie (Kontrollschrankentheorie) müssen diese Punkte mit positiven Informationen geflutet werden, also mit Signalen zu schmerzfreien Bewegungen. So kommen Schmerzsignale nicht mehr durch.

Schließen Sie bitte die Augen, und führen Sie den Zeigefinger an die Nasenspitze. Für diese Übung benötigen Sie kinästhetische Sensoren, die den Arm durchziehen und die Navigation ermöglichen. Sie teilen dem Gehirn mit, wo der Finger sich im Verhältnis zur Nase befindet. Die Empfindungen für diese einfache, schmerzfreie Bewegung dominieren den Informationsfluss in den sensorischen Nerven mit einer positiven kinästhetischen Sensorik, die Position, Länge und Kraft meldet. Dieses Prinzip machen wir uns zunutze. **Durch das Finden und Wiederholen schmerzfreier Bewegungen im Rücken geht die Schmerzwahrnehmung bei den verbliebenen schmerzhaften Aktivitäten zurück. Prägen Sie sich diesen Satz gut ein!**

Das Auffinden und Einüben von Bewegungen, die der Rücken als harmlos empfindet, führt häufig dazu, dass Schmerzen zurückgehen und dann ganz verschwinden. Sobald wir nicht mehr mit Schmerzauslösern »am Schorf kratzen«, kommt das Gewebe zur Ruhe und kann ausheilen. Dabei geht auch die Überempfindlichkeit der Schmerzsensoren zurück. Wer das schafft, hat den Rückenschmerz besiegt.

Was sind psychosomatische Schmerzen?

Viele Beschwerden werden zu Unrecht als »psychosomatisch« eingestuft (man bildet sich den Schmerz also nur ein). Manche Menschen neigen tatsächlich dazu, ihre Schmerzen zu vergrößern. Das liegt nicht an mangelnder psychischer Stabilität, sondern kann auf einer perfektionistischen Grundhaltung beruhen. Solche Patienten erkenne ich bereits im Erstgespräch sehr früh. Wenn ihr Körper nicht perfekt funktioniert, reagieren sie verärgert. Sie sind eher detailorientiert und wirken »getrieben«. Insbesondere befürchten sie, dass ihre Rückenprobleme ihre hart erkämpfte Fitness beeinträchtigen könnten, und sie wollen genau wissen, wann sie endlich wieder richtig trainieren können. Kommt Ihnen das vielleicht auch bekannt vor?

Vielleicht gehören Sie aber auch zu einer anderen Patientengruppe, die geradezu schmerzfixiert sind. Viele haben den Rat erhalten, ihre Schmerzen täglich auf einer Schmerzskala einzuschätzen und im Schmerztagebuch zu notieren. So kreist ihr ganzes Denken um den Schmerz. Diesen Menschen kann es helfen, sich mit anderen Dingen zu beschäftigen.

Wer sich in einer dieser beiden Kategorien wiedererkennt, benötigt ein mentales Hilfskonstrukt, an dem er sich in der Zeit der körperlichen Genesung festhalten kann. **Wenn Sie im Laufe des Tages Schmerzen haben, sollten Sie diese Empfindung registrieren und als Hinweis darauf betrachten, dass Sie Ihre Körperhaltung und Ihre Bewegungsabläufe anpassen müssen. Konzentrieren Sie sich nicht auf das Problem, sondern auf die Lösung. Das erleichtert die Genesung.**

Die Degenerationskaskade

Was geschieht nach einem Beinbruch? Bei einem Bruch des Wadenbeins bildet sich während der Heilung ein Kallus mit neuem Gewebe, der am Ende stärker ist als der ursprüngliche Knochen. Die Gelenke bleiben gesund; alles heilt folgenlos aus. Eine Wirbelsäulenverletzung unterscheidet sich von einem Beinbruch, weil das Gewebe hier nicht innerhalb weniger Wochen verheilt. Der Schaden und die veränderte Gelenkmechanik in der Wirbelsäule erzeugt eine Kettenreaktion (Kaskade), deren Folgen jahrelang spürbar bleiben können. So kann die Verletzung einer Wirbelendplatte einen Bandscheibenvorfall nach sich ziehen, der wiederum zu einem Wirbeleinbruch mit verengtem Gelenkspalt und zur Einklemmung einer Nervenwurzel führt. Der verminderte Zwischenraum bewirkt eine stärkere Belastung der hinteren Facettengelenke, die sich in den darauffolgenden zwei Jahren arthritisch verändern. Sobald die neuen Knochenauswüchse infolge der Arthritis auf die Nervenwurzeln drücken, werden Bewegungen schmerzhafter. Zudem führen Mikrobewegungen der Wirbelsäule zu weiterer Reizung. Ganz schön komplex, oder?

Generell lässt sich sagen, dass die natürliche Degenerationskaskade, die nach einer Rückenverletzung auftreten kann, nicht selten ist. Man kann aber damit leben. Die Kaskade kann noch eine Weile weitergehen, doch der Schmerz lässt sich durch Haltungsveränderungen und bewusste Bewegungen lindern und sogar ausschalten. Erfolgreiche Patienten können ihre Rückenschmerzen eine gewisse Zeit »managen«, sodass sie zumindest nicht schlimmer werden. Im Laufe von zehn Jahren nach einer Gelenksverletzung wird die unvermeidliche Kaskade weitergehen, aber der Schmerz lässt sich erfolgreich bekämpfen. Irgendwann versteift das Gelenk von allein. Dann gehen die Schmerzen zurück und verschwinden.

Zusammenfassung

In diesem Kapitel haben Sie sehr viele technische Informationen erhalten. Ich hoffe sehr, dass Sie das nicht abgeschreckt hat. Ein grundlegendes Verständnis für diese Grundprinzipien wird Ihnen sehr dabei helfen, die Lösungsansätze in den folgenden Kapiteln leichter zu verstehen. Fassen wir Kapitel 2 aber erst noch einmal kurz zusammen:

Wichtig ist, dass der Rücken nur heilen kann, wenn man erkennt, was die individuellen Schmerzen auslöst. Wer die Grundzüge von Rückenanatomie, Haltung und Bewegung versteht und bestimmte Verletzungsformen kennt, kann leichter herausfinden, wie sich Schmerzen vermeiden lassen. Dann kann man selbst unterscheiden, welche Bewegungen hilfreich sind und welche dem Rücken schaden. Was individuell ratsam sein könnte, besprechen wir später noch.

Alle, bei denen eine Verletzung bekannt ist und die eine Diagnose erhalten haben, sollten immer damit anfangen, den Bewegungsablauf zu meiden, der die ursprünglichen Schmerzen hervorgerufen hat. Um gesund zu werden, dürfen Sie die Haltung oder Bewegung, die Ihrer Wirbelsäule schadet, nicht mehr wiederholen.

Viele Rückenschmerzsymptome haben eine klare und bekannte Ursache (was leider nicht jeder weiß – deshalb ist dieses Buch so unglaublich wichtig). Verletzungen lassen sich vermeiden, indem man ihre Mechanik unterbindet. Daher möchte ich an dieser Stelle die wichtigsten Strategien zur Schmerzvermeidung aufführen. Einige kennen Sie bereits, andere werden später genauer vorgestellt. Dank des hier vermittelten Wissens können Sie am Ende leichter:

1. Die Schmerzursache lokalisieren und ausschalten. Dazu benötigen Sie eine exakte Diagnose (mehr dazu in Kapitel 6).

2. Bewusster wahrnehmen, welche Bewegungen und Haltungen bei Ihnen Schmerzen auslösen.

3. Ersatzhaltungen und andere Bewegungsmuster entwickeln, in denen der Körper schmerzfrei funktioniert.

4. Rumpf, Core und Wirbelsäule stabilisieren, um schmerzhafte Mikrobewegungen der Wirbelgelenke zu verhindern.

5. Sich täglich Bewegung verschaffen, insbesondere gehen.

6. Die Hüften mobilisieren.

7. Lernen, wie man die Kraft aus den Kugelgelenken heraus erzeugt (Hüfte und Schulter).

8. Übungen für bestimmte Bewegungsmuster erlernen: schieben, ziehen, heben, tragen, Ausfallschritt, in die Hocke gehen und so weiter.

9. Beim Schlafen, Sitzen oder für anspruchsvollere Tätigkeiten rückengerechte Haltungen einnehmen.

Sie sind auf dem besten Weg, die Geheimnisse einer schmerzfreien Lebensweise zu entschlüsseln. An die Arbeit!

3. Ist eine Operation nötig?

Immerhin 95 Prozent der Patienten, die mit hartnäckigen Beschwerden bei mir vorsprechen, benötigen KEINE Operation, obwohl vielen dazu geraten wurde. Meine Befunde beruhen auf 30 Jahren Erfahrung, in denen ich mit Patienten zusammengewirkt habe, die eine Operation erfolgreich vermeiden konnten, aber auch mit solchen, die erfolglose Eingriffe hinter sich hatten. In meiner Klinik halten wir zu allen Patienten Kontakt, wissen also, wem es besser ging.

Nach einer Operation müssen Patienten zunächst liegen. Diese postoperative Zwangsruhe trägt erstaunlicherweise ebenso viel zur Schmerzlinderung bei wie der Eingriff an sich. Machen Sie sich den folgenden Satz gründlich bewusst: In vielen Fällen wäre das Ergebnis ohne die Operation genauso gut gewesen, wenn der Patient sich genau so viel Ruhe gegönnt hätte, wie er nach der Operation brauchte.

Nach einer Operation sind die Würfel gefallen. Der Eingriff lässt sich nicht rückgängig machen. Wichtige Nerven und Muskelstränge werden durchtrennt, und die anschließende Narbenbildung greift mitunter auf Nerven über und kann zu chronischen Rückenschmerzen führen. Zudem ist die Entfernung von wichtigem Knochenmaterial ein dauerhafter Verlust, denn hier wächst Knochengewebe nicht nach.

Manche Menschen profitieren von einer Operation. Allerdings ist der Erfolg nicht immer dauerhaft. Zu Beginn empfinden viele eine Besserung, doch nach einigen Jahren geht es operierten Patienten ungefähr genauso gut wie nicht operierten. Dies liegt vor allem daran, dass die gestörte Mechanik, die das Gewebe geschädigt und Schmerzen hervorgerufen hat, nie angegangen wurde. Der operierte Bereich ist zwar stabilisiert, doch die Ebene darüber oder darunter trägt ähnliche Schäden davon. Nach einer chirurgischen »Heilung«, die nur das Symptom kuriert, ohne dass die wahre Ursache behoben wird, taucht die Symptomatik an anderer Stelle wieder auf. Einzig wenn der Patient in der nachfolgenden Rehabilitation auch neue Bewegungsmuster erlernt, kann eine Operation dauerhaft Erfolg bringen. Die Entscheidung für eine Operation sollte man nicht überstürzen. Die Konzepte und Ideen aus diesem Kapitel werden Ihnen dabei helfen, die richtige Entscheidung für sich zu treffen.

Die »virtuelle Operation«

Patienten, die Physiotherapie, Pilates, Chiropraktik, Traktionstherapie und vieles mehr absolviert haben, wird als letztem Ausweg häufig zur Operation geraten. Ich empfehle zuvor einen anderen Ansatz. Zunächst einmal zweifle ich daran, dass die bisherigen Therapien die tatsächliche Schmerzursache angesprochen haben. Ich frage nach, ob gründlich analysiert wurde und ob untersucht wurde, welche Bewegungen, Haltungen und Belastungen bei ihnen Schmerzen hervorrufen. Die Antwort lautet üblicherweise leider: »Nein.«

Mein Vorschlag lautet dann: »Bevor wir mit einer Rehabilitation beginnen, spielen wir Virtuelle Operation.« Das heißt, ich führe Sie durch das Reha-Programm eines frisch operierten Patienten, ohne dass Sie sich unters Messer legen müssen. Stellen Sie sich vor, ich hätte Sie heute operiert. Sie gehen also morgen nicht zum Sport und machen auch keine Gymnastik. Sie müssen liegen. Und dann stellen wir ganz langsam und methodisch ein individuelles progressives Rehabilitationsprogramm zusammen.« Dieses Programm folgt den Prinzipien aus diesem Buch und umfasst:

- Ausschaltung der Schmerzursache
- Einüben schmerzfreier Bewegungsmuster
- Walking
- Bestimmte, individuell gewählte Übungen

Ich bin davon überzeugt, dass Operationen mitunter nur deshalb helfen, weil sie den Patienten eine Zeit lang zum Liegen zwingen. Deshalb sollte dieser Ansatz immer Vorrang vor dem tatsächlichen Eingriff haben.

Viele meiner Patienten haben allein dadurch bessere Ergebnisse erzielt, als statistisch durch eine Operation zu erwarten wären.

Beachten Sie vor einer Operation folgende Punkte:

- Probieren Sie zunächst grundsätzlich den Ansatz der »virtuellen Operation«. Erst wenn dies scheitert, kommt eine Operation in Frage.

- Bei erheblichen neurologischen Problemen wie dem Verlust der Darm- oder Blasenkontrolle sollte eine Operation erwogen werden.

- Ausstrahlende Schmerzen, Taubheitsgefühle, Muskelatrophie und ähnliche Symptome zeigen an, dass Nervenwurzeln eingeklemmt oder geschädigt werden. Bei all diesen Symptomen waren wir mit einer Kombination aus Nervenmobilisation zusammen mit mechanisch basierter Bewegungstherapie erfolgreich. Das sollte daher stets der erste Weg sein. Achtung, diese Techniken erfordern viel Fachwissen. Bei unsauberer oder zu aggressiver Durchführung können sich die Symptome verschlimmern. Auch bei hartnäckigen Fällen muss man eine Nervenkompression oder -reizung ursächlich lindern (siehe Kapitel 14, »Nervengleitübungen«).

- Bei Traumata muss eventuell operiert werden, um gebrochene Knochen und zerrissenes Gewebe zu stabilisieren.

- Eine Operation kommt in Betracht, wenn über längere Zeit starke Schmerzen bestehen, die nicht nachlassen. Patienten, die bereits nach drei Wochen starker Schmerzen operiert wurden, sind meiner Erfahrung nach postoperativ am stärksten beeinträchtigt.

- Wer »gute« und »schlechte« Schmerztage hat, ist kein Kandidat für eine Operation, sondern muss die Schmerzursache finden.

- Vorsicht vor neuen chirurgischen Verfahren! In den letzten 30 Jahren habe ich viele »Fortschritte« der Medizintechnik miterlebt, die langfristig nicht hielten, was sie versprachen. Man hat Bandscheiben durch Papaininjektionen oder durch Erhitzung über einen Katheter versteift und mit den unterschiedlichsten Implantaten verschraubt. Nichts davon hat die anfänglichen Erwartungen erfüllt.

- Auch Bandscheibenprothesen stehe ich äußerst skeptisch gegenüber. Ich habe bisher noch keinen dauerhaft »erfolgreich geheilten« Patienten gesehen – wobei ich Erfolg so definiere, dass bisherige Aktivitäten in vollem Umfang schmerzfrei wieder aufgenommen wurden. Schmerzen im Bereich der Wirbelgelenke entstehen durch Bewegung und Belastung. In der traditionellen Wirbelsäulenchirurgie wird das Gelenk über verschiedene Methoden versteift. Mit künstlichen Bandscheiben erreichen wir das Gegenteil. Sie sollen die Beweglichkeit wiederherstellen. Genau das ist jedoch der Fehler. Die Bandscheibe ist jeweils nur eines von drei Gelenken. Die von der Prothese erzeugte Rotationsachse entspricht nur selten den Achsen der natürlichen Bandscheibe. Dadurch geraten die Facettengelenke stärker unter Druck, entzünden sich und tolerieren Bewegung immer schlechter. Eine langfristig gesunde Wirbelsäule ist auf diesem Weg also nur sehr schwer zu erreichen.

- Schöpfen Sie alle konservativen Behandlungsmöglichkeiten aus. Dass die erste Physiotherapie oder andere Ansätze nicht geholfen haben, heißt nicht, dass nun nur noch die Operation bleibt. Vielleicht ist eine andere Methode besser für Sie geeignet.

- Wenn Sie eine Zweitmeinung einholen, sollte der Arzt nicht nur die vorgelegten CT- und MRT-Bilder begutachten und die passende Operationsmethode empfehlen, sondern stets selbst eine gründliche Untersuchung durchführen. Meiner Erfahrung nach wurzeln Schmerzen häufig in einem Bereich, der auf der MRT-Aufnahme unauffällig erscheint, wohingegen die sichtlich geschädigte Bandscheibe keinerlei Beschwerden bereitet. Der Chirurg muss sich vergewissern, dass die Schmerzen tatsächlich auf die auffälligen Strukturen zurückgehen. Andererseits gibt ein MRT mitunter Hinweise auf die mechanische Ursache, weil man dadurch die Zusammenhänge besser erfassen kann. Vertrauen Sie einem Arzt nur, wenn er Sie gründlich untersucht hat.

Zur Wahl des Chirurgen

- Diese Frage müssen Sie selbst entscheiden. Jeder sagt gern, er hätte den besten Chirurgen gehabt. Ich habe gedankenlose Pfuscher erlebt, die ich nicht einmal im Keller eine Schraube setzen lassen würde. Dass jemand Chefarzt ist oder auf Kongressen Vorträge hält, bedeutet nicht automatisch, dass er auch geschickt mit einem Skalpell umgehen kann. Hören Sie sich gründlich um, und achten Sie auch auf die Aussagen von Krankenpflegepersonal und Physiotherapeuten.

- Manche Chirurgen behaupten, sie hätten nur zufriedene Patienten. Keine Operation ist frei von Risiken, und kein Eingriff gelingt immer perfekt. Fragen Sie nach, was konkret als »erfolgreiche Operation« eingestuft wird. Erfolg ist ein dehnbarer Begriff. Manchmal gilt als Erfolg, dass der Patient noch lebt; manchmal bedeutet es, dass es Patienten nach der Operation eine Weile gutging. Erkundigen Sie sich nach den längerfristigen Erfolgsergebnissen im Vergleich zu anderen Optionen und unter Abwägung der Vorteile und Risiken. Lassen Sie sich die Zahlen aushändigen.

- Eine Klinik, die in erster Linie Hüftoperationen durchführt und in geringem Umfang auch Wirbelsäulenoperationen, sollten Sie nicht in Betracht ziehen. Kompetente Wirbelsäulenoperationen benötigen viel Erfahrung. Der verantwortliche Chirurg sollte sein Verfahren schon viele Male, möglichst mehrere hundert Mal, durchgeführt haben.

- Manchmal heißt es: »Ich operiere immer erst den Hals, dann den Rücken.« Solche Pauschalaussagen klingen lächerlich, kommen aber vor. Dass bei jemandem anatomische Schäden an Hals und Rücken vorliegen, die operiert werden müssen, ist äußerst unwahrscheinlich. Wählen Sie einen anderen Arzt!

- Wenn der Chirurg wegen einer degenerativen Bandscheibenerkrankung zur Versteifung der Lendenwirbelsäule über mehrere Wirbel hinweg rät, brauchen Sie eine Zweitmeinung. Die Wirbelsäule braucht eine gewisse Grundbeweglichkeit. Bei schweren Bandscheibenschäden kann die Versteifung von einem bis zwei Gelenken sinnvoll sein, mehr ist meist weder notwendig noch ratsam.

- Ein guter Chirurg wird immer verschiedene Optionen, Alternativen und eine Risiko-Nutzen-Betrachtung anbieten. Wer konservative Verfahren nicht mitbedenkt, operiert womöglich alles, was ihm unter das Skalpell kommt.

- Wählen Sie keinen Chirurgen, der auf Fragen unwirsch reagiert. Ein qualifizierter, gut informierter Arzt ermuntert seine Patienten zu fragen. Nur unsichere Ärzte lassen sich von Patientenfragen aus der Ruhe bringen.

- Wenn die erste Operation nicht hilft, sollten Sie sehr skeptisch sein, wenn der behandelnde Arzt eine Folgeoperation nahelegt. Fast immer war dann nämlich bereits der erste Eingriff überflüssig. Die Chance, dass die zweite Operation hilft, ist deutlich geringer.

Nehmen Sie diese Fragen mit ins Arztgespräch:

- Besteht die Möglichkeit, mit ehemaligen Patienten zu sprechen und nach deren Erfahrungen zu fragen?

- Besprechen Sie die Schmerzursache. Woher kommen Ihre Schmerzen? Können sie durch den Eingriff voraussichtlich behoben werden? Je mehr Gewebearten beteiligt sind, desto mehr sinken die Erfolgsaussichten. Bei einer Schädigung mehrerer Gelenkebenen gehen sie erheblich zurück. Wenn Ihr Arzt das anatomische Problem und den Eingriff nicht exakt erklären kann, brauchen Sie vermutlich einen anderen Arzt.

Ein typischer Fall: So sollte es Ihnen nicht ergehen

Wer die bisher besprochenen Punkte beachtet, hat gute Chancen auf ein optimales Ergebnis. Eine Operation ist schließlich eine ernste Angelegenheit.

Leider läuft es bei Rückenschmerzen allzu oft wie folgt: Der Patient geht mit Rückenschmerzen zum Hausarzt. Der Hausarzt weiß nicht, was tatsächlich dahintersteckt und stellt ein Rezept aus (schließlich kommt der Patient ja wegen der Schmerzen!). Bei anhaltenden Schmerzen empfiehlt er weitere Untersuchungen beim Facharzt oder verordnet Physiotherapie.

Die Untersuchungen ergeben, dass eine Operation helfen könnte. Der Chirurg sieht das Problem und verspricht Abhilfe, doch es besteht eine längere Wartezeit, und oft geht es dem Patienten bis zum angesetzten Termin schon wieder besser. Die Rückenschmerzen gehen zurück. Der Patient ist verwirrt – ist er jetzt schon geheilt? Er weiß aber nicht, wie er künftigen Schmerzattacken vorbeugen soll. Denn die Schmerzen kommen nach wie vor gelegentlich.

Also fragt sich der unwissende (und nun verwirrte) Patient: »Soll ich mich wirklich operieren lassen? Oder lieber nicht? Was ist das Richtige für mich?«

Ein erfahrener Rückenspezialist würde hier auf episodisch auftretende Bandscheibenschmerzen tippen. Episodisch bedeutet, dass es in gewissen Abständen zu sehr heftigen Schmerzen kommt.

Schließlich taucht unser schlecht informierter Patient wieder beim Chirugen auf: »Seit dem letzten Termin ging es mir schon wieder besser. Ich war drei Monate schmerzfrei. Aber dann habe ich mich mit einer schweren Einkaufstasche verhoben und hatte einen Rückfall. Das war vor zwei Wochen, aber jetzt geht es mir gut. Was meinen Sie dazu?«

Der Chirurg opfert dem Patienten nun genau fünf Minuten seiner wertvollen Zeit. Er könnte sagten: »Da die Schmerzen immer wieder auftreten, sollten wir die Sache einfach hinter uns bringen, damit Sie ein für alle Mal Ruhe haben.« Oder er erkennt, dass dieser Patient kein absoluter Notfall ist, und empfiehlt etwas völlig Unangebrachtes: »Wir sollten die Operation zunächst einmal aufschieben. Probieren Sie es doch fürs Erste mit Yoga oder Pilates.«

Was geht jetzt schief?

Der Fehler besteht darin, dass der Chirurg die Schmerzauslöser nicht gründlich genug untersucht hat, weil er sich auf diesem Gebiet nicht ausreichend auskennt. In der Regel können die Schmerzen auch durch Yoga oder Pilates ausgelöst werden. Vor allem aber gilt: Ein Patient mit episodisch auftretenden Schmerzen benötigt keine Operation. Wenn jemand schmerzfreie Tage kennt, bedeutet dies, dass er oder sie lediglich die Schmerzauslöser finden und ausschalten muss.

Jeder Rückenschmerzpatient sollte sich die hier geschilderten Fragen stellen, doch die meisten tun dies nicht. Wer zuerst selbst akribisch überlegt, muss sich vielleicht nicht in die lange Liste der Unglückseligen einreihen, die nach einer Operation nur teilweise geheilt sind oder gar verzweifelt um einen weiteren Eingriff bitten. Solche Enttäuschungen sollten wir unbedingt vermeiden, denn vielen unnötig Operierten geht es hinterher schlechter als vorher.

Abschließende Überlegungen

In einer perfekten Welt entscheidet sich ein Mensch mit Rückenschmerzen für eine evidenzbasierte, progressive Therapie. Das bedeutet aufgeklärte, im besten Sinn des Wortes aktive Teilhabe an der eigenen Wiederherstellung. Solche Patienten lassen sich von kompetenten Ärzteteams beraten, die nicht jedem Patienten dasselbe empfehlen. Vielmehr bemühen sich die Experten um eine individuelle Diagnose und Hilfestellung, die unmittelbar die Schmerzursache angeht. Alles andere wäre in einer solchen Welt ein Kunstfehler.

Das bedeutet für Sie: Informieren Sie sich, so gut Sie können. Stellen Sie unbequeme Fragen. Wählen Sie Ärzte und Therapeuten gut aus. Achten Sie darauf, dass man Ihre persönliche Schmerzproblematik genau begutachtet. Bemühen Sie sich aktiv um einen gesunden Rücken. Mit anderen Worten: Werden Sie zum Experten für die Mechanik Ihres eigenen Rückens.

4. Der Rückenkodex

Um Rückenschmerzen auf Dauer zu vermeiden, die aktuelle Schmerzproblematik im Zaum zu halten und den eigenen Rücken zu schützen, muss man gewisse Grundregeln beachten. Nur diese Regeln gewährleisten einen stabilen Rücken und ein schmerzfreies Leben.

Allerdings sind die nachfolgenden Prinzipien nicht in Stein gemeißelt, sondern bilden eher eine Richtschnur, an der man sich entlanghangeln kann. Wie Kapitän Barbossa in *Fluch der Karibik* nach seiner Abmachung mit Elizabeth sagte: *»Ach, der Kodex – dabei handelt es sich eher um sogenannte Richtlinien.«*

Unser Rückenkodex beruht auf zehn Grundregeln:

Regel Nr. 1: Dem Rücken täglich gesunde Bewegung gönnen.

Sinnvolle Bewegung tut allen Systemen im Körper gut. Bauen Sie bewusst jeden Tag gesunde Bewegung in den Tagesablauf ein. Das wird sehr schnell zu einer Gewohnheit, auf die Sie gar nicht mehr verzichten wollen.

Regel Nr. 2: Ein gesundes Gleichgewicht wahren.

Der Körper kann nur heilen und gesund bleiben, wenn wir ein angemessenes Gleichgewicht mit ausreichend Schlaf, guter Ernährung und Körpertraining herstellen. Wer dieses Gleichgewicht außer Acht lässt, kommt vom Regen in die Traufe, denn dann wird jede Chance auf Veränderung von anderen Faktoren zunichtegemacht.

Regel Nr. 3: Die Ursache beheben. Schmerzhafte Fehlhaltungen vermeiden.

Körperhaltung, Position und Schmerz hängen eng miteinander zusammen. Ich lege größten Wert darauf, schmerzhafte Fehlhaltungen zu vermeiden. Bereiten Sie die Wirbelsäule auf Belastungen vor, indem Sie eine neutrale Haltung einnehmen und beibehalten.

Die logische Folge aus Grundregel Nr. 3: Wenn bestimmte Haltungen oder Bewegungen Schmerzen hervorrufen, identifizieren Sie diese schmerzhaften Fehlhaltungen, und meiden Sie sie!

Das ist sozusagen Rückenhygiene. Auf diese Weise kommt man gut durch den Tag, setzt sich keinen Schmerzen mehr aus, erweitert das schmerzfreie Bewegungsrepertoire und schafft damit die Grundlage für korrigierende Übungen. Was ein Patient *nicht* macht, ist demnach mindestens genauso wichtig wie das, was er aktiv tut (wenn nicht gar wichtiger).

Regel Nr. 4: Vorsicht bei Dauerbehandlungen.

Wenn Sie nach einer Verletzung Schmerzen haben und ärztliche Hilfe in Anspruch nehmen, sollten kompetente Experten das Problem innerhalb einer angemessenen Zeit lösen können. Wenn jemand lediglich Schmerzen lindern kann, ohne aber die Ursache anzugehen, muss der Patient immer wieder dort vorsprechen. Das ist zwar gut fürs Geschäft, bringt dem Patienten aber nur vorübergehende Erleichterung und schafft das eigentliche Problem nicht aus der Welt. Besser ist es, wenn diese Experten Hilfe zur Selbsthilfe geben und die Eigenverantwortung stärken, indem sie Ratsuchenden das richtige Rüstzeug an die Hand geben.

Regel Nr. 5: Vorsicht vor »passiven« Behandlungen.

- Es gibt zwei Behandlungsmöglichkeiten:
- Passive Behandlungen sollen den Schmerz heilen (also das Symptom)
- Aktive Behandlungen sollen die Ursache kurieren.

Bei einer *passiven* Behandlung wird etwas mit uns gemacht. Eine Ultraschallbehandlung des Rückens ist zum Beispiel passiv. Der Patient sitzt, steht oder liegt, während etwas mit ihm gemacht wird. Passive Therapien durch Geräte gehen nicht die Schmerzursache an und erhöhen nur selten die Aussicht auf langfristige Heilung. Ausnahmen sind bestimmte chiropraktische oder muskelbasierte Behandlungen, die auch die Ursache beeinflussen. Sie können ein Zeitfenster eröffnen, in dem schmerzfreie Bewegungen möglich werden. Eine Heilung ist jedoch nur möglich, wenn zur passiven Behandlung aktive Patientenbeteiligung kommt, welche die Bewegungsqualität auf Dauer erhöht.

Bei der aktiven Behandlung ist der Patient in irgendeiner Form beteiligt und arbeitet auch selbst auf seine Gesundung hin. Zum Beispiel lernt er, sich so zu bewegen, dass der Schmerz nicht mehr ausgelöst wird. Lassen Sie sich nicht zum Goldesel für inkompetente Therapeuten machen. Wenn Ihr Arzt in erster Linie Schmerzen lindern, aber nicht heilen will, sollten Sie einen Arztwechsel in Erwägung ziehen.

Regel Nr. 6: Gesunder Menschenverstand – nicht jeder Arzt ist kompetent.

Viele Rückenschmerzpatienten gehen davon aus, dass alle Ärzte gleichermaßen kompetent sind. Aber es gibt gute und weniger gute Automechaniker, gute und weniger gute Lehrer und natürlich auch gute und weniger gute Ärzte. Einzelne Ärzte sehen sich auch heute noch als »Götter in Weiß« und vermitteln den Eindruck, man dürfe ihr Vorgehen nicht hinterfragen. Patienten haben das Recht, sich über den Sinn und Zweck der jeweiligen Behandlung informieren zu lassen und ihre Fragen zu stellen. Betrachten Sie sich als zahlender Kunde.

Ultraschall ist beispielsweise eine beliebte passive Behandlungstechnik, war aber nachweislich bei Rückenschmerzen nie besser als ein Placebo. Auch eine Operation erzielt selten dauerhafte Heilung, wenn der Patient später die fehlerhaften Bewegungsabläufe wieder aufnimmt, die zu der Verletzung geführt hatten. Aus meiner Sicht sollte eine Operation nur zulässig sein, wenn man dem Patienten zuvor die mechanische Ursache seiner Schmerzen erläutert hat. Wie diese Ursache ermittelt wird, darum geht es im nächsten Kapitel. Bestimmte Behandlungsformen der Weichteile wie Triggerpunkttherapie, Active-Release-Technik (ART) oder die Behandlung durch einen qualifizierten Chiropraktiker können eine erfolgreiche aktive Behandlung selbstverständlich sinnvoll unterstützen, sollten aber immer auf wenige Sitzungen beschränkt bleiben.

Regel Nr. 7: Wenn Sie mit Schmerzmitteln und ohne Physiotherapie nach Hause gehen, brauchen Sie keinen Chirurgen.

Viele Hausärzte kennen sich mit Rückenschmerzen nicht wirklich aus und geben das auch offen zu. Deshalb verordnen sie als Soforthilfe erst einmal Schmerzmittel. Bei Schmerzlinderung mit der chemischen Keule setzen die Patienten ihre Fehlhaltungen und falschen Bewegungen aber häufig fort. Das macht die Sache nur noch schlimmer. Patienten müssen herausfinden, welche Bewegungen gut für sie sind. Dazu brauchen sie kompetente Hilfe von guten Orthopäden und spezialisierten Physiotherapeuten, die über aktuelle Fortschritte zum Thema Rückenschmerzen auf dem Laufenden sind.

Regel Nr. 8: Das Gleichgewicht zwischen Kraft und Ausdauer, Beweglichkeit und Steifheit wiederherstellen.

Mit zu viel Muskelkraft kann man den Rücken überwältigen, daher muss Körperstärke immer mit Ausdauer und Körperkontrolle einhergehen. Kraftausdauer versetzt uns in die Lage, Bewegungen auch nach vielen Wiederholungen und wenn wir müde werden, korrekt durchzuführen. Verletzungen, Überlastung und Schmerzen gehen auf falsche Bewegungsabläufe zurück. Rückenschonende Bewegungen erfordern eine steife (oder feste) Wirbelsäule sowie gut zentrierte Bewegungen aus der Schulter und der Hüfte.

Regel Nr. 9: Einen individuellen Ansatz suchen.

Menschen sind Individuen. Unser Rücken und unsere Hüften, die den Rücken beeinflussen, unterscheiden sich voneinander. Deshalb wäre die Annahme, dass es nur eine therapeutische Methode gibt, die immer hilft, vermessen. Ärzte und Therapeuten setzen noch zu oft auf eine einzige Behandlungsform, die dann für jeden Patienten und jede Patientin das Richtige sein soll, unabhängig von den individuellen Beschwerden. Für Patienten ist diese Denkweise desaströs.

Ärzte, Physiotherapeuten oder das Klinikteam sollten sich sehr genau damit auseinandersetzen, was zu der jeweiligen Schädigung geführt hat, und einen individuellen Therapieplan erstellen.

- Der erste Schritt ist die richtige funktionelle Diagnose: Jemand muss feststellen, welche Bewegungen, Haltungen und Belastungen die Schmerzen auslösen.
- Der zweite Schritt lautet: Die Ursache abstellen.
- Im dritten Schritt wird die passende Reha-Strategie gewählt. Sie muss Bewegungsalternativen beinhalten, die schmerzfrei ablaufen und dem Gewebe Zeit zum Heilen verschaffen.
- Der vierte Schritt ist die allmähliche Ausweitung schmerzfreier Aktivitäten.

Machen Sie sich bitte bewusst, dass es bestimmte grundlegende Bewegungsmuster gibt. In diesem Buch finden Sie Anleitungen zum schmerzfreien Sitzen, Gehen, Heben, Fahren, Schlafen und Leben insgesamt. Wenn Sie zur Umsetzung therapeutische Hilfe benötigen, sollte der Therapeut oder die Therapeutin entschlossen, sorgfältig und sehr aufmerksam nach der Ursache fahnden, die Ausgangspunkte für die Korrektur festlegen, einen nachvollziehbaren Übungsplan erstellen und die richtige Dosierung wählen. Viele von Ihnen werden nach der Lektüre aber auch selbst schon auf der richtigen Fährte sein.

Regel Nr. 10: Kontinuierliche Selbstbeobachtung führt zum Erfolg.

Mit zunehmender Besserung muss die Therapie angepasst werden. Nicht nur die schmerzfreien Bewegungsabläufe, sondern auch die Dosierung des Trainings werden erweitert. Dabei nimmt die Schmerzfreiheit weiter zu. Es geht um Übungspläne, die unterhalb der Schmerzschwelle bleiben. Wenn es wehtut, haben Sie zu früh zu viel gemacht. In der ersten Stufe sollen die Übungen Schmerzen lindern. Spätere Stufen beruhen auf Nachuntersuchungen und werden so aufgebaut, dass die schmerzfreie Aktivität ausgeweitet wird.

Fallbeispiel: Eine Patientin kann sich kaum schmerzfrei bewegen. Wenn sie aufsteht, tut bereits der sechste Schritt weh. Das heißt, dass ihre aktuelle Schmerzkapazität bei fünf Schritten liegt.

In diesem speziellen Fall ist die persönliche Schmerzkapazität mit nur fünf Schritten so gering, dass an ein Gymnastikprogramm noch nicht zu denken ist. Die Schmerztoleranz ist schlichtweg nicht hoch genug. Bei dieser Patientin könnte ein vernünftiger Ansatz so aussehen: Jede Stunde aufstehen und schmerzfrei fünf Schritte zurücklegen. Mit der Zeit steigt die Kapazität auf sechs, sieben, acht Schritte und so weiter. Irgendwann schafft die Patientin sogar 20 Schritte. Das wäre der richtige Zeitpunkt, um stündlich eine Runde in der Auffahrt zu drehen. Wenn das keine Herausforderung mehr ist, kann sie drei Mal am Tag um den Block spazieren gehen. Das Verhältnis zwischen Belastung und Ruhe verschiebt sich zu weniger, aber anspruchsvolleren Einheiten. Dabei werden die Fortschritte auf jeder Stufe genau beobachtet und die Aufgaben regelmäßig angepasst.

Damit kennen Sie die Grundregeln des Kodex. Je mehr dieser Regeln ein Patient oder eine Patientin beherzigt, desto besser sind die persönlichen Erfolgsaussichten auf dem Weg von Rückenschmerzen zu einem gesunden Rücken.

Teil 2:

Selbstdiagnose: Worauf beruht der Schmerz?

Warum bewegen sich Menschen in einer Weise, die ihnen Schmerzen zufügt? Warum sitzen, stehen oder bewegen sie sich auf eine Art, die diese Schmerzen noch verstärkt? Diese Frage stelle ich mir schon lange. Ich gehe davon aus, dass die ungünstigen Bewegungsabläufe reine Gewohnheit sind. Das ist zumindest der Grund, weshalb sie schmerzhaft bleiben.

Welche Situationen, Bewegungen und Aktionen belasten die Wirbelsäule? Wenn die fehlerhaften Bewegungsmuster identifiziert sind, lassen sie sich vermeiden.

In diesem Kapitel geht es um die Ermittlung der Schmerzursache. Erst wenn die Ursache feststeht, lassen sich wirkungsvolle Gegenmaßnahmen ergreifen.

5. Der McGill-Ansatz zur Ermittlung der Schmerzursache

Warum sitzen, stehen oder bewegen sich Menschen auf eine Art, die Schmerzen hervorruft oder verstärkt? Diese Frage stelle ich mir schon lange, denn Menschen mit Schmerzen und Verletzungen scheinen sich unbedingt auf eine Weise bewegen zu wollen, die ihre Schmerzen erhöht. Ich gehe davon aus, dass die ungünstigen Bewegungsabläufe meiner Patienten reine Gewohnheit sind. Meine Klinik ist in erster Linie deswegen so erfolgreich, weil wir die genaue Schmerzursache ermitteln und dann individuelle, schmerzfreie Alternativbewegungen austüfteln. Wenn die fehlerhaften Bewegungsmuster identifiziert sind, lassen sie sich vermeiden.

Was kann ich anders machen, und wie hilft das?

Nach dem hier dargestellten Prozess gehe ich bei jedem Menschen mit Rückenschmerzen vor, der in der Universität in meiner Abteilung vorspricht. Der erste Termin beginnt normalerweise mit logischen Überlegungen bei der ersten visuellen Einschätzung: Wie betritt der Patient den Raum? Besteht eine verräterische Abweichung im Gangmuster? Schwankt er beim Gehen? Tritt ein Fuß stärker auf als der andere? Wie setzt der Patient sich hin, wie steht er wieder auf? Wie ein aufmerksamer Ermittler am Schauplatz des Verbrechens fahnde ich durch akribische Beobachtung des Patienten nach allen noch so kleinen Hinweisen auf die möglichen Ursachen der Rückenprobleme.

Ich habe dabei bereits früh festgestellt, dass ich oftmals Dinge bemerkte, die andere Ärzte übersehen hatten. Wahrscheinlich lag das an meiner wissenschaftlichen Ausbildung und vielleicht auch an einem besonderen Gespür für Mechanik. Ich hatte die Chance, mit großartigen Medizinern zusammenarbeiten zu dürfen, darunter Dick Erhart, Vladimir Janda, Shirley Sahrmann und Clayton Skaggs – Namen, die in der Fachwelt bestens bekannt sind. Sie alle hatten eine ganz besondere Beobachtungsgabe und konnten insbesondere Muster erkennen. Ich wollte es Ihnen gerne nachtun.

Hierzu ein Beispiel: Vor einigen Jahren kam ein Patient ins Sprechzimmer, wo ein Chirurg und ich auf ihn warteten. Allein aus der Beobachtung heraus sagte ich zu meinem Kollegen: »Bei diesem Mann steht der Nerv am vierten Lendenwirbel rechts unter Druck. Er hat in diesem Bereich einen posteriorlateralen Bandscheibenvorfall. Das lässt sich durch eine Haltungsänderung beheben. Er braucht keine Operation. Bitte sehen Sie sich das mal an.«

Der Chirurg lachte und sagte: »Das ist aber eine kühne Blinddiagnose.« Nachdem er den Patienten untersucht hatte und genau dort, wo ich es prophezeit hatte, den Bandscheibenvorfall entdeckte, verwandelte sich seine abfällige Haltung in Staunen: »Wie konnten Sie das wissen?« Er sah mich an, als hätte ich gerade einen verblüffenden Kartentrick vorgeführt, dabei hatte ich lediglich Bewegungsmuster wiedererkannt, wissenschaftliche Fakten berücksichtigt und aus den Symptomen Rückschlüsse auf die Ursache gezogen.

Die Probleme des Patienten waren hörbar und sichtbar. Ich hatte das ungleichmäßige Auftreten vernommen – der rechte Fuß trat fester auf, wie ein leichtes Trampeln. Daraus folgerte ich, dass der Muskel, der den Fuß heben sollte, aufgrund eines eingeklemmten Nervs, der am vierten Lendenwirbel wurzelt, nicht richtig funktionierte. Als der Patient eintrat und Platz nahm, sah ich, dass er dabei anstelle der blockierten Gesäßmuskeln die rückwärtige Beinseite anspannte. Das war kaum wahrnehmbar, doch ein trainiertes Auge konnte es erkennen. Diese Beobachtung beruhte auf unseren Studien in diesem Bereich, bei denen wir typische Muster dokumentiert hatten, wie Schmerzen diese Muskeln hemmen. Für mich lag all dies auf der Hand, und es gab noch weitere Hinweise. Der Chirurg reagierte natürlich verblüfft.

Meiner Ansicht nach registrieren viele Ärzte gar nicht mehr, wie deutlich Patienten ihre Schmerzen zeigen. Als Arzt entwickelt man eine professionelle Distanz und lässt sich aus vielerlei Gründen bewusst nicht auf längere Gespräche mit schmerzgeplagten Patienten ein. Ein Hauptgrund dafür ist der Zeitfaktor. Wenn das Wartezimmer voller Patienten ist kann man sich nicht für jeden Einzelnen viel Zeit nehmen. Ein zweiter Grund ist die fachliche Spezialisierung, welche die Fähigkeit einschränkt, Hinweise aus dem gesamten Körper in die Diagnose einzubeziehen. Deshalb können viele Ärzte ihre Patienten einfach nicht »lesen«.

Diese Überlegungen sind in zweierlei Hinsicht von Bedeutung: Zum einen nämlich kann ein Patient fast immer ein besserer Experte für den eigenen Rückenschmerz werden als der Arzt. Und zweitens kann man sich bei der Deutung der Symptome anleiten lassen. Ich möchte Ihnen zeigen, wie man sich selbst beobachtet und wie man daraus eine Lösung ableiten kann.

Nach diesen ersten Beobachtungen führe ich mit dem Patienten ein ausführliches Gespräch. Über gezielte Fragen und genaues Zuhören, wenn ein Schmerzpatient seine Vorgeschichte beschreibt, kann man viele Informationen zusammentragen. Am Ende kenne ich die Aktivitäten, die den Schmerz verschlimmern, weiß, welche Aktivitäten gut toleriert werden, wie sich die Schmerzen im Tagesverlauf entwickeln und natürlich, wie sie sich anfühlen, wo sie sitzen und wohin sie ausstrahlen.

Aus diesen Puzzlestückchen leite ich eine Hypothese ab, was der Patient nicht tun sollte und was er toleriert. Anschließend absolvieren meine Patienten verschiedene körperliche Tests, mit deren Hilfe ich die Bewegungsabläufe ermittle, die Schmerzen verursachen, und die Muster, die den Schmerz umschiffen. Mein Ziel ist es, meinen Patienten schmerzfreie Bewegungsalternativen aufzuzeigen. Die Bewegungsmuster, die ich empfehle, sind für die Wirbelsäule weniger belastend und gönnen dem traumatisierten Gewebe dadurch eine Pause, in der es heilen und zusammenwachsen kann. In ihrer unendlichen Weisheit hat die Natur den Körper so geschaffen, dass er unter den entsprechenden Voraussetzungen von selbst heilt.

Wenn meine Rückenschmerzpatienten nach Hause gehen, nehmen sie einen Zwei-Stufen-Plan mit: In der ersten Stufe führen sie verschiedene schmerzfreie Bewegungen aus. Die zweite Stufe enthält bestimmte Übungen, die sie hinzufügen sollen, sobald die Schmerzempfindlichkeit zurückgeht. Zu viele Ärzte verschreiben ihren Patienten einfach nur Krafttraining mit Geräten. Damit überspringen sie jedoch die Erholungsphase, in der die Schmerzursache heilen kann, und schädigen die angegriffenen Strukturen häufig noch zusätzlich.

Das also würde Sie üblicherweise erwarten, wenn Sie mich persönlich aufsuchen würden. Wenden wir uns nun der Frage zu, wie Sie Ihrer Schmerzursache selbst auf die Schliche kommen können.

6. Die persönliche Schmerzanalyse

Dass es keine »unspezifischen« Rückenschmerzen gibt, haben wir bereits geklärt. Irgendetwas verursacht die Schmerzen, und sobald diese Ursache gefunden ist, sind die Schmerzen spezifisch. Außerdem haben wir festgestellt, dass eine wiederholte Reizung schmerzendes Gewebe nur noch schmerzempfindlicher macht. Die Reizung stammt von Fehlhaltungen und falschen Bewegungsmustern, die den Rücken übermäßig belasten – das sind die Schmerzauslöser. Diese individuellen Schmerzauslöser muss ein Rückenschmerzpatient finden und ausschalten.

Eine detaillierte Beurteilung von Rückenschmerzen kann nur durch einen erfahrenen Diagnostiker erfolgen. Andererseits brauchen nur wenige Patienten mit Rückenschmerzen einen derartigen Spezialisten für ihren Fall. In diesem Kapitel lernen Sie den Prozess kennen, über den man dem Schmerzauslöser auf die Spur kommt. Kein Arzt kann Ihre Schmerzen besser verstehen oder wahrnehmen als Sie. Deshalb stammt die beste Diagnose häufig vom Patienten selbst.

Fangen wir also an. Am besten lesen Sie dieses Kapitel von Anfang bis Ende durch. Danach nehmen Sie sich etwas zu schreiben und genügend Zeit und lesen alles in Ruhe ein zweites Mal. Bei diesem zweiten Durchgang führen Sie die diagnostischen Übungen jedoch eine nach der anderen aktiv aus und notieren, was Sie dabei feststellen. Teilweise werden Sie eventuell Hilfestellung benötigen. Deshalb wäre es gut, wenn Ihnen jetzt bei Bedarf jemand helfen könnte.

Zuallererst gilt es, wirklich gefährliche Schmerzursachen (zum Beispiel einen Tumor) auszuschließen. Danach suchen wir Schritt für Schritt nach den Schmerzauslösern. Das Ziel ist dabei natürlich eine präzise Diagnose bezüglich der Ursache. Wie man danach eine ursächliche Behandlung einleitet, verrate ich Ihnen in Teil 3 dieses Buches. Für die wenigen Menschen, die partout keine Auslöser identifizieren können, habe ich Hinweise zusammengestellt, wie man Ärzte und Therapeuten findet, die mittels einer gründlichen Untersuchung weiterhelfen können.

Gehen Sie auf Nummer sicher

In seltenen Fällen beruhen Rückenschmerzen auf bösartigen Veränderungen im Körper. Diese Möglichkeit sollte man zunächst ausschließen. Bitten Sie Ihren Hausarzt, der als Allgemeinmediziner diverse Symptome und Testergebnisse einbezieht, um eine gründliche Untersuchung. Zu berücksichtigen sind: Blutwerte, unerklärliche Gewichtsveränderungen in jüngster Zeit, länger zurückliegende Traumata, Darm- oder Blaseninkontinenz, eine überstandene Krebserkrankung, intravenös verabreichte Drogen, systemische Erkrankungen, Rückenschmerzen mit Fieber, schlimmer werdende oder anhaltende nächtliche Schmerzen, Bauchschmerzen (besonders im Unterbauch) und Gefühlstaubheit im Bereich von Oberschenkelinnenseiten und Beckenboden. Bei dieser Gelegenheit sollten auch eventuelle Gefäß- und Herzerkrankungen ausgeschlossen werden, die einem späteren Sportprogramm entgegenstehen könnten.

In Einzelfällen habe ich Ursachen gefunden, die in dieser Vorabuntersuchung nicht aufgefallen waren. Hier waren die Rückenschmerzen im Rahmen der Untersuchung normalerweise nicht durch eine veränderte Haltung, Bewegung oder Belastung zu beeinflussen. Solche Patienten habe ich zur weiteren Diagnostik an ihren Arzt zurückverwiesen.

Hintergrundwissen zur Diagnostik

Bei einer orthopädischen Untersuchung bestimmen wir normalerweise zunächst die Beweglichkeit der Wirbelsäule. Manchmal werden auch zuerst neurologische Messungen der Kraft oder der Reflexe durchgeführt oder die maximale Muskelkraft ermittelt. Das alles trägt wenig zur Ursachenfindung bei.

Andere Ärzte betreten das Sprechzimmer und spielen zuallererst die MRT- oder CT-Aufnahmen im Leuchtkasten ein. Anschließend erklären sie, was das »Problem« ist und was nicht. Die körperliche Untersuchung dauert fünf Minuten. Diese Vorgehensweise ist sehr verbreitet, aber kein Patient hat das verdient. Wir möchten jedem Patienten ein maßgeschneidertes Präventions- und Rehabilitationsprogramm anbieten.

Vor ein paar Jahren haben wir nachverfolgt, wie es Rückenschmerzpatienten erging, die eine bestimmte Schmerzklinik aufsuchten. Wir bestimmten die Ausgangswerte für Bewegungsfreiheit und Rückenkraft und beobachteten dann die Fortschritte über mehrere Monate hinweg. Die anfänglichen Messergebnisse sagten nichts darüber aus, wem es später besser ging. Das heißt, es besteht offenbar kein Zusammenhang zwischen üblichen Messverfahren und der künftigen oder auch aktuellen Schmerzlinderung. Momentan wissen wir:

- Bewegungen, die von der Wirbelsäule ausgehen, provozieren auf die Dauer Rückenschmerzen. Wer sich beim Griff zur Türklinke in der Wirbelsäule verdreht (anstatt in Hüfte oder Schulter), braucht Bewegungsschulung.
- Bestimmte asymmetrische Verhältnisse zwischen Kraft und Bewegung deuten auf gegenwärtige oder künftige Rückenprobleme hin.
- Eine steife Hüfte, insbesondere einseitige Steifheit, sind ein Hinweis auf künftige Rückenbeschwerden.
- Eine verkürzte rückwärtige Beinmuskulatur hat bezüglich künftiger Rückenprobleme keine große Bedeutung. Etwas aussagekräftiger sind Asymmetrien zwischen linker und rechter Seite.
- Eine unausgewogene Rumpfmuskulatur ist hoch problematisch, besonders wenn die Rückenmuskeln im Ausdauertest schwächere Ergebnisse erzielen als die Bauchmuskeln.
- Schmerzen durch längeres Sitzen und Stehen nehmen normalerweise in der Zukunft zu.

Bei der Untersuchung fahnden wir nach der Schmerzursache, indem wir den Schmerz gezielt hervorrufen. Im Rahmen der Diagnostik ist diese Schmerzprovokation unerlässlich, um die Haltungen, Bewegungen und Belastungen zu finden, die den Schmerz auslösen und verstärken, aber auch um die schmerzfreien Alternativen zu entdecken. Diese alternativen Bewegungsmuster verschaffen den Patienten eine Erholungspause, in der die Schmerzempfindlichkeit nachlässt, wodurch sich neue Bewegungsspielräume ergeben.

Und so findet und eliminiert man als Patient die ganz persönlichen Schmerzauslöser:

Die Selbstanamnese

Schritt 1: Listen schreiben und gezielte Fragen stellen

Nehmen Sie Papier und Stift zur Hand und schreiben Sie alles auf, was Ihre Rückenschmerzen im Laufe des Tages verstärkt. Auf einer zweiten Liste notieren Sie alle Aktivitäten, die nichts verschlimmern und die Sie schmerzfrei ausführen können. Danach vergleichen Sie beide Listen. Haben die verschiedenen Aktivitäten, die Ihnen Schmerzen bereiten, etwas gemeinsam? Eine bestimmte Haltung, Bewegung oder Belastung? Wenn ja, können Sie Ihren Problembereich näher einkreisen. Schmerzen, die schlimmer werden, wenn man länger als eine Viertelstunde sitzt, Auto fährt oder sich die Schuhe bindet, im Laufen jedoch verschwinden, beruhen beispielsweise auf der Haltung, insbesondere der Krümmung der Wirbelsäule. Hier sprechen wir von einer sogenannten »Flexionsintoleranz« (siehe Abbildung in Kapitel 2 zur Beugehaltung).

Ein weiteres Beispiel hierzu wäre, dass die Schmerzen nach fünf Minuten Gehen einsetzen und mit längerer Dauer stärker werden. Sitzen, Liegen oder Zug an den Beinen hingegen lindert die Schmerzen. Bei Menschen über 55 würde dies auf arthritische Veränderungen der Wirbelsäule hindeuten. Mit bestimmten Maßnahmen können Sie zunächst kürzere Wege zurücklegen und die Gehstrecke und -dauer allmählich ausweiten.

Danach setzen Sie die Selbstuntersuchung mit einigen zentralen Fragen fort, die weitere Hinweise zur Wahl der richtigen Therapie liefern.

Die zentralen Fragen

1. ***Sind die Schmerzen immer gleich stark?*** Sind Sie hin und wieder morgens oder abends ein paar Stunden schmerzfrei? Wenn die Schmerzen sich verändern, gibt es einen Grund dafür. Diesen Grund müssen Sie

verstehen, um Erfolg zu haben. Wir zeigen Ihnen, wie Sie die Ursache finden.

2. ***Durchzuckt es Sie manchmal, wenn Sie sich im Bett umdrehen?*** Wenn Sie diese Frage bejahen, liegt möglicherweise eine Instabilität der Wirbelsäule vor. Wenn Sie bei Bewegungen wie dem Griff in den Kofferraum oder beim Niesen ein stechender Schmerz durchfährt, sind das zusätzliche Hinweise auf eine Instabilität. Dagegen können Sie sich durch Stabilisierungsübungen wappnen, die später erklärt werden. Solche Übungen beugen schmerzhaften Mikrobewegungen der Facettengelenke vor, welche die Schmerzsensoren auf den Plan rufen. Verzichten Sie bitte auf Wirbelsäulenmanipulationen (zum Beispiel durch chiropraktische Behandlung), Dehnübungen für die Wirbelsäule und viele beliebte Rückenübungen, die mit Beuge- und Drehbewegungen einhergehen, zum Beispiel den »Skorpion« (bei dem man mit angewinkelten Knien auf dem Rücken liegt und die Knie dann unter Verdrehung der Wirbelsäule von einer Seite zur anderen ablegt – diese Übung sollten Sie niemals machen, wenn Sie Schmerzen haben).

3. ***Was macht die Schmerzen schlimmer?*** Wenn Sie hier eine bestimmte Aktivität benennen können, gibt es eine spezifische Ursache. Diesen Auslöser müssen Sie meiden. Bei sorgfältiger Analyse und Therapie geht es nicht darum, dass Golfspielen oder Radfahren nun für immer tabu wären. Sie müssen lediglich Ihre Bewegungsmuster überarbeiten, um den individuellen Auslöser auszuschalten. Wenn der Schmerz sich beispielsweise nur beim Basketball oder bei der Kniebeuge mit Langhantel meldet, kann man den Alltag durchaus bewältigen. Bei den anspruchsvolleren, schmerzauslösenden Aktivitäten wird der Verletzungsmechanismus jedoch wiederholt. Arbeiten Sie an Ihrer Technik, oder verzichten Sie auf bestimmte Bewegungen. Zum Beispiel darf sich die Wirbelsäule am tiefsten Punkt der Kniebeuge nicht runden – wer bereits einen Bandscheibenvorfall hatte, reagiert auf die geringste Flexion mit Schmerzen. Und wenn man beim Basketball heftig ins Keuchen kommt, wird an der Wirbelsäule ein Teil der schützenden Steifigkeit gelockert. Hier helfen Atemübungen (mehr dazu später).

4. ***War die ursprüngliche Ursache ein Unfall?*** Ein Autounfall oder vielleicht ein Sturz? Oder haben die Schmerzen langsam und undefinierbar eingesetzt? Werden sie nach wie vor schlimmer? Schmerzen aufgrund eines Traumas sind zumeist mechanischer Natur, das heißt, es müssten noch schmerzlindernde Haltungen und Bewegungen verfügbar sein.

5. ***Bestehen Grundkrankheiten, zum Beispiel Osteoporose?*** Wenn ja, dann besteht bei allen Aktivitäten die Gefahr von Knochenbrüchen. Wählen Sie Sportarten, die der Wirbelsäule keine Kompression aufbürden. Gehen Sie beispielsweise immer aufrecht, denn beim Vorbeugen wirken Kompressionskräfte auf die Wirbelsäule ein. Golf belastet die Wirbelsäule, ohne Muskeln zu trainieren, und sollte daher vermieden werden. Neben Gehen und Walking ist Schwimmen geeignet, sofern die Wirbelsäule dabei nicht zu Fehlhaltungen gezwungen wird.

6. ***Sind die Schmerzen morgens am schlimmsten?*** In diesem Fall könnte die Wahl des Bettes eine wichtige Rolle spielen. Eine gut abgestimmte Matratze dürfte zur Lösung beitragen. Menschen mit deutlichem Hohlkreuz oder einem ausladenden Gesäßbereich tut es beispielsweise nicht gut, auf einem Futon oder einer sehr harten Matratze zu schlafen. Die fehlende Abstützung des Lendenbereichs in Rückenlage führt dazu, dass sie morgens steif sind und Schmerzen haben. Eine moderne Pillow-Top-Matratze kann hier Abhilfe schaffen. Manchmal nimmt man auf Anraten anderer auch eine eingerollte Fetalhaltung ein. Auch das belastet die Bandscheiben und trägt dazu bei, dass sie empfindlich bleiben. Besser sind Schlafhaltungen, in denen die Wirbelsäule ihre natürliche Doppel-S-Krümmung beibehält.

7. ***Werden die Schmerzen im Tagesverlauf stärker?*** Ein solches Schmerzmuster zeigt an, dass der Rücken auf zunehmende Belastung irgendwann mit Schmerzen reagiert. Wenn die Belastung danach nicht abnimmt, werden die Schmerzen stärker. Ein Mensch kann Belastungen nur bis zu einem bestimmten Punkt aushalten. Schmerzen, die im Laufe des Tages stärker werden, deuten darauf hin, dass jemand nicht genug Rücksicht auf die Wirbelsäule nimmt. Hier wird eine Strategie benötigt, die rückenschonende Bewegungsmuster mit Ruhepausen verknüpft, um die schmerzfreien Intervalle auszuweiten. Ähnlich wie beim sportlichen Intervalltraining, welches das tolerierbare

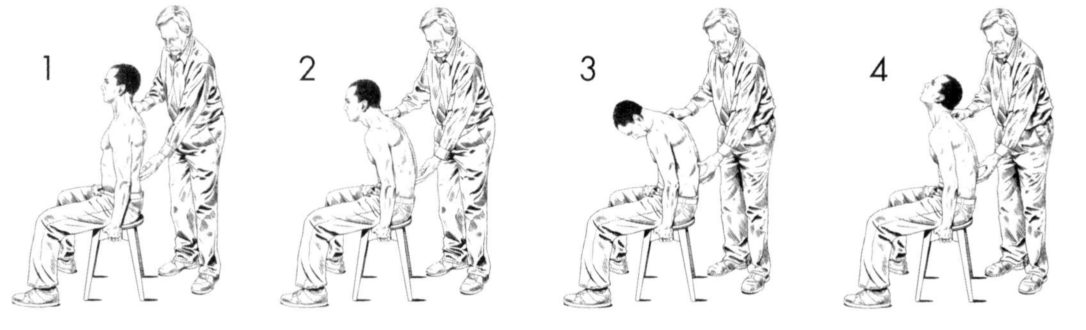

Test 1: (1) Im Sitzen sanft aufrichten. Dabei steigt die Kompression im Rücken. (2) Die Wirbelsäule beugen und die Aufrichtung wiederholen. Verändert sich die Schmerzempfindlichkeit? (3) Die eingesunkene Haltung beibehalten und den Hals beugen, damit die Spinalnerven sich anspannen. Das Aufrichten wiederholen. (4) Den Hals nach hinten recken, damit die Anspannung nachlässt, und wiederholen. Am Ende die gesamte Übung in aufrechter Haltung wiederholen. Was macht den Schmerz schlimmer, was lindert ihn?

Trainingspensum erhöht, benötigen Rückenschmerzpatienten zwischen Belastungen Erholungsphasen und Ruhe. Hierzu erhalten Sie später genauere Übungsvorschläge, die den Rücken entlasten.

8. ***Sitzt der Schmerz eher im mittleren Rücken?*** Dann überprüfen Sie bitte zunächst Standardabläufe, als würde Ihnen jemand sagen: »Aufrecht sitzen!«, wenn Sie in sich zusammengesunken waren. Dieser einfache Test zeigt, ob Sie am Übergang zwischen Brust- und Lendenwirbelsäule abknicken und die schmerzende Stelle dadurch belasten. (Der genaue Testverlauf wird später noch erläutert.) Auch dagegen helfen bestimmte Übungen.

9. ***Strahlen Ihre Rückenschmerzen auch in Gesäß, Beine und Füße aus?*** Solche Schmerzen beruhen fast immer auf einer eingeklemmten Nervenwurzel in der Lendenwirbelsäule, die bei bestimmten Aktivitäten stärker gereizt wird. Hierzu zählen Fehlhaltungen wie eine Wirbelsäulenkrümmung, bei der eine Bandscheibenvorwölbung oder ein Bandscheibenvorfall stärker wird und auf den Nerv drückt. Auch Arthritis kann dahinterstecken, wenn die Knötchen bei direkter Kompression oder Bewegungen die Nervenwurzel irritieren. Auch hier können achtsamere Bewegungen den Schmerz lindern oder abschalten.

10. ***Werden die Schmerzen durch flottes Gehen schlimmer, oder lassen sie nach?*** Bei einem Bandscheibenvorfall werden Schmerzen im unteren Rücken beim gemächlichen Spazierengehen oder beim Schaufensterbummel schlimmer. Beim schnellen Gehen hingegen (»Power-Walking«), bei dem die Arme aus der Schulter heraus ins Schwingen geraten, lassen die Schmerzen nach, weil die Schmerzmechanismen nun therapeutisch wirken. Menschen mit einer Wirbelkanalstenose hingegen werden feststellen, dass schnelles Gehen den Rücken noch mehr belastet und die Schmerzen dabei mit der Zeit schlimmer werden. Hier hilft eine Gangkorrektur, bei der man lernt, rückenschonender zu laufen, in Kombination mit Ruhepausen. Mehr dazu in Kapitel 10.

Schritt 2: Listen auswerten

Vergleichen Sie nun die anfangs erstellten Listen mit Ihren Antworten auf die zentralen Fragen. Oft finden sich Parallelen. Passen die schmerzhaften Verhaltensweisen aus der ersten Liste zu den Antworten auf die Fragen? Sind schmerzhafte Tätigkeiten immer mit bestimmten Haltungen, Bewegungen oder Belastungen verbunden? Gibt es Gemeinsamkeiten bei den schmerzfreien Aktivitäten, zum Beispiel das Gehen.

Im nächsten Schritt bestimmen wir die Schmerzauslöser noch genauer.

Schritt 3: Schmerzprovokation und -linderung zur gezielten Diagnostik

Hier finden Sie Tests, mit denen man Schmerzauslöser ermittelt und alternative, schmerzfreie Strategien entwickelt. Bitte beachten Sie, dass es um eine gezielt ausgelöste Verschlimmerung der Schmerzen oder Beschwerden geht. So kann der Auslöser exakt bestimmt werden. Die drei wichtigsten Auslöser, die wir unter die Lupe nehmen, sind Haltungen, Lasten und Bewegungen. Danach wird geprüft, wie man die Auslöser meiden und die schmerzenden Gewebebereiche desensibilisieren kann.

Haltungen, die eine schmerzhafte Kompression auslösen

Die vorgestellten Tests erzeugen eine minimale Kompressionsbelastung der Wirbelsäule, mit deren Hilfe man die individuell problematische Haltung sucht.

1. Sie sitzen auf einem Hocker oder Stuhl. Umfassen Sie mit beiden Händen seitlich die Sitzfläche (Test 1, siehe Illustrationen auf Seite 53). Richten Sie sich auf, bis die Wirbelsäule ihre neutrale, natürliche Haltung erreicht. Ziehen Sie mit beiden Händen nach oben, um die Wirbelsäule zusammenzudrücken. Tut das weh? Schreiben Sie Ihr Ergebnis auf. Wiederholen Sie das Ziehen jetzt in eingesunkener, schlaffer Haltung. Schreiben Sie auf, was Sie bezüglich Ihrer Schmerzen beobachten. Zum Schluss wiederholen Sie den Test mit gestreckter (oder »zurückgebogener«) Wirbelsäule. Schreiben Sie wieder die Ergebnisse auf. Wenn die aufrechte Haltung schmerzhaft war, stammen die Schmerzen von einer Kompression der Wirbelsäule. Bei Schmerzen in zusammengesunkener Haltung ist die Beugehaltung der Auslöser. Wenn Sie aufrecht keine Schmerzen haben, nur bei der Streckung, ist die Wirbelsäulenextension der Hauptauslöser. Schmerzen, die beim Zusammensinken auftreten, nicht aber in aufrechter Haltung, beruhen auf der Flexion (Beugung). Der Schmerz ist haltungsabhängig.

Welche Wirbelsäulenhaltung schmerzt am meisten?

Welche Wirbelsäulenhaltung bereitet am wenigsten Schmerzen?

Prüfen Sie nun in jeder der drei Grundhaltungen die Beugung (Position 3) und Streckung (Position 4) der Halswirbelsäule.

Nehmen die Rückenschmerzen in Position 3 zu?

Nehmen die Rückenschmerzen in Position 4 zu?

Wenn die Schmerzen in Position 3 schlimmer sind als in Position 4, deutet dies auf Anspannungsschmerzen hin, die wahrscheinlich auf einen Bandscheibenvorfall, eventuell auch auf arthritische Veränderungen zurückgehen. Wenn Position 4 schmerzhafter ist, besteht eine seltene Form von Nervenschmerzen, die vermutlich durch einen Bandscheibenvorfall entstehen, der einen Nerv »unterhakt«. Sie brauchen einen Arzt, der sich mit solchen Schmerzbildern gut auskennt. Wenn die Übungsfolge mit gestreckter Wirbelsäule noch mehr Schmerzen bereitet, sind weitere Tests erforderlich.

Wer die schmerzhafte Bewegung aus seinem Alltagsrepertoire streicht, beseitigt die Schmerzursache. Man sollte zudem darauf achten, dem Rücken nichts zusätzlich aufzubürden, wenn man die problematischen Haltungen doch einmal braucht. Manche Rückenschmerzpatienten werden feststellen, dass ihre Schmerzen von Flexion und Extension (Beugen und Strecken) stammen – in diesem Fall bleibt nur die neutrale Haltung schmerzfrei. Sie müssen diese Haltung möglichst während der gesamten Rekonvaleszenzphase beibehalten. Um dies zu erreichen, sollten Beugebewegungen immer rückenschonend aus der Hüfte heraus erfolgen. Die genauen Bewegungsabläufe sind in Kapitel 8 erläutert.

2. Stehen Sie auf, und stellen Sie sich auf die Zehenspitzen. Senken Sie den Körper sanft auf die Fersen ab. Die dabei entstehende Kompression auf die Wirbelsäule beträgt etwa das 1,5-Fache des eigenen Körpergewichts. Ist das schmerzhaft oder unangenehm? Schreiben Sie das Ergebnis auf. Wiederholen Sie das Absenken mit gebeugtem Hals (Kinn in Richtung Brust). Wenn das Absenken jetzt Schmerzen auslöst, wiederholen Sie es ein drittes Mal, aber diesmal mit dem Kopf im Nacken (Blick zur Decke), also in Extensionshaltung. Wenn der Schmerz in der vorge-

neigten Haltung am stärksten ist, in der Extension hingegen nachlässt, liegt eine Nervenbeteiligung vor, die von der Halshaltung abhängig ist. Der Körper zeigt also an, dass irgendwo im Rücken ein Nerv eingeklemmt ist. Wenn Sie nach oben blicken, lässt der Schmerz nach. In diesem Fall empfehle ich natürlich nicht, dass Sie Ihr Leben lang Löcher in die Luft starren sollen. Sie wissen jedoch, dass ein vorgebeugter Hals ein Schmerzauslöser ist. Erleichtern Sie sich den Alltag, indem Sie den Bürostuhl tiefer stellen, bis die Augen besser auf Bildschirmhöhe sind. Oder Sie schneiden Ihr Gemüse auf einer höheren Arbeitsfläche, damit Sie den Schmerzen beim Kochen entgehen. Außerdem sollten Sie keine Dehnübungen machen und den Spielraum Ihrer Gelenke nicht bis ins Letzte ausreizen. Lassen Sie die Nerven zur Ruhe kommen!

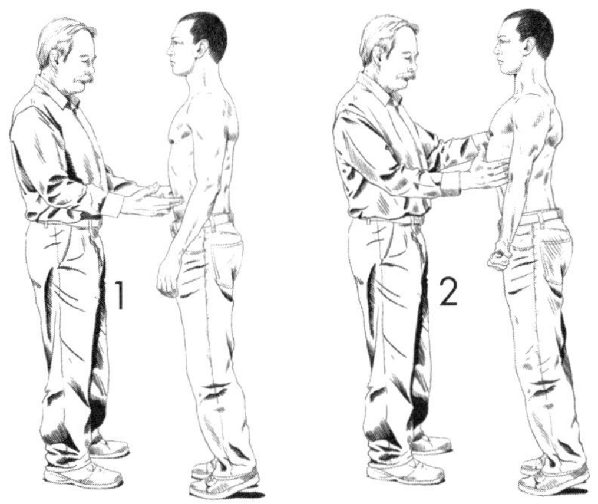

Test 2: Das Absenken auf die Fersen lotet aus, ob dynamische Belastung Schmerzen erzeugt und ob die Belastung durch Haltung und Muskelspannung beeinflusst wird. Führen Sie das Absenken erst langsam und ganz entspannt durch, dann mit angespannten Bauchmuskeln (1). Falls der Schmerz dabei nachlässt, haben Sie eine Position für belastende Aufgaben gefunden. Wenn der Schmerz zunimmt, ist Belastung unter Bauchmuskelbeteiligung zumindest vorerst nichts für Sie. Wiederholen Sie nun das Absenken mit entspannten Bauchmuskeln, aber angespannten Brust- und Rückenmuskeln (M. pectoralis und M. latissimus), indem Sie die Schultern bewusst nach hinten und unten ziehen (2). Lassen die Schmerzen jetzt nach? Notieren Sie das Ergebnis.

Welche Strategie aus Test 2 ist am schmerzhaftesten?

____

Welche Strategie aus Test 2 ist am wenigstens schmerzhaft?

____

Wenn Sie Schmerzen hatten, wird der Test wiederholt, um zu prüfen, ob Sie die Schmerzempfindlichkeit verringern können. Nehmen Sie dabei die Halsposition ein, die den Schmerz auslöst, aber probieren Sie aus, ob das Absenken der Fersen mit einem leichtem Anspannen der Bauchmuskeln den Schmerz lindern kann. Wenn ja, ist die Aktivierung der Bauchmuskeln bei Ihnen hilfreich gegen Rückenschmerzen. So können Sie Ihren Rücken bei Belastungen gezielt unterstützen. Wird der Schmerz hingegen schlimmer, so setzt die Bauchmuskelspannung die Wirbelsäule zusätzlich unter Druck. Probieren Sie es stattdessen mit Schulterspannung: Verlagern Sie die Schultern mithilfe der Brust- und Rückenmuskulatur nach hinten unten – weg von den Ohren. Wiederholen Sie das Absenken der Fersen. Lassen die Schmerzen nun nach? Dann kennen Sie jetzt ein Bewegungsmuster, mit dem Sie leichter schmerzfrei Belastungen standhalten können.

Machen Sie sich bitte bewusst, dass alle Techniken, mit denen Sie vorerst Schmerzen vermeiden und die schmerzfreien Abschnitte verlängern, dazu führen, dass die Schmerzempfindlichkeit allmählich zurückgeht. Irgendwann können Sie dann auch wieder das tun, was vorher Rückenschmerzen ausgelöst hat.

Was lindert den Schmerz?

____

Bauchmuskeln anspannen?

____

Mehr Brust- und Schulterspannung?

____

Schmerzlindernde Haltungen:

Die nachfolgenden Tests dienen der Suche nach Wohlfühlhaltungen, mit denen Sie schneller wieder gesund werden.

Den nächsten Test sollten Sie zu einem Zeitpunkt durchführen, an dem Sie Schmerzen haben. Merken Sie sich, wie stark die Schmerzen im Stehen sind. Das ist der Ausgangspunkt. Legen Sie sich jetzt auf dem Boden auf den Bauch. Ist das angenehm? Wenn nicht, versuchen Sie, sich in dieser Haltung etwa eine halbe Minute zu entspannen. Wenn die Schmerzen anhalten oder schlimmer werden, kommen Sie hier nicht weiter, gehen Sie zum nächsten Test über. Wenn die Schmerzen jedoch in Bauchlage nachlassen, sollten Sie diese Position drei Minuten beibehalten. Danach stehen Sie auf, ohne dabei die Wirbelsäule zu beugen. Dazu müssen Sie sich erst auf Hände und Knie hochstützen und dann aus der Hüfte aufstehen wie bei einer Kniebeuge. Ist der Schmerz nun auch im Stehen geringer? Wenn ja, steckt höchstwahrscheinlich ein Bandscheibenvorfall dahinter. Durch das Liegen hat der Druck etwas nachgelassen; deshalb gehen die Schmerzen zurück. Unabhängig von der Schmerzquelle wissen Sie jetzt, dass Beugung die Schmerzen auslöst und sanfte, unbelastete Extension sie lindert.

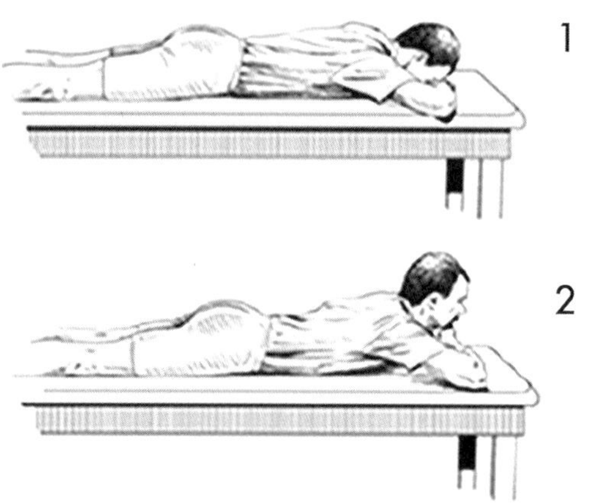

Test 3: Bauchlage. Liegen Sie drei Minuten auf dem Boden (wenn der Schmerz zunimmt, bitte nach 30 Sekunden abbrechen). Wenn Position 1 Linderung bringt, probieren Sie Position 2. Wird es besser oder schlechter? Verharren Sie in der am wenigsten schmerzhaften Position.

Lassen die Schmerzen in Bauchlage nach und bleibt dies so, wenn Sie wieder stehen? ________ (Wenn ja, können Sie bei Bedarf oder nach »Übertreibungen« diese Position einnehmen.)

Wenn Sie in der hier beschriebenen Bauchlage Schmerzen haben, könnten diese von Streckhaltungen herrühren (Extension). Auch hier können wir Schonhaltungen finden. Stellen Sie sich aufrecht hin, und gehen Sie im Lendenwirbelbereich ins Hohlkreuz. Werden die Schmerzen schlimmer? Wenn ja, wiederholen Sie die Übung, und drehen Sie sich dabei erst zu einen Seite, dann zur anderen. Wenn in der gestreckten Haltung mit Drehung mehr Schmerzen auftreten, stellen Sie sich auf das Bein, auf dessen Seite die Schmerzen sitzen. Richten Sie sich auf, als wollten Sie losmarschieren, und wiederholen Sie die schmerzhafte Streckung. Lässt der Schmerz jetzt nach? Wenn ja, wissen Sie nun, dass Ihnen in der Extension mehr Anspannung am Becken und an der Wirbelsäule hilft. Ihre Wirbelsäule sollte immer möglichst neutral bleiben, weder gebeugt noch gestreckt.

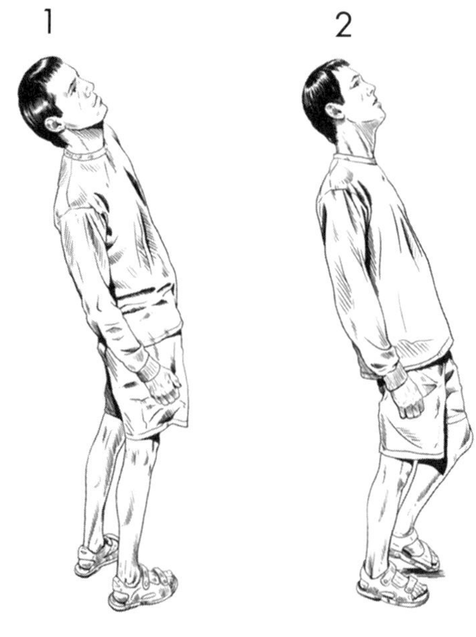

Test 4: Extension im Stehen. Stellen Sie sich auf beide Füße (1). Tut es weh, wenn Sie sich zur Seite recken? Wenn ja, verlagern Sie bitte das Gewicht auf den Fuß der schmerzenden Seite und heben Sie den anderen an (2). Ändert sich der Schmerz?

3. Für den nächsten Test stützen Sie sich mit den Unterarmen an einer Wand ab. So entsteht ein risikoarmer Sicherheitsbereich, in dem man verschiedene Haltungen ausprobieren kann. Gehen Sie langsam Flexion und Extension durch, erst am unteren Rücken, dann im Hüftbereich. Im Idealfall finden Sie eine schmerzlindernde Haltung für Hüften und Wirbelsäule. Diese schmerzarme Haltung suchen Sie dann auch im neutralen Stand und nutzen sie dann im Alltag. Streben Sie beim Autofahren oder beim Ausführen Ihres Hundes vorläufig die Haltung an, die sich als schmerzlindernd erwiesen hat.

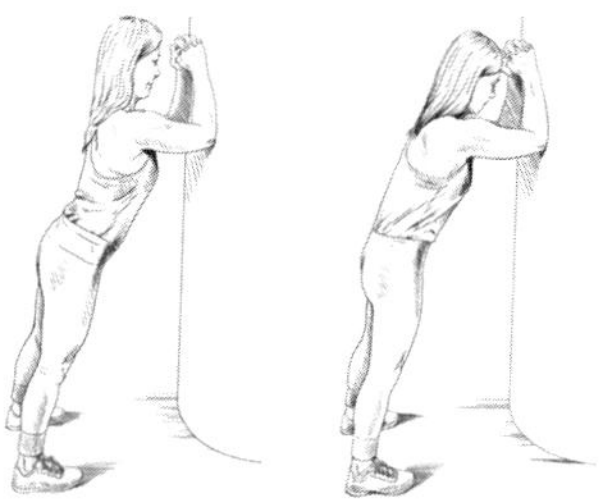

Test 5: Unterarmstütz an der Wand (Lendenwirbelsäule beugen und strecken). Suchen Sie die Position, die den Schmerz auslöst, und diejenige, die am angenehmsten ist.

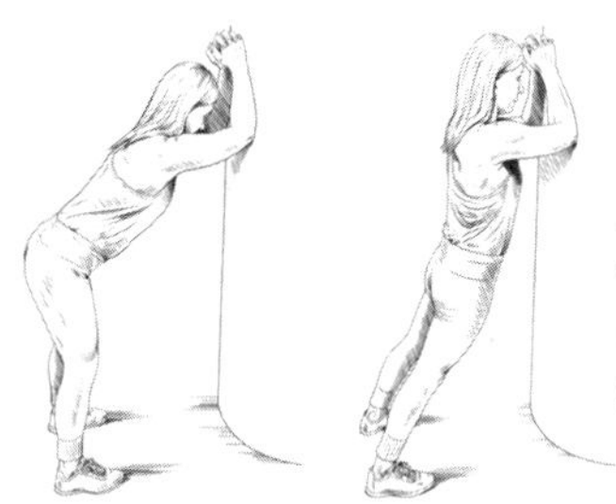

Hüfte beugen und strecken. Danach den gleichen Test mit Hüftbewegungen ausführen.

Schreiben Sie auf, welche Kombination aus Hüft- und Wirbelsäulenhaltung die Schmerzen am meisten lindert.

____

____

Schmerzhafte Belastungen:

Die nächste Übung soll ermitteln, ob Ihre Wirbelsäule auf Krafteinwirkung mit Schmerzen reagiert.

1. Halten Sie eine 2-kg-Hantel mit beiden Händen auf Gürtelhöhe. Sie stehen aufrecht in Ihrer schmerzfreien Haltung, in der Regel ist das die neutrale oder eine leicht davon abweichende Position. Schreiben Sie auf, ob Sie Schmerzen haben. Wenn nicht, strecken Sie die Arme mit dem Gewicht nach vorne. Tut es jetzt weh? Wenn ja, kann Ihr Rücken momentan schlecht mit Belastungen umgehen. Sie sollten im Alltag daher vorläufig jede unnötige Belastung vermeiden. Lassen Sie sich beim Ausladen der Einkäufe helfen und verschieben Sie Gartenarbeiten und ähnliche Aktivitäten auf gesündere Zeiten. Bei geringeren Belastungen können Sie sich helfen, indem Sie das »Bauchmuskelkorsett« miteinbeziehen (siehe Kapitel 7): Spannen Sie Ihr Zentrum (Core) an, und achten Sie auf eine gute Rückenhaltung.

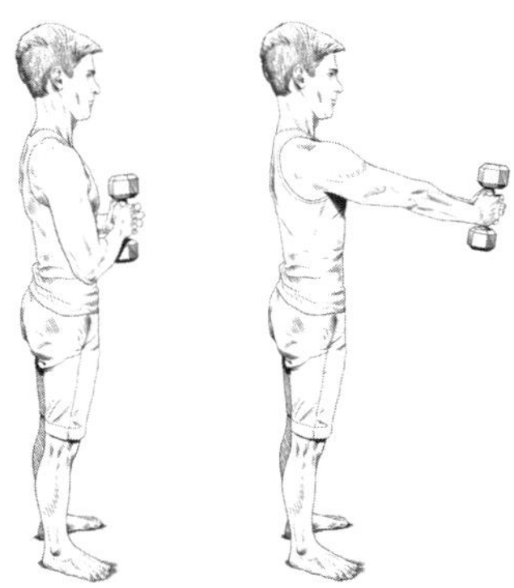

Test 6: Erhöht ein Gewicht (2 kg) vor dem Bauch den Schmerz? Achten Sie bei diesem Test darauf, ob eine neutrale Wirbelsäulenhaltung hilfreich ist. Probieren Sie es danach mit Bauchmuskelspannung – hilft das?

Verursacht ein Gewicht vor dem Bauch Schmerzen, wenn die Wirbelsäule zunächst eine schmerzfreie Haltung einnimmt?

____

Lässt sich dies durch Bauchmuskelspannung lindern?

____

Schmerzhafte Bewegungen:

Lassen Sie uns ein sehr verbreitetes Bewegungsmuster ansehen, das Schmerzen auslösen kann und sich eventuell beeinflussen lässt.

Wenn Sie bereits festgestellt haben, dass Ihre Wirbelsäule belastungsintolerant ist, sollten Sie diesen Test weglassen. Ansonsten legen Sie eine Stange oder ein Gewicht über die Schultern. Kippen Sie nun das Becken erst nach vorn, dann nach hinten. Haben Sie dabei Schmerzen? Dann ist die Bewegung der Lendenwirbelsäule bei Ihnen ein Schmerzauslöser. Beachten Sie unbedingt die Anweisungen im nächsten Teil, in denen Sie lernen, wie man statt der Wirbelsäule die Hüfte beugt. Damit konnten schon viele Sportler ihre Leistungsfähigkeit erhalten – das schaffen auch Sie. Tut es Ihnen weh, wenn Sie sich nur in eine der beiden Richtungen bewegen? Wenn ja, schreiben Sie diese Beobachtung auf, und passen Sie Ihre Bewegungsabläufe entsprechend an. Bei einer bewegungsintoleranten Wirbelsäule geht es vor allem um die Stabilisierung des Rückens und die Konzentration der Bewegungen auf die großen Körpergelenke (Schulter- und Hüftgelenke).

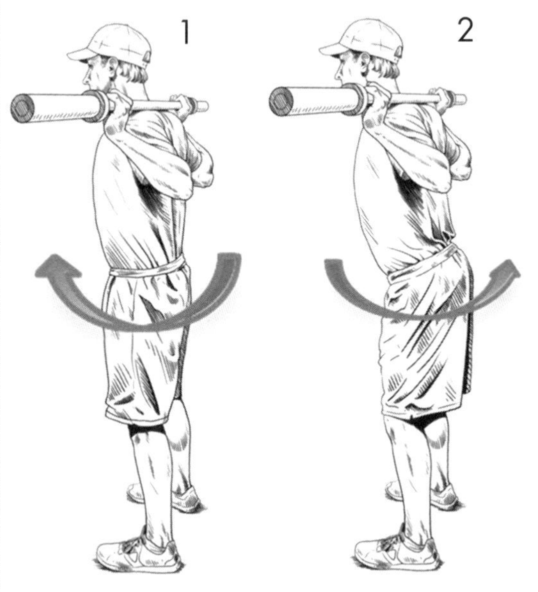

Prüfung der Beckenbeweglichkeit und der Bewegungstoleranz im Lendenwirbelbereich: Legen Sie etwas über die Schultern, zum Beispiel eine Hantelstange ohne Gewichte. Kippen Sie das Becken langsam nach vorne und hinten. Das bewegt die Lendenwirbelsäule. Werden so Symptome ausgelöst oder verschlimmert?

Was verstärkt den Schmerz: Beugung oder Streckung?

Haltung und Bewegung prüfen:

Die Grundlagen der Rückendiagnose haben wir inzwischen behandelt. Inzwischen müssten Sie eine gewisse Vorstellung davon haben, was Ihre Schmerzen hervorruft. Gehen wir nun noch etwas mehr ins Detail.

1. Prüfung der Haltung im Stehen. Eine aufrechte Haltung, in der man weder das Kinn nach oben hebt noch die Schultern nach vorne hängen lässt, kann den Rücken zumeist entlasten. Mit einem raschen Test können wir prüfen, ob diese Muskeln aufgrund einer schlechten Haltung ständig Überstunden leisten müssen und so nie zur Ruhe kommen. Solche muskelbedingten Rückenschmerzen kann man durch Haltungskorrektur vermeiden. Hier bekommen Sie einen ersten Eindruck.

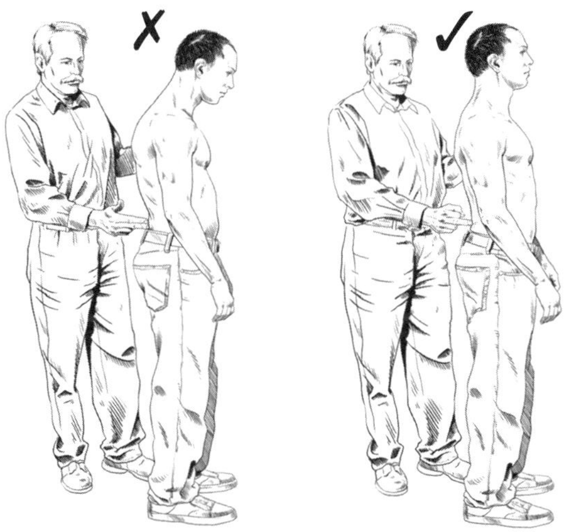

Test 8: Stehen Sie entspannt? Versuchen Sie im Stehen den unteren Rücken zu entlasten. Tasten Sie selbst: Ist die Lendenmuskulatur verspannt und hart? Wenn ja, richten Sie sich etwas auf, dann geben diese Muskeln nach. Was mussten Sie tun, um diese Haltung zu erreichen? Heben Sie nun das Kinn – spüren Sie, wie die Rückenmuskeln aktiv werden? Oder lassen Sie die Schultern nach vorne sacken – auch hier spannen sich die Rückenmuskeln an. Das Ziel ist ein aufrechter Stand, in dem diese Muskeln möglichst wenig zu tun haben. Sie sollen sich nicht verkrampfen.

Was mussten Sie tun, um die Lendenmuskulatur zu entspannen?

____

Bei meinen Tests nehme ich mir jetzt normalerweise die Bewegungsabläufe vor. Dabei geht es um bestimmte Algorhythmen, mit denen ich bei fehlerhaften Bewegungen immer tiefer ins Detail gehe. Anstatt hier nun jeden Fehler durchzugehen, was nur bei besonders schwierigen Fällen erforderlich ist, möchte ich Sie in Teil 3 lieber in die optimale Bewegungsmechanik einführen. Saubere Bewegungsabläufe sind für den Rücken sehr wichtig.

Um dieses Kapitel abzuschließen und den Schlüssel zu Ihren Schmerzen zu finden, sollten Sie jetzt innehalten und die bisher identifizierten Schmerzauslöser mit bestimmten Bewegungsmustern verbinden. Haben Sie zum Beispiel Schmerzen beim Zähneputzen? Liegt das daran, dass Sie dabei die Wirbelsäule beugen? Dann brauchen Sie beim Zähneputzen eine andere Haltung. Wie müssen Sie die Muskeln anspannen, damit der Schmerz abnimmt oder aufhört? Wenn Sie den nächsten Teil dieses Buches durcharbeiten, lernen Sie, wie man Schmerzauslöser meidet. Achten Sie insbesondere auf eine schmerzfreie, belastungsverträgliche Haltung.

Hinweis: Wenn Sie Ihre Schmerzauslöser bisher nicht gefunden haben, gebe ich in diesem Kapitel noch Hinweise zum nächsten Arztbesuch.

Schritt 4: Die Persönlichkeit einbeziehen

Wir hatten bereits kurz angesprochen, dass die Persönlichkeit bei Rückenschmerzen die Erfolgsaussichten beeinflussen kann. Darauf sollten wir noch einmal näher eingehen. Bitte seien Sie ehrlich zu sich selbst. Tendieren Sie mehr zu Typ A oder zu Typ B? Unter Typ-A-Persönlichkeiten versteht man anspruchsvolle, pflichtbewusste Menschen, die darauf achten, ihre tagtäglichen Vorhaben vollständig zu erfüllen. Solche Menschen haben einen starken Antrieb und beißen im Zweifelsfall die Zähne zusammen. Wenn ich einem Typ-A-Patienten eine Übung mit acht Wiederholungen auftrage, macht er doppelt so viele und wundert sich, dass es einfach nicht besser wird. Das sind die Leute, die keinen Tag im Studio verpassen wollen, weil schon ein Tag ohne Aerobic ihre Fitness beeinträchtigt. Kennen Sie das? Dann gestatten Sie sich bitte, etwas kürzerzutreten. Wenn Sie ständig an

Ihre Grenzen gehen, können Sie nicht gesund werden. Streichen Sie zunächst Ihre persönlichen Schmerzauslöser. Danach können Sie mithilfe allmählich wieder neue Sporttoleranz aufbauen.

Eine Typ-B-Persönlichkeit, die alles ein wenig entspannter angeht, hört meine Verordnung (zum Beispiel »Acht Wiederholungen pro Tag«) und findet sofort eine Ausrede, warum vier Wiederholungen bei ihr auch reichen. Wenn Ihnen das bekannt vorkommt, müssen Sie sich am Riemen reißen. Sie wollen ernsthaft Ihre Schmerzen loswerden? Dann müssen Sie auch ernsthaft etwas dagegen unternehmen. Befolgen Sie sorgfältig jeden Schritt Ihrer Verordnung, damit Sie langfristig erfolgreich und schmerzfrei bleiben.

Beides sind Extrembeispiele, doch sie sind gleichermaßen problematisch. Typ-A-Persönlichkeiten gönnen dem Rücken keine Pause und werden ihre Schmerzen einfach nicht los. Typ-B-Persönlichkeiten erreichen nicht die Grundfitness, die für Haltungskontrolle und schmerzfreie Belastung erforderlich ist. Wenn Sie in eine dieser beiden Gruppen fallen, sollten Sie sich bewusst um die goldene Mitte bemühen.

Schritt 5: Schmerzmuster erkennen und richtig gegensteuern

Je nach Schmerzmuster lassen sich Rückenschmerzen in verschiedene Kategorien einteilen. Was der einen Patientengruppe hilft, kann anderen schaden. Bei korrekter Durchführung profitieren praktisch alle von den »Goldenen Drei« sowie von konsequenter Beachtung der Rückenmechanik und Intervall-Walking. Diese Grundbausteine bilden das Kernstück dieses Buches. Darüber hinaus haben die unterschiedlichen Kategorien jeweils spezifische Merkmale, für die bestimmte Grundregeln gelten. Einige der folgenden Empfehlungen wurden bisher nicht näher erläutert; dazu kommen wir noch.

Schmerzen beim Beugen der Wirbelsäule

Beobachtungen: Sie sitzen in eingesunkener Haltung, Bücken und Gartenarbeit oder Schuhebinden verschlimmern die Schmerzen.

Wahrscheinliche Ursache: Relativ sicher handelt es sich um einen Bandscheibenvorfall.

Schmerzlinderung: In Bauchlage ausstrecken und den unteren Rücken bei jedem Atemzug zum Boden absinken lassen.

Aktiv gegensteuern: Bei allen Beugebewegungen Knie und Hüfte beteiligen. Im Alltag die Rückenmechanik beachten (siehe Kapitel 8). Die »Goldenen Drei« üben.

Bitte vermeiden: Beim Vorbeugen nie die Wirbelsäule biegen, sondern das Hüftscharnier nutzen. Nicht zu lange in einer Position bleiben, egal, ob Sitzen oder Stehen.

Schmerzen bei dynamischer Belastung

Beobachtungen: Schmerzen beim Treppensteigen und beim Gehen auf unebenem Untergrund.

Wahrscheinliche Ursache: Kompressionsverletzung der Wirbelendplatte.

Schmerzlinderung: Legen Sie sich auf den Bauch.

Aktiv gegensteuern: Bauchmuskulatur oder Schultermuskulatur gerade eben so weit anspannen, dass der Schmerz nachlässt. Nicht verspannen!

Bitte vermeiden: Stärkere dynamische Belastung (zum Beispiel Joggen oder Rennen) vermeiden. Setzen Sie sich im Sitzen oder Stehen keinen starken Vibrationen aus (zum Beispiel Baggerfahren).

Schmerzen beim Halsbeugen

Beobachtungen: Schmerzen in Rücken, Gesäß oder Beinen nehmen zu, wenn der Hals gebeugt wird und damit die Anspannung entlang des Rückenmarks steigt.

Wahrscheinliche Ursache: Erhöhte Empfindlichkeit der Nervenwurzeln, die aus dem Rückenmark austreten, gegenüber mechanischer Irritation. Manchmal lassen ausstrahlende Schmerzen beim Halsbeugen auch nach – das ist meist ein Hinweis, dass ein Bandscheibenvorfall eine Nervenwurzel von unten her unter Druck setzt.

Schmerzlinderung: Eine passende Halshaltung finden.

Aktiv gegensteuern: Die Bandscheibe in Bauchlage etwas zurückrutschen lassen. Nach Beginn einer Physiotherapie mit rückenschonenden Übungen kommen Nervengleitübungen in Betracht.

Bitte vermeiden: Dehnübungen weglassen!

Schmerzen bei Kompression

Beobachtungen: Schmerzen, wenn man zum Beispiel ein Gewicht vor den Körper hält oder das Fenster öffnet.

Wahrscheinliche Ursache: Möglicherweise Kompressionsschäden an Wirbeln oder Bandscheiben.

Schmerzlinderung: Wirbelsäulengerechte Bewegungsabläufe könnten helfen.

Aktiv gegensteuern: Durch Beachtung der Rückenmechanik die Belastung verringern. Ziehen Sie eine »virtuelle Operation« in Betracht (siehe Kapitel 3).

Bitte vermeiden: Nach vorne zu greifen.

Episodisch auftretende Rückenschmerzen

Beobachtungen: Schmerzfreie Zeiträume wechseln sich mit oft extrem schmerzhaften Phasen ab.

Wahrscheinliche Ursache: Sehr wahrscheinlich ein Bandscheibenvorfall oder -einbruch, der auf einen Nerv drückt. Die Schmerzen können über den Rücken, ins Gesäß, in die Leistengegend und die Beine ausstrahlen.

Schmerzlinderung: Bestimmte Körperhaltungen lindern den Schmerz oder lösen ihn aus. Machen Sie sich den Ursprung der Schmerzen bewusst, und meiden Sie dann alles, was sie auslöst.

Aktiv gegensteuern: Schmerzauslöser identifizieren und meiden. Was hat den Anfall ausgelöst? Gartenarbeit, Niesen oder Schreibtischarbeit? Verändern Sie Ihre Haltung bei der auslösenden Tätigkeit.

Bitte vermeiden: Die schmerzauslösende Haltung.

Schmerzen ab einer bestimmten Distanz

Beobachtungen: Anfangs ist das Gehen kein Problem, aber bald melden sich Schmerzen.

Wahrscheinliche Ursache: Hierbei handelt es sich um ein typisches Schmerzbild bei älteren Menschen und bei Arthritis. Bei Jüngeren steckt oft ein Gelenk dahinter, zum Beispiel das Iliosakralgelenk oder ein Facettengelenk. In jedem Fall werden Nerven durch eine kumulative Belastung der Bandscheibe oder der entzündeten Gelenke lokal gereizt. Diese Signale können auch in den Beinen spürbar sein.

Schmerzlinderung: Eine schmerzlindernde Haltung finden, meist im Sitzen oder Liegen. Wiederholte Rückenbewegungen vermeiden.

Aktiv gegensteuern: Intervallgehtraining mit tolerierbaren Abschnitten. Nach jedem Abschnitt Schonhaltung einnehmen. Damit ist die Gehstrecke leichter zu bewältigen, und die Genesung wird unterstützt.

Bitte vermeiden: Die Gehstrecke darf nicht so lang sein, dass Schmerzen einsetzen. Rechtzeitig Pause machen.

Logbuch führen: Mit einem Logbuch (Schmerztagebuch) können Sie bei episodisch auftretenden Schmerzen den Auslösern auf die Spur kommen. Schreiben Sie jeden Tag auf, wie es Ihrem Rücken geht, aber auch, was Sie wie lange, wie intensiv und mit welcher Belastung getan haben. Wie viel Ruhe haben Sie sich gegönnt, ob im Sessel oder im Liegen? Welche Haltung haben Sie eingenommen? Haben Sie ein Keilkissen benutzt oder die Lendenwirbelsäule abgestützt? Je mehr Details, desto besser. Nach vier bis fünf Schmerztagen gehen Sie Ihre Aufzeichnungen noch einmal durch. Was fällt Ihnen auf? Wie hängen die Schmerztage zusammen? Achten Sie dabei auf den Vortag oder die zwei Vortage vor der Schmerzattacke. Haben Sie etwas Besonderes getan (oder länger getan als sonst)?

Schmerzen beim Rückwärtsneigen oder beim Drehen

Beobachtungen: Rückenschmerzen, die durch Rückwärtsneigen und Drehbewegungen ausgelöst werden. Meist Verschlimmerung beim Drehen in der gereckten Haltung. Wenn der Schmerz beim Stehen auf einem Bein nachlässt, ist eine Instabilität beteiligt.

Wahrscheinliche Ursache: In der Regel eine Kombination aus geschädigter Bandscheibe und Facettengelenk.

Schmerzlinderung: Schmerzauslösende Extensions- und Drehbewegungen meiden.

Aktiv gegensteuern: Nutzen Sie das Hüftscharnier.und lernen Sie schmerzfreie Bewegungsabläufe zu nutzen.

Bitte vermeiden: Schmerzhafte Haltungen.

Schmerzen bei bestimmten Übungen

Beobachtungen: Zum Beispiel Schmerzen bei Hackenschmidt-Kniebeuge oder Kreuzheben.

Wahrscheinliche Ursache: Überlastung bestimmter Gewebeformen durch fehlerhafte Mechanik, zu viel Gewicht oder zu hohes Trainingsvolumen.

Schmerzlinderung: Die Übung lassen oder anpassen.

Aktiv gegensteuern: Den Schmerzauslöser identifizieren und sein lassen. Das Trainingsvolumen absenken. Kraftsportler senken die Last und konzentrieren sich auf gesunde Bewegungen mit lupenreiner Technik.

Bitte vermeiden: Bewegungen, die Schmerzen auslösen.

Schritt 6: Was tun bei unklaren Ergebnissen?

Bei der überwiegenden Mehrheit aller Rückenschmerzpatienten kann die bisher dargestellte Vorgehensweise die individuellen Schmerzauslöser sehr klar herausarbeiten. Dabei sollten Sie insbesondere beachten, dass das »Etikett« weniger wichtig ist als die Erkenntnis, welche Haltungen, Belastungen und Bewegungen die Schmerzen verschlimmern. Dennoch bleibt stets ein kleiner Prozentsatz Betroffener, die nach der Selbstdiagnose unklare Ergebnisse aufweisen. Sie stellen vielleicht fest, dass alles gleichermaßen wehtut oder dass ihre Symptome durch die Provokationstests nicht auslösbar sind. Darüber hinaus gibt es einige Fälle, bei denen die verschiedenen Selbsttests so unterschiedlich ausfallen, dass sie keinen persönlichen Schmerzauslöser erkennen lassen.

Der folgende Vorschlag richtet sich besonders an Menschen, die mal mehr, mal weniger schmerzhafte Tage haben. Die gute Nachricht ist: Es gibt gute Tage. Die schlechte Nachricht lautet: Sie wissen (noch) nicht, wie sie sich mehr gute Tage verschaffen können. Wenn Sie zu diesen Menschen gehören, benötigen Sie ein Logbuch, um die Schmerzursache zu finden.

Es gibt Menschen, die selbst selbst über das Logbuch nicht weiterkommen. Diesen Betroffenen rate ich dazu, einen renommierten Spezialisten aufzusuchen, der weitere Untersuchungen vornehmen kann. Auch bei schlüssigen Resultaten kann es sinnvoll sein, eine Zweitmeinung einzuholen (wobei ich davon ausgehe, dass jemand, der die Auslöser und Linderungsmechanismen für den eigenen Schmerz kennt, für den nächsten Schritt bereits gut gerüstet ist). Für Mediziner habe ich das Lehrbuch »Low Back Disorders: Evidence-based Prevention and Rehabilitation« verfasst, in dem ich unter anderem weiterführende Untersuchungen für Hüfte, Nervenwurzeln im Lendenbereich, Beckenring, Sakroiliakalgelenke, Facettengelenke sowie Tests zur Überprüfung von Nervensensibilität und muskulärer Unausgewogenheit darlege. Versuchen Sie ruhig, sich in die orthopädischen Fachliteratur einzulesen, damit Sie bei weiterführenden Untersuchungen verstehen, worum es geht.

Den richtigen Arzt zu finden ist immer ein kleines Wunder. Doch selbst wenn manche Fachärzte nicht alle denkbaren Untersuchungen durchführen, hilft es durchaus weiter, wenn Sie die Notizen zu Ihren eigenen Tests zum Gespräch mitbringen. Scheuen Sie sich nicht, selbst zum besten Anwalt für Ihre Gesundheit zu werden.

Ärztliche Untersuchungen

Im Rahmen dieses Buches entwickeln Sie vermutlich ein besseres Verständnis für Schmerzen, Schmerzauslöser und Möglichkeiten, kritische Bewegungen zu vermeiden. Ich hoffe, dass Sie auch besser verstehen, welchen Einfluss die Physiologie auf den Rücken hat, und dass Sie dadurch leichter gezielte Fragen zu Ihren Untersuchungsergebnissen stellen können. Die folgenden Punkte sind ein Indiz dafür, dass Sie gut beraten werden:

Was gehört zu einer gründlichen Untersuchung?

Ein Wirbelsäulenspezialist sollte in der Lage sein, die verschiedenen Kategorien von Rückenschmerzen sehr exakt zu unterscheiden. Spitzenärzte können ihren Patienten genau sagen, was sie tun sollen, was sie nicht mehr tun dürfen und wie der nächste Schritt aussieht. Wenn ein Arzt Ihnen nicht erklärt, woher Ihre Schmerzen rühren und was Sie dagegen tun können, sollten Sie jemand anderen aufsuchen. Dasselbe gilt, wenn man Sie lediglich mit Schmerzmitteln abspeist.

Um eine präzise Diagnose stellen zu können, wendet ein erfahrener Arzt gezielte Schmerzprovokationstests an – ganz ähnlich wie ein Sanitäter bei einem verletzten Fußballer. Zuerst wird der verletzte Körperteil (beispielsweise das Knie) in unterschiedliche Positionen geführt. Bei jeder Bewegung heißt es: »Tut das weh?« Man muss den Schmerz bewusst herbeiführen, um der Diagnose näherzukommen und dem Patienten am Ende sagen zu können, was er tun muss, damit die Verletzung ausheilt. Bei Rückenschmerzen gilt dieses Prinzip ebenso.

Der gut informierte Patient: Patienten mit hartnäckigen Rückenschmerzen haben eine kompetente Diagnose verdient.

Ärzte und Physiotherapeuten sprechen gern von »unspezifischen« oder »idiopathischen« Rückenschmerzen oder »Zerrung im Iliosakralbereich«. Wer solche Diagnosen einsetzt, meint damit in der Regel: »Die Schmerzursache ist unbekannt, und damit gibt es keine Diagnose.« Inzwischen wissen Sie jedoch, dass man für Rückenschmerzen immer eine Ursache findet – wir bezeichnen die Ursachen hier als Schmerzauslöser. Leider steht bei derartigen Diagnosen immer unausgesprochen im Raum, dass der Patient sich die Schmerzen nur einbildet – dass sie »psychosomatisch« sind. Das kann leicht dazu führen, dass die Krankenkasse weitere Behandlungen nicht mehr zahlt. Lassen Sie sich nichts einreden: Unspezifische Rückenschmerzen gibt es nicht. Ein guter Arzt wird mit Ihnen folgende Punkte durchgehen:

Was jeder Rückenschmerzpatient wissen muss

Vielen Lesern dürften die bisherigen Selbsttests bereits ausreichen. Wer jedoch weitergehende ärztliche Hilfe benötigt, sollte klare Erwartungen hegen. Eine gründliche medizinische Diagnose, die langfristig zur vollständigen Genesung führt und kurzfristig dazu verhilft, die Symptome in den Griff zu bekommen, umfasst die nachfolgenden Bausteine.

1. ***Untersuchungsergebnisse:*** Jeder Patient hat das Recht, sich die Ergebnisse aller Untersuchungen erläutern zu lassen. Am besten machen Sie sich dabei Notizen. Wenn Ihr Arzt Fachbegriffe verwendet, die Sie nicht verstehen, haken Sie nach! Sie sollten die Ergebnisse hinterher so gut kennen, dass Sie sie einer anderen Person mit eigenen Worten erklären könnten.

2. ***Wie passen die Schmerzen in die persönliche Krankheitsgeschichte?*** Lassen Sie sich die Zusammenhänge erklären. Rückenschmerzen fallen nicht vom Himmel. Bandscheibenschäden können einen Dominoeffekt in Gang setzen, der zu länger anhaltender Schmerzempfindlichkeit führt, doch die meisten Probleme lassen sich geschickt so handhaben, dass der Schmerz vermeidbar ist. Sie müssen auch wissen, wie das in Zukunft zu schaffen ist.

3. ***Prognose:*** Jeder Patient sollte eine Prognose erhalten. Es sollte also ein Gespräch stattfinden, in dem die individuellen, langfristigen Heilungsaussichten und die persönlichen Aussichten auf Schmerzlinderung durch Verhaltensänderungen erklärt werden. Die meisten Rückenprobleme kann man so bewältigen, dass die Schmerzen nur selten auftreten, während die Wirbelsäule auf natürlichem Wege heilt. Nach der Ausheilung und eigenständigen Versteifung verschwinden die Schmerzen schließlich vollständig.

4. ***Verordnung:*** Hier geht es nicht um Chemie! Jeder Patient benötigt Haltungs- und Bewegungsvorgaben, die ihm schmerzfreie Aktivitäten ermöglichen. Dazu gehören die angemessene Einstufung der Schmerzen sowie entsprechende korrigierende Übungen. Im Idealfall findet im Verlauf der Therapie eine individuelle Feinabstimmung dieser Übungen statt.

5. ***Schmerzauslöser:*** Die Schmerzursache ist bei jedem Patienten eindeutig zu bestimmen und zu erläutern. Ein guter Arzt kennt die Bewegungen, Haltungen und Belastungen, die unmittelbare oder verzögerte Schmerzen auslösen, und kann Ihnen alternative Bewegungen und Haltungen zeigen, mit denen sich diese Auslöser vermeiden lassen.

6. ***Therapieplan:*** Jeder Patient benötigt einen umfassenden und individuellen Therapieplan. Dieser Therapieplan sollte aufeinander aufbauende korrigierende und

therapeutische Übungsfolgen mit klar definierten Zwischenzielen enthalten. Anfangs geht es um Schmerzvermeidung (erster Schritt). Sobald dies erreicht ist, folgt im zweiten Schritt die Ausweitung des Aktivitätsumfangs und der schmerzfreien Leistungsfähigkeit. Der Therapieplan muss die zunehmende Schmerzfreiheit einbeziehen – wir fangen klein an, verlieren aber das große Ziel nicht aus den Augen.

Nach dem Arzttermin

Nach einem Arzttermin sollten Sie sich alles gut ins Gedächtnis rufen und auch Ihre Aufzeichnungen durchsehen. Wurden alle Punkte angesprochen und gründlich erklärt? Stellen Sie sich folgenden Überlegungen:

- Nur wenige Ärzte sind wirklich erfahren genug, um Rückenprobleme aufgrund der anatomischen Strukturen diagnostizieren zu können. Was ist, wenn es mehr als eine Stelle gibt, die Schmerzen hervorruft? Nur ein Chirurg, der den Schmerz »wegschneiden« will, wird versuchen, den exakten Punkt der Wirbelsäule zu bestimmen, an dem der Schmerz seinen Ursprung hat. Manche liegen mit ihrer Diagnose leider falsch und operieren die falsche Stelle. Ist Ihr Arzt sich wirklich absolut sicher, woher die Schmerzen kommen? Wenn nicht, sollte er sich lieber auf eine Kontrolle der schmerzauslösenden Bewegungen, Haltungen und Belastungen konzentrieren, nicht auf das Gewebe selbst.

- Rückenschmerzen verschlimmern sich fast immer durch eine bestimmte Bewegung, Haltung oder Belastung, die der geplagte Patient gewohnheitsmäßig dauernd wiederholt. Nach der Diagnose sollte man die persönlichen Schmerzauslöser kennen und wissen, wann diese im Alltag am ehesten auftauchen. Dieses Wissen, gepaart mit entsprechenden Vermeidungsstrategien, stellt den Schlüssel zu Ihrer Genesung dar.

- Ihr Therapieplan sollte als Soforthilfe bestimmte schmerzhafte Bewegungen, Haltungen und Belastungen ausschließen, die durch Provokationstests als Schmerzursache ermittelt wurden.

- Im zweiten Schritt geht es um eine Verminderung der Schmerzsensibilität und das Erlernen alternativer Bewegungsabläufe.

- Rückenschmerzpatienten sind je nach Schmerzausprägung in Unterkategorien einzuteilen, darunter: Episodisch auftretende Rückenschmerzen, Schmerzen ab einer bestimmten Laufdistanz, Schmerzen beim Rückwärtsneigen oder Drehen und die vermutliche Ursache.

- Die richtige Diagnose beschränkt sich nicht auf Worthülsen wie »degenerative Bandscheibenerkrankung«. So etwas gibt es nicht.

- Die korrekte Einstufung gibt klinisch eine klare Richtung vor. Wenn der Therapieansatz nicht innerhalb eines bestimmten Zeitraums zu einer deutlichen Verbesserung führt, gibt es eine Behandlungsalternative.

Für wirklich komplexe Fälle: Hypothesen austesten

Gelegentlich ist es wirklich schwierig, Schmerzbilder zu finden und zu begreifen. Noch komplizierter wird es, wenn der Störung mehr als eine Ursache zugrunde liegt. Bei derart komplexen Fällen sollte die Diagnose von einem Experten gestellt werden – solche Patienten sprechen dann beispielsweise bei mir vor.

Wenn man durch das Austesten von Hypothesen zu einer Diagnose kommt, sind auch bei Patienten, deren Untersuchung bisher keine eindeutigen Ergebnisse erbracht hat, erste Schlussfolgerungen möglich. Der Therapieplan wird dann zu einer langen Testphase, bei dem wir jeweils nur an einer Schraube drehen. Die täglichen Aufzeichnungen solcher Patienten gestatten mir, die Therapie den Fortschritten anzupassen. Wenn eine Besserung eintritt – oder der Schmerz stärker wird –, lässt sich die Schmerzursache schließlich sehr genau bestimmen. Das ist ein längerer Prozess, mit dem ich jedoch auch in schwierigsten Fällen weiterkomme.

Zusammenfassung

Mit der richtigen Selbstuntersuchung können die meisten Menschen die Haltungen, Belastungen und Bewegungen identifizieren, die bei ihnen persönlich Rückenschmerzen auslösen. Sie sollten auch herausfinden können, ob Verspannungen zu ihren Problemen beitragen. Bitte denken Sie immer daran, dass in der Genesungsphase das, was man unterlässt, oft genauso wichtig ist, wie das, was man tut. Streichen Sie alle Handlungen, die Ihre Schmerzen verschlimmern, und ersetzen Sie diese durch gesündere. Die meisten Alltagsaufgaben lassen sich zum Besseren verändern.

Bei ärztlichen Untersuchungen sollten Sie im Hinterkopf behalten: Der Arzt muss seine Patienten darüber aufklären, wo ihre Schmerzen herrühren. Wenn Ihr Arzt Ihnen keine spezifische Schmerzursache nennen kann, brauchen Sie möglicherweise einen anderen Spezialisten.

Teil 3:

Der Weg zur schmerzfreien Bewegung

Erinnern Sie sich an den 80-Prozent-Club? Den Mitgliedern, die dieses Programm befolgen, wird es automatisch bessergehen.
Die restlichen 20 Prozent können ebenfalls loslegen, benötigen aber individuelle Anpassungen, die im nächsten Teil des Buches erläutert werden.
Folgende Bausteine sind unerlässlich:

1. Die Schmerzursache ausschalten und schmerzfreie Positionen suchen (liegen, sitzen, stehen)
2. Haltungs- und Bewegungsmuster entwickeln, die einen schmerzfreien Alltag ermöglichen
3. Grundübungen zur allgemeinen Stabilisierung von Rumpf, Core und Wirbelsäule (die »Goldenen Drei«)
4. Einen Plan für regelmäßiges Gehen aufstellen
5. Mobilisation der Hüften
6. Täglicher Einsatz bewusster Bewegungsabläufe beim Schieben, Ziehen, Tragen usw.
7. Rückenschonendes Verhalten in jeder Lebenslage

7. Schmerzursachen beheben

Wer die bisherigen Kapitel aufmerksam gelesen hat, sollte inzwischen eine klare Vorstellung davon haben, welche Haltungen und Bewegungen die individuellen Schmerzen verstärken. Außerdem sollten Sie inzwischen wissen, welche Haltungen und Bewegungsweisen Ihre Schmerzen lindern können. Ab hier lernen Sie Schritt für Schritt, wie man sich im Alltag schmerzfrei bewegt.

Um bei chronischen Rückenschmerzen die Schmerzempfindlichkeit wieder herunterzuschrauben, sollte man sich so wirbelsäulengerecht wie möglich bewegen. Dies gilt besonders bei wiederholt auftretenden akuten Schmerzattacken. Schmerzfreie Haltungen und Bewegungsstrategien bedürfen ständiger Achtsamkeit. Der Erfolg stellt sich nur ein, wenn man sich bewusst bewegt und möglichst selten unaufmerksam reagiert. Achten Sie auf Ihre Bewegungen. Bald werden Sie sich instinktiv richtig bewegen, und dann verschwinden die Schmerzen wie von allein. Die folgenden Übungen erscheinen auf den ersten Blick einfach. Bitte achten Sie dennoch auf jedes noch so kleine Detail.

Das »Bauchmuskelkorsett«

Um schmerzhaften Mikrobewegungen der Facettengelenke vorzubeugen und die Beweglichkeit von Hüften und Schultern zu erhöhten, benötigen wir ein straffes Körperzentrum. Ein wichtiges Werkzeug ist gute Bauchmuskelspannung nach dem Konzept des »Bauchmuskelkorsetts«. Anweisungen wie »Bauch einziehen« oder »den Nabel zur Wirbelsäule ziehen« sind dabei allerdings wenig hilfreich, sondern gehören zu den für den Rücken schädlichen Trainingsformen, die durch bestimmte Konzepte in der Physiotherapie, Pilates und anderen Fitnesstrends verbreitet werden.

Für ein echtes »Bauchmuskelkorsett« werden die Bauchmuskeln leicht angespannt, als würde man sich auf einen Schlag in die Magengrube vorbereiten – aber leicht! Anschließend geht es um die Feinjustierung. Damit suchen Sie allmählich die Anspannung, mit der sich das Zentrum optimal stabilisiert. Stellen Sie sich dabei vor, mit einem Dimmer das Licht langsam anzupassen. Es geht nicht um ein Ein oder Aus, sondern um funktionsgerechte Anspannung: Wenn Sie schwere Dinge heben müssen, brauchen Sie straffere Muskeln als für Aktivitäten, bei denen es eher um Haltungskontrolle im Bewegungsfluss geht (wie beim Gehen oder beim Aufstehen). Die Bauchspannung soll genau so stark sein, dass Sie Ihnen Schmerzen erspart, mehr nicht.

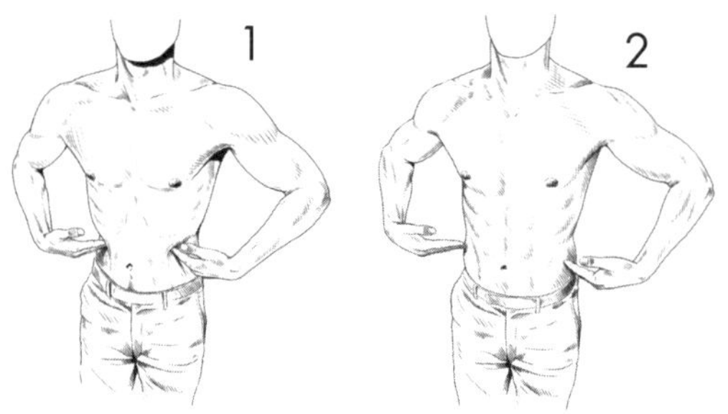

Das »Bauchmuskelkorsett«: Drücken Sie bei entspanntem Bauch die Finger etwa fünf bis zwölf Zentimeter neben dem Nabel seitlich in den Bauch in die schräge Bauchmuskulatur (1). Die Muskeln nicht einziehen, sondern die Bauchwand sanft anspannen, sodass die Finger nach außen gedrückt werden (2). Sie sollen die Muskeln weder einziehen noch nach außen schieben, sondern lediglich aktivieren.

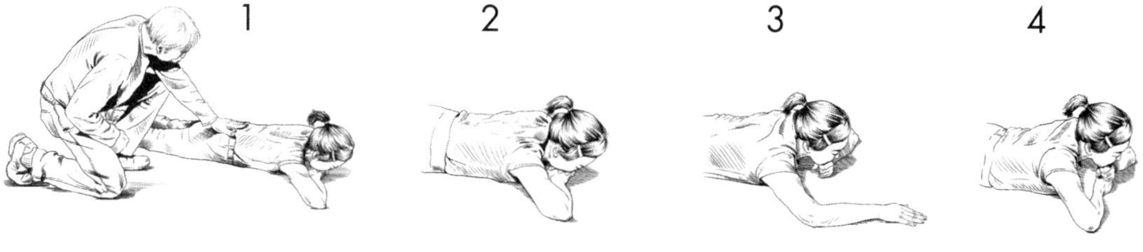

Entspannte Bauchlage (1, 2): Bei jedem Atemzug konzentrieren Sie sich auf den unteren Rücken. Er darf bei jedem Ausatmen tiefer in Richtung Boden sinken. Wenn das hilft, legen Sie eine Faust unter das Kinn (3). Danach zwei Fäuste übereinander unter das Kinn legen (4). Wenn diese Haltung unangenehm ist, wieder auf eine Faust übergehen. Drei Minuten so liegen bleiben.

Schmerzfreie Haltungen suchen

Bei akuten Schmerzen geht es zunächst nicht um Bewegung oder gar Sport. Zuerst müssen wir den Schmerz lindern. Schmerzen führen häufig zu einer Schonhaltung, bei der die natürliche Innenkrümmung der Wirbelsäule verloren geht und die eine ungesunde Abflachung des unteren Rückens zur Folge hat. Unser Ziel ist zunächst die Wiederherstellung der ursprünglichen Krümmung der Lendenwirbelsäule. Die folgende Übung in Bauchlage hilft Ihnen dabei.

Im Liegen

Legen Sie sich auf den Bauch, die Hände flach unter dem Kinn, sodass Sie nach vorne blicken. Bleiben Sie 20 Sekunden in dieser Position. Wenn die Schmerzen dabei nicht stärker werden, setzen Sie die Übung fort. Legen Sie nun eine Faust so unter das Kinn, dass der kleine Finger auf dem Boden aufsetzt und Daumen und Zeigefinger das Kinn abstützen. Werden die Schmerzen dabei besser oder schlimmer? Wenn sie nachlassen, entspannen Sie bitte bewusst Gesicht und Halsmuskeln und lassen Sie sich weiter in diese Position absinken. Mit jedem Atemzug entspannen Sie mehr, und bei jedem Ausatmen sinkt der untere Rücken weiter in Richtung Boden. Konzentrieren Sie sich beim Atmen auf die Wiederherstellung der natürlichen Krümmung im unteren Rücken. Wenn die Schmerzen mit der Faust unter dem Kinn schlimmer werden, gehen Sie zurück in die Haltung mit der flachen Hand, oder legen Sie den Kopf ohne Hände auf die Seite. Wenn auch das schmerzt, geben Sie die Bauchlage bitte auf.

Wenn die Haltung mit einer Faust jedoch angenehm und entspannend erscheint, können Sie die zweite Faust aufsetzen, sodass das Kinn in Bauchlage auf zwei Fäusten ruht (siehe Abbildung). Entspannen Sie sich, und atmen Sie bewusst in den unteren Rücken. Manche Menschen spüren die Dehnung deutlich. Die entspannte Biegung im unteren Rücken tut nicht nur gut, sondern ist auch therapeutisch hilfreich. Wenn die Doppelfaustlage hilft, können Sie diese Position regelmäßig einnehmen, bis die täglichen Schmerzen nachlassen. Falls diese Lage unangenehm ist, gehen Sie auf eine Faust zurück. Anschließend stehen Sie auf und versuchen, Ihre Wirbelsäule im Stehen nicht zu bewegen. Wenden Sie dieselbe Technik an wie bei der Selbstuntersuchung in Kapitel 6.

Sie stehen nun aufrecht. Geht es Ihnen nach dem Liegen jetzt besser oder schlechter? Sind die Ischiasschmerzen oder die Taubheitsgefühle im Bein verschwunden? Wenn es Ihnen bessergeht, kennen Sie eine weitere schmerzlindernde Bewegungsweise, welche der Wirbelsäulenbeugung entgegenwirkt. Legen Sie sich am besten alle paar Stunden auf den Bauch, und wiederholen Sie die Übung mit der Faust unter dem Kinn und dem anschließenden Aufstehen. Konzentrieren Sie sich dabei ganz auf die Entspannung der Hals- und Rückenmuskulatur, und verharren Sie bis zu drei Minuten in dieser Position. Es geht dabei um die Herstellung der natürlichen Lordose (Einwärtskrümmung) im unteren Rücken). Häufig reicht schon eine einfache Übung wie diese aus, um akute Schmerzen bei wiederholten Alltagsbewegungen zu überwinden. Für diejenigen, denen diese Übung nicht guttut, gibt es einen anderen Ansatz.

Im Sitzen

Als Nächstes suchen wir eine belastungsarme, schmerzlindernde Sitzposition. Setzen Sie sich bitte vor einem bodentiefen Spiegel auf einen Stuhl (siehe Abbildung). Lassen Sie den Oberkörper zuerst in sich zusammensinken. Richten Sie sich wieder auf, und achten Sie darauf, ob Sie dabei die Brust anheben oder das Becken vorschieben. Für eine entspannte Wirbelsäule ohne muskuläre Belastung sollten beide Bewegungsanteile – das Becken kippen und die Brust aufrichten – kombiniert werden. Wer diese korrigierende Bewegung beherrscht, sollte beim Sitzen in Zukunft weniger Schmerz und Belastung empfinden.

Wahrscheinlich profitieren Sie von einem Stützkissen für die Lendenwirbelsäule (hier gibt es verschiedene Modelle, ich empfehle ein aufblasbares) zur Aufrechterhaltung dieser stressfreien Sitzhaltung. Verwenden Sie das Kissen beim Fernsehen, am Computer, im Auto und wo Sie sonst noch länger sitzen. Auf einer weichen Couch hilft es allerdings nicht, denn die Wirbelsäule braucht im Sitzen eine feste, stützende Lehne. Wenn man es sich auf der Couch mit vielen Kissen gemütlich macht und den Kopf dabei beugt oder wenn man sich in einen Sessel lümmelt, tut das zwar zunächst gut; auf die Dauer ist es jedoch kontraproduktiv. Der Wohlfühlfaktor wird von demselben Dehnreflex ausgelöst, der stattfindet, wenn man auf dem Rücken liegt und die Knie an die Brust zieht. In beiden Fällen ist die Erleichterung nur vorübergehend, weil man die Bandscheiben dabei letztlich noch mehr belastet. Also Finger weg von dieser Haltung!

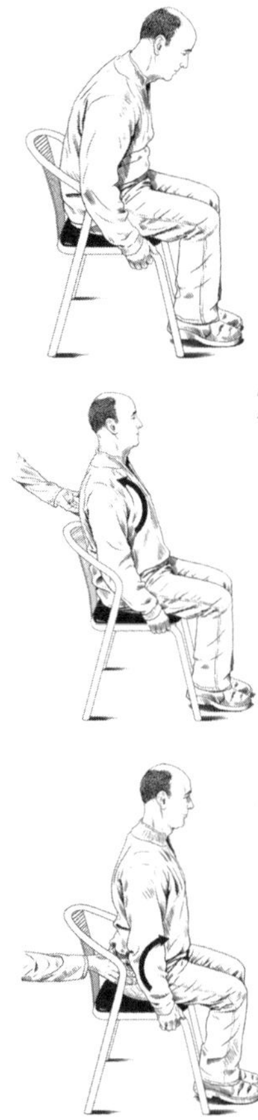

1

Wie korrigieren Sie diese eingesunkene Sitzhaltung (1)?

2

3

Heben Sie in erster Linie den Brustkorb an (2) oder kippen Sie eher das Becken nach vorn (3)? Optimal ist die Kombination beider Bewegungen.

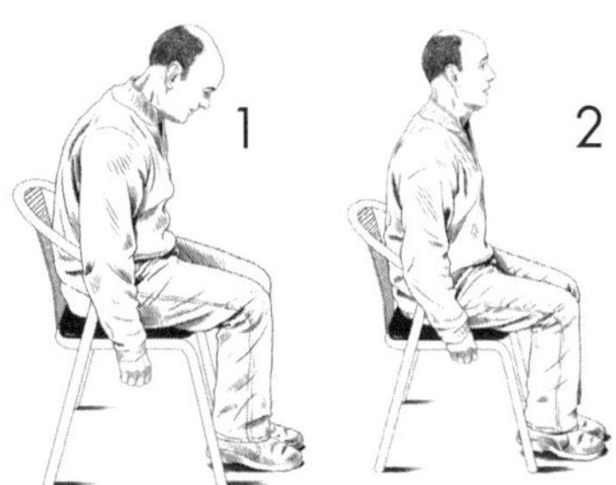

1 2

Sehen Sie beim Sitzen so aus? Beide Varianten belasten den Rücken. Links ist die zusammengesunkene Wirbelsäule überlastet (1), rechts lässt die Last auf den unteren Rücken trotz Aufrichtung wegen der fehlenden Stütze nicht nach (2).

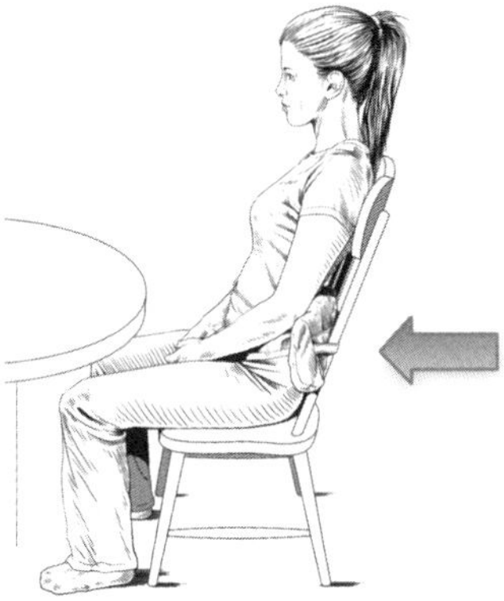

Setzen Sie im Sitzen ein aufblasbares Stützkissen für die Lendenwirbelsäule ein. So können Sie die natürliche Krümmung der Wirbelsäule im unteren Rücken individuell nachjustieren.

Im Stehen

Ist der Rücken entspannt, wenn Sie regungslos aufrecht stehen? Tasten Sie im Stehen mit einer Hand die Muskeln im Lendenwirbelbereich ab, oder lassen Sie sich von jemandem helfen. Sind die Muskeln hart und angespannt oder weich und entspannt? Das Ziel ist eine entspannte Muskulatur. Wie das funktioniert, ist unter den Abbildungen beschrieben.

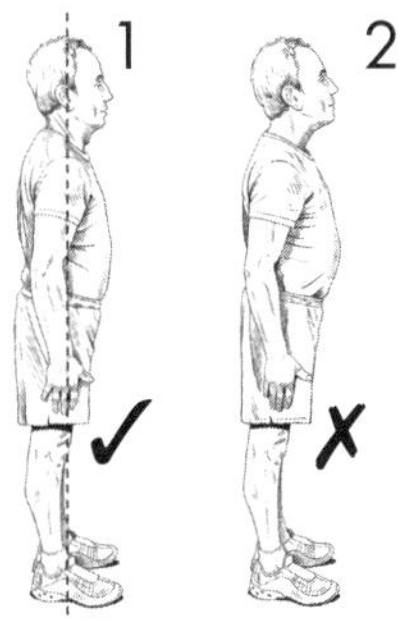

Ein entspanntes Stehen (1) ist dann möglich, wenn sich der Körper ohne vorgeschobenes Kinn in einer senkrechten Linie befindet.

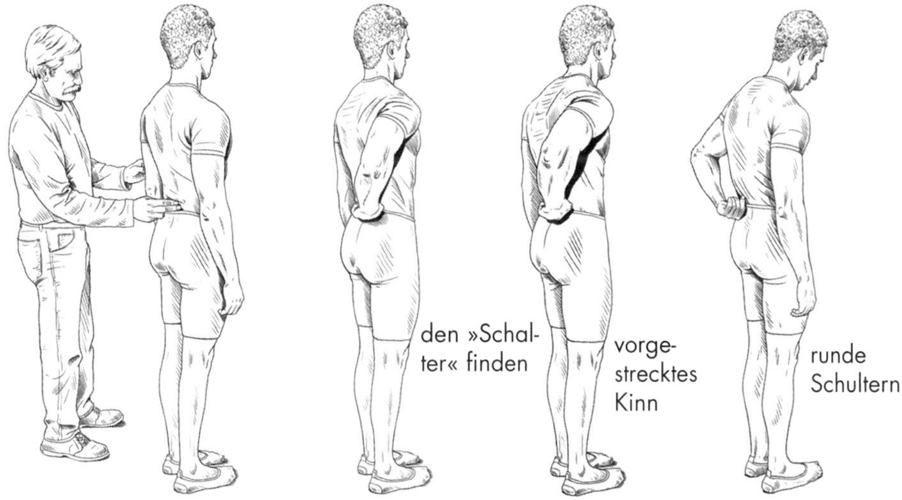

Entspanntes Stehen: Lehnen Sie sich etwas zurück, bis die Muskeln sich entspannen (sie fühlen sich dann weich an). Lehnen Sie sich danach langsam nach vorn und erfühlen Sie, wann die Lendenmuskulatur wieder aktiv wird. Die Suche nach dem »Umschaltpunkt« dauert vielleicht ein wenig, lohnt sich aber. Wir suchen die Position, die eine aufrechte Haltung im Stehen bei entspannten Rückenmuskeln erlaubt. Runde Schultern und ein vorgestrecktes Kinn erzeugen unerwünschte Verspannungen. Machen Sie sich bewusst, wie wichtig die richtige Haltung im Stehen ist, um die Rückenmuskeln auch im Alltag zu entlasten.

Diese stressfreie Haltung wird von verschiedenen Faktoren beeinflusst. Mit dieser Übung kann man lernen, Anspannung und Schmerzen zu mindern. Sobald Sie nämlich erkennen, wie diese Faktoren auf das Stehen einwirken, können Sie sie zu Ihrem Vorteil nutzen. Denken Sie immer an die Übung, wenn Sie eine Haltung mit entspannteren Rückenmuskeln einnehmen möchten. So lassen sich Schmerzen erfolgreich lindern.

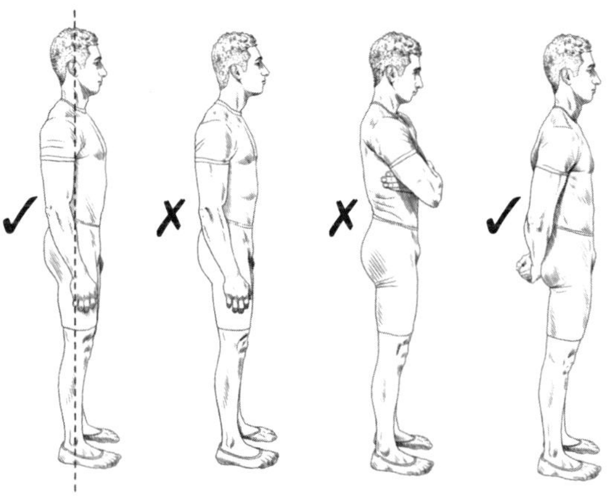

Diese Übung dient zur besseren Entspannung im Stehen: Kehren Sie in die Position zurück, die Sie vor Schmerzen schützt. Spüren Sie nach, wie entspannt die Muskeln sind (1), und schieben Sie das Kinn vor (2). Die Rückenmuskeln sollten spürbar aktiv werden. Ziehen Sie das Kinn zurück, und spüren Sie die Entspannung. Lassen Sie nun die Schultern nach vorne sinken. Die Rückenmuskulatur spannt sich an. Bei der Rückkehr in die neutrale Haltung entspannt sie sich. Wenn man die Arme vor der Brust verschränkt, verkrampft sich der Rücken (3). Zur Entlastung der unteren Rückenmuskulatur legt man die Hände hinter den Rücken (4).

Eine weitere, häufig vernachlässigte Komponente bei der Suche nach einer gesunden Stehhaltung sind die Arme. Wenn Menschen »entspannt« dastehen, verschränken sie gern die Arme. Diese Haltung begünstigt ein Vorkippen der Schultern und damit die Rückenbeteiligung. Lassen Sie die Arme lieber neben dem Körper herabhängen, oder führen Sie die Hände hinter dem Rücken zusammen. Dadurch ergibt sich eine natürliche, sanfte Weitung der Brust, und die Rückenmuskeln können sich entspannen.

Mit dem Unterarmstütz an der Wand aus Kapitel 6 kann man gut auf Schmerzlinderung hinarbeiten, indem man die Krümmung der Lendenwirbelsäule und die Hüfthaltung nachjustiert. Wenn in Zukunft beim Stehen oder Gehen Schmerzen auftreten, hilft eine Pause mit Anwendung dieser Technik.

1

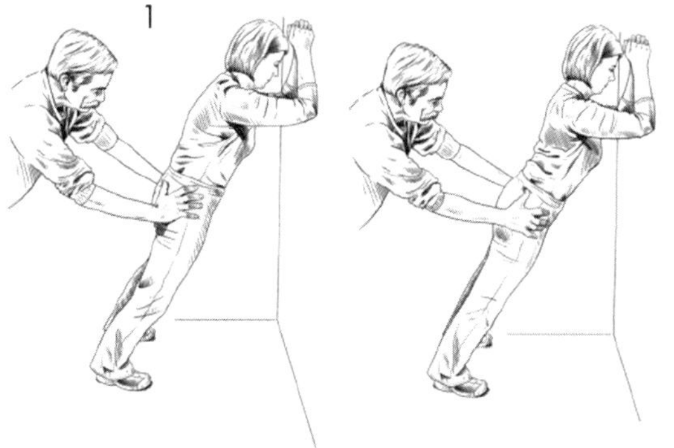

Bewegung der Lendenwirbelsäule

2

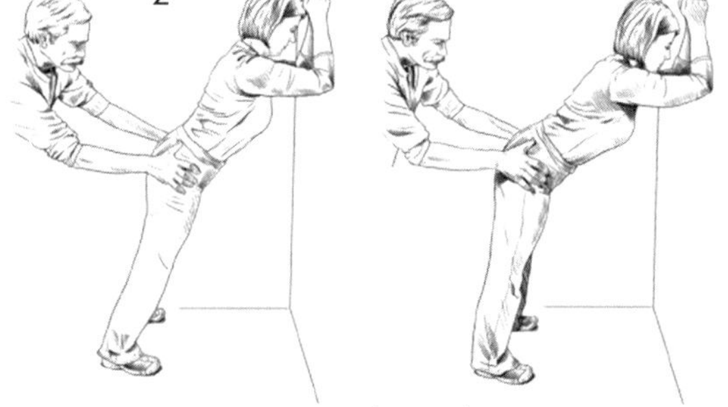

Bewegung der Hüfte

Den Unterschied zwischen Wirbelsäulen- und Hüftbewegungen spüren: Durch Beugen und Strecken im Lendenwirbelbereich den schmerzfreien Punkt suchen (1), am besten unter fachmännischer Anleitung. Dann bewusst in der Hüfte einknicken (2). Diese Übungen helfen bei der Suche nach schmerzfreien Bewegungsmustern für den Alltag, zum Beispiel beim Einkaufen.

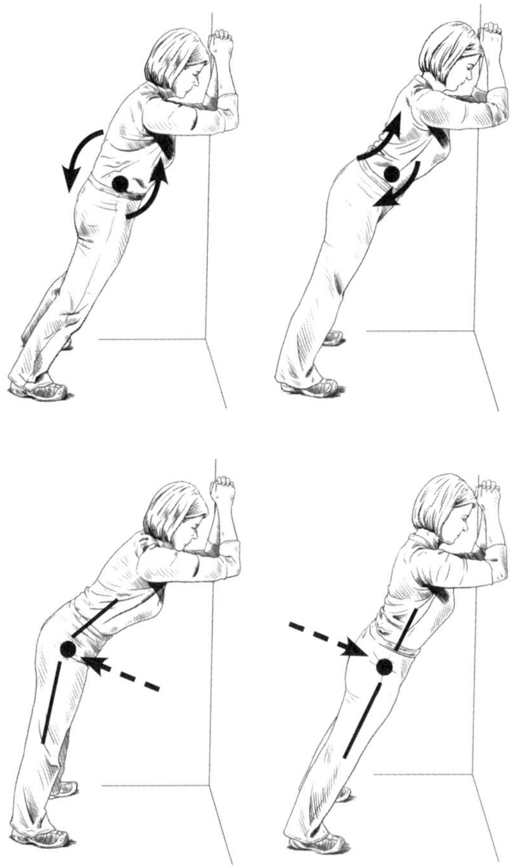

Üben Sie selbstständig. Suchen Sie durch aufmerksames Bewegen von Lendenwirbelsäule (1) und Hüfte (2) nach schmerzfreien Haltungen für den Rücken.

Die drei Grundwerkzeuge

Drei Bewegungen gehören wie Hammer, Zange und Schraubenschlüssel zur Grundausstattung eines jeden Rückenmechanikers. Wer diese drei Bewegungen gemeistert hat, kann sich in praktisch jeder Lebenslage rückenschonend verhalten. Die halbe Kniebeuge oder Kniebeuge (1) hilft beim Hinsetzen oder beim Anheben von Dingen, die auf niedriger Höhe im Regal stehen. Mit dem Ausfallschritt (2) können Sie sich schmerzfrei auf den Boden legen und aus dem Liegen wieder hochkommen. Der Drehstopp (3) schützt vor schmerzhaften Bewegungen im unteren Rücken zum Beispiel beim Öffnen und Schließen einer Tür. Lernen Sie zuerst diese Bewegungen, und achten Sie dann mit zunehmender Disziplin darauf, im Alltag stets eine davon oder eine Kombination daraus einzusetzen, um sich rückenschonend zu bewegen.

1. Die Kniebeuge

Den hier vorgestellten Bewegungsablauf könnte man am besten als Hüftscharnier betiteln. Richtig in die Knie zu gehen ist nicht so einfach, wie man denkt. Achten Sie bitte genau auf die Details. Diese Haltung trägt zum schmerzfreien Heben von Einkäufen oder Kindern bei und unterstützt Sie, wenn Sie sich aus einem Stuhl erheben – egal, ob in der Küche, im Büro oder im Kino.

Die halbe Kniebeuge

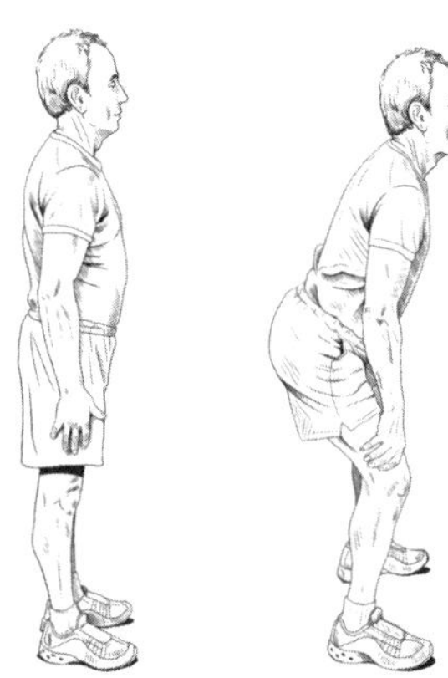

So erkläre ich Anfängern die korrekte Kniebeugenstellung: Stellen Sie sich aufrecht hin, die Füße schulterbreit nebeneinander. Die Hände liegen an den Oberschenkeln. Zeigefinger und Daumen sind maximal gespreizt. Beugen Sie mit geradem Rücken die Hüfte, schieben Sie das Becken nach hinten und lassen Sie dabei die Hände an den Beinen nach unten gleiten, bis die gespreizten Finger über der Kniescheibe liegen und diese umschließen. Die Haltung erinnert an einen Basketballspieler kurz vor dem Wurf.

Das Ziel ist eine schmerzfreie Erhaltung der natürlichen Wirbelsäulenkrümmung. Dazu müssen Sie lernen, wie man den Rücken strafft und in Position hält, durch die Aktivierung von Latissimus und Pectoralis die Schultern nach unten zieht und das Körpergewicht über die Arme auf die Knie verlagert. Zusammengefasst: Konzentrieren Sie sich beim Absenken darauf, die Hüfte nach hinten zu schieben, und beim Aufstehen auf die Vorwärtsbewegung der Hüfte.

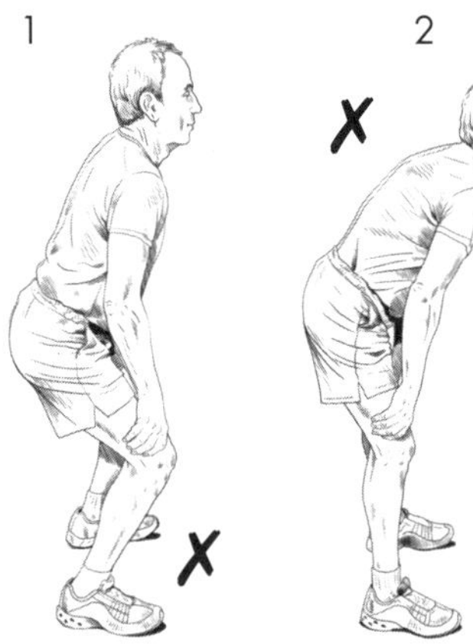

Fehlerhafte Kniebeugepositionen: Die Knie sind entweder zu weit vorgeschoben (1) oder die Wirbelsäule wird gebeugt und ist nicht mehr in der neutralen Position (2).

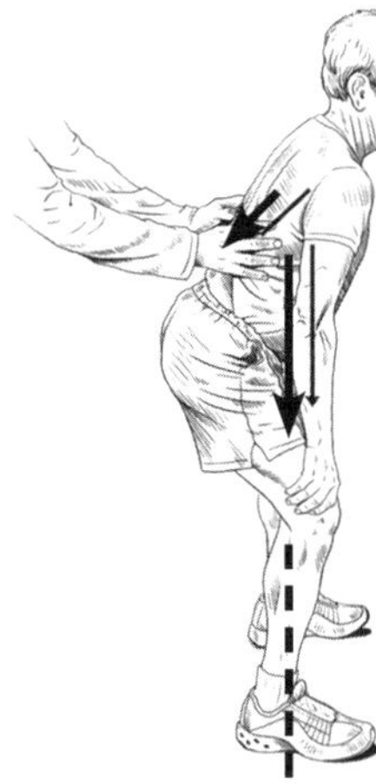

An der tiefsten Stelle der Kniebeugeposition sollten die Knie senkrecht über dem Mittelfuß stehen, zwischen Ferse und Zehen. Diese Haltung ergibt sich leichter, wenn die Hände auf den Knien bleiben. Richten Sie sich aus dieser Position wieder auf: Beginnen Sie, den Rumpf zu spannen, indem Sie das »Bauchmuskelkorsett« aktivieren – gerade ausreichend und nicht zu viel –, dann folgt ein umgekehrtes Schulterzucken. Dafür schieben Sie die Schultern mithilfe der Brust- und Rückenmuskeln von den Ohren weg anstatt sie hochzuziehen. Ihre steifen Arme verlagern dabei das Gewicht auf die Knie; das sollte in den Armen spürbar sein. Achten Sie auf die Beibehaltung der Krümmung im unteren Rücken. Eventuell muss die Krümmung jetzt etwas angepasst werden, damit es nicht schmerzt. Das Ziel ist jedoch immer eine möglichst neutrale Wirbelsäulenhaltung. Manchmal hilft die Vorstellung, eine Katze zu sein, die den Schwanz hebt. Um den Rücken zu entlasten, müssen Sie umdenken: Heben Sie nicht aus dem Rücken heraus, sondern straffen Sie einfach die Stützmuskulatur. Konzentrieren Sie sich auf das »Bauchmuskelkorsett« und eine feste Brust- und Rückenmuskulatur, während Sie die Schultern bewusst absetzen. Danach schieben Sie die Hüfte nach vorn, richten sich mit neutralem Rücken auf und lassen dabei die Hände an den Beinen aufwärts gleiten. Die Bewegung erfolgt allein aus der Hüfte heraus, bis Sie wieder aufrecht stehen.

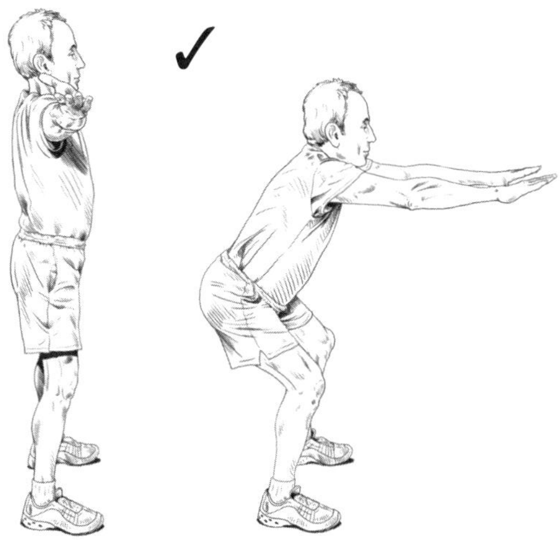

Bei dieser Variante der klassischen Kniebeugen beginnt man mit ausgebreiteten Armen; die Handflächen zeigen nach oben (Supination). Beim Absenken die Arme vor den Körper führen und die Handflächen nach unten drehen (Pronation). Achten Sie darauf, dass die Hüfte das Becken nach hinten zieht – den Körper nicht nach unten absetzen, sondern nach hinten. Die Knie bleiben über dem Mittelfuß (zwischen Zehen und Fersen).

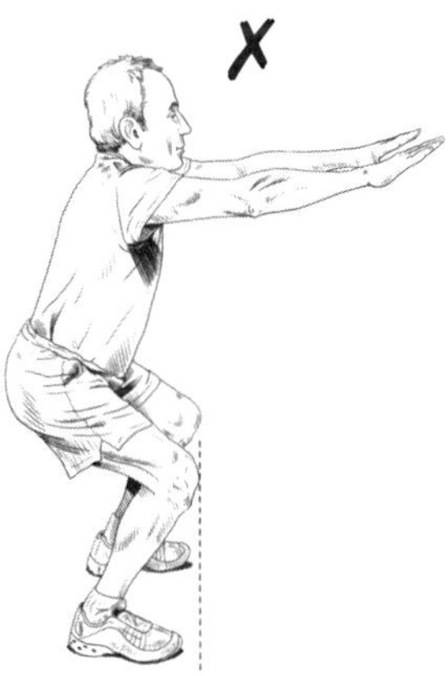

Für den Anfang immer darauf achten, dass Sie die Knie nicht über die Zehen hinausschieben. Den Oberkörper nicht aufrecht halten, sondern mit der Bewegung gerade noch vorn beugen.

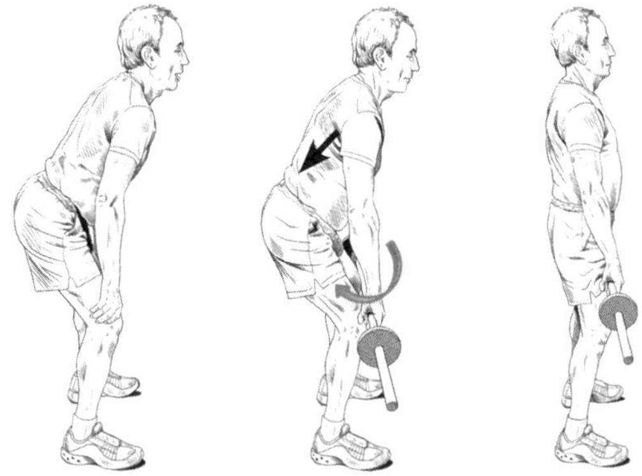

Eine Langhantel anheben: Umfassen Sie die Hantelstange und beugen Sie leicht die Knie. Die Stange unter Einsatz des M. latissimus dorsi »drehen«, um den Rücken zu straffen. Konzentrieren Sie sich darauf, nur die Hüfte vorzuschieben und das Gewicht aus den Oberschenkeln zu heben, nicht aus dem Rücken.

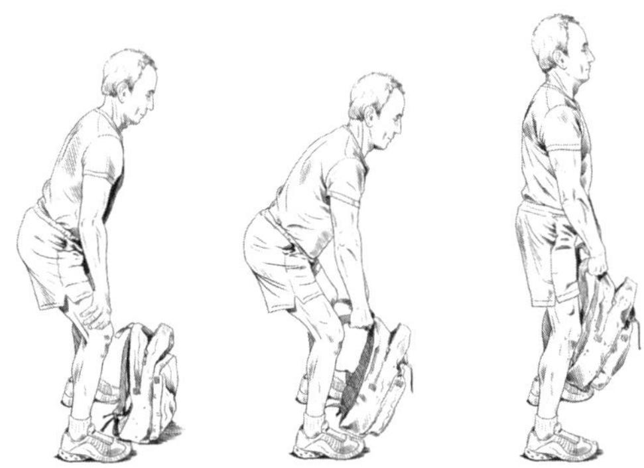

Nach dem oben beschriebenen Muster andere Gegenstände im Alltag anheben: Den Rücken »einrasten« und versteifen, dann den Gegenstand durch Vorschieben der Hüfte mit der Kraft der Oberschenkel anheben. So verläuft das Aufrichten schmerzfrei und Sie schonen Ihren Rücken.

Es geht darum, so lange zu üben, bis diese Bewegungsabläufe selbstverständlich sind – ob man nun etwas Schweres aufhebt oder nur den Hund streicheln will. Mit der Zeit weiten wir den Spielraum aus und gehen jedes Mal etwas tiefer in die Knie. Neulinge üben zunächst im Tagesverlauf das Grundmuster ein. Mit der Zeit nimmt dadurch die Kraft in Rücken, Beinen und Hüfte zu, und die Bewegung fühlt sich völlig normal an. Die Nutzung der Knie- und Hüftgelenke im Alltag ist ein wichtiger Baustein für rückenschonendes Verhalten. Damit sind auch Treppensteigen, Hinsetzen, Hinlegen oder Duschen leichter zu bewältigen, und man kann leichter aus dem Auto ein- und aussteigen.

Richtiges Hinsetzen

Widerstehen Sie dem Drang, zu früh zu anderen Formen der Kniebeuge fortzuschreiten. Erst wenn die halbe Kniebeuge gemeistert ist, gehen wir zum nächsten Schritt über.

Als Hilfsmittel zum Üben eignet sich ein Stuhl ganz ausgezeichnet. Dazu stellt man sich am besten vor einen ganz normalen Stuhl und setzt sich durch Rückwärtsbewegung der Hüfte hin. Das trägt zur Verbesserung der Kniebeugentechnik bei. Konzentrieren Sie sich auch nach dem ersten Kontakt des Beckens mit der Sitzfläche darauf, die Muskelspannung aufrechtzuerhalten und die Bewegung kontrolliert durchzuführen. Lassen Sie sich nicht einfach auf den Stuhl plumpsen! Stehen Sie danach wieder auf, indem Sie die Hüfte nach vorne ziehen. Beim Arbeiten an der richtigen Form sollte man stets die Vorstellung »nach hinten unten« im Kopf behalten – es geht nicht darum, einfach den Körper zusammenzuklappen.

Ein typischer Fehler bei dieser Bewegungsabfolge ist ein zu enger Stand. Die Füße müssen mindestens schulterbreit auseinander stehen, sowohl beim Hinsetzen als auch beim Aufstehen. Beim Aufstehen sollte man sie leicht unter den Stuhl stellen und die Bewegung nicht durch Beugung der Wirbelsäule einleiten, sondern durch Anheben des Brustkorbs und Einknicken in der Hüfte bei nach unten gestreckten Armen. In dieser Position trägt ein kurzes Einziehen der Luft durch die Nase zur Versteifung der Wirbelsäule bei. Verlagern Sie das Gewicht auf die Füße, und richten Sie sich unter Beachtung der erlernten Kniebeugentechnik vollständig auf. Diese Bewegung sollten Sie üben.

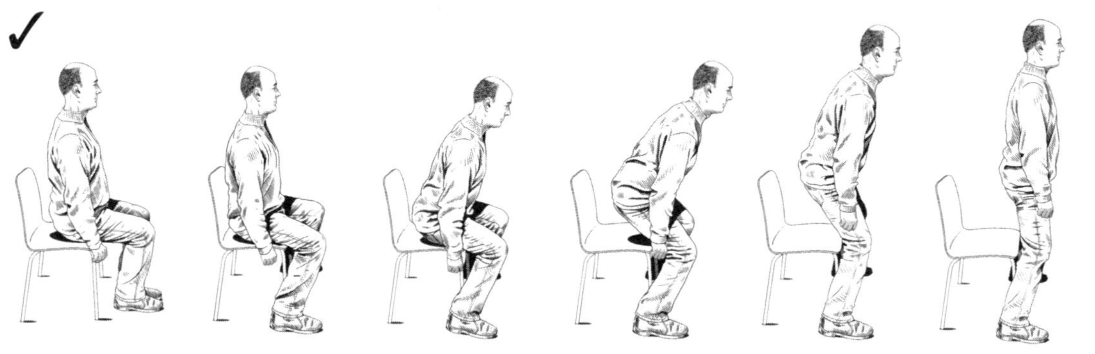

Wirbelsäulenschonendes Aufstehen: Die Knie öffnen und die Fersen unter den Stuhl schieben. Brustkorb anheben und aus der Hüfte nach vorne lehnen. Die Wirbelsäule bleibt gerade. Das Gewicht auf den Mittelfuß verlagern; das Becken ist noch »hinten«. Nun mit der Vorstellung aufstehen, dass die Hüfte nach vorne gezogen wird. Der Rücken arbeitet dabei nicht.

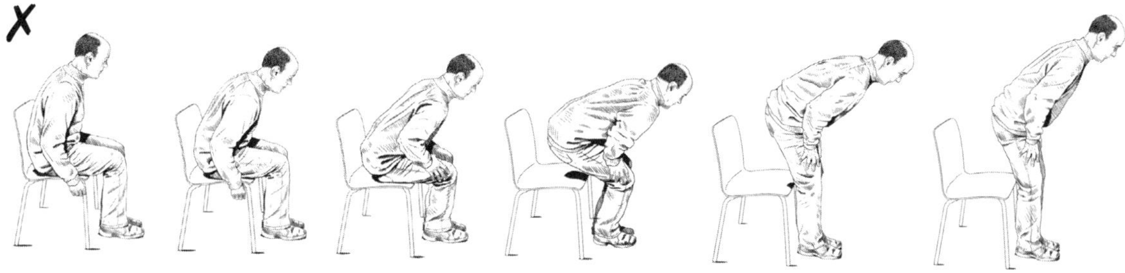

Falsche, schmerzprovozierende Aufstehtechnik: Die Knie bleiben geschlossen und die Füße vor dem Körper. Der Oberkörper wird nach vorn geneigt, um das Gewicht auf die Füße zu verlagern. So muss der Rücken das Gewicht des Oberkörpers in gebeugter Haltung anheben – unter Schmerzgarantie.

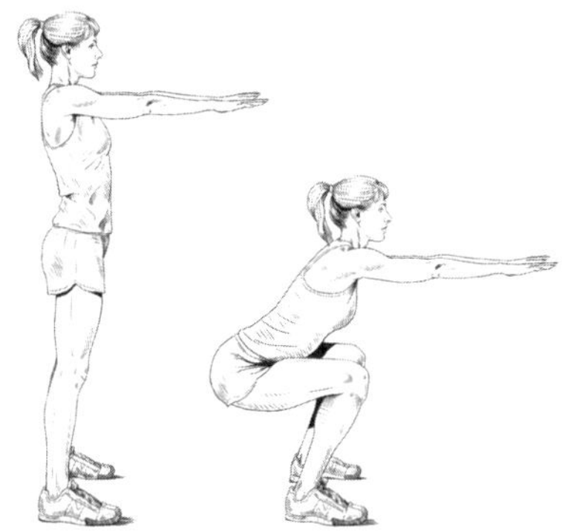

Sobald Sie diese Übung beherrschen, gehen wir zur nächsten Phase über. Beim Hinsetzen müssen Sie sich nicht mehr mit den Armen auf den Beinen abstützen. Strecken Sie die Arme beim Hinsetzen als Gegengewicht vor dem Körper aus. Kommen Sie nur so tief, wie es die neutrale Wirbelsäulenkrümmung gestattet.

Die schmerzfreie Kniebeuge ist im Alltag auf unzählige Weise von Nutzen. Jedes Hinsetzen, Aufstehen, Nach-unten-Greifen oder »Ducken« ist letztlich eine Abwandlung der Kniebeuge. Mit der richtigen Technik können Sie alle diese Handlungen unbesorgt ausführen, ohne die Wirbelsäule zusätzlich zu belasten.

2. Der Ausfallschritt

Der Ausfallschritt unterstützt den Übergang zwischen Stehen und Liegen und ist damit eine wichtige Fähigkeit, um im Alltag und im Training für bestimmte Übungen überhaupt erst auf den Boden zu kommen. Ohne den rückenschonenden Ausfallschritt ist dieser Übergang für viele Menschen zunächst nicht ohne Schmerzen möglich. Achten Sie genau auf die Bilder, während Sie Schritt für Schritt die Anleitung befolgen.

Nehmen Sie zunächst Ihre schmerzfreie Standhaltung ein. Dann spannen Sie die Core-Muskulatur an, damit die Wirbelsäule in dieser Position bleibt. Gehen Sie gut kontrolliert ein paar Schritte, damit die Bewegungen auch wirklich allein aus der Hüfte kommen und nicht aus der Wirbelsäule (siehe Kapitel 10, Thema Gehen). Regulieren Sie die Wirbelsäulenbewegung so, dass an keinem Punkt der Bewegung Schmerzen auftreten. Nach dieser Vorarbeit geht es an den Ausfallschritt, der in der Abbildung beschrieben ist.

Verwenden Sie die Technik, die Sie beim Ausfallschritt gelernt haben, um aus dem Bett aufstehen, vom Boden hochzukommen und sogar um Schuhe zu binden.

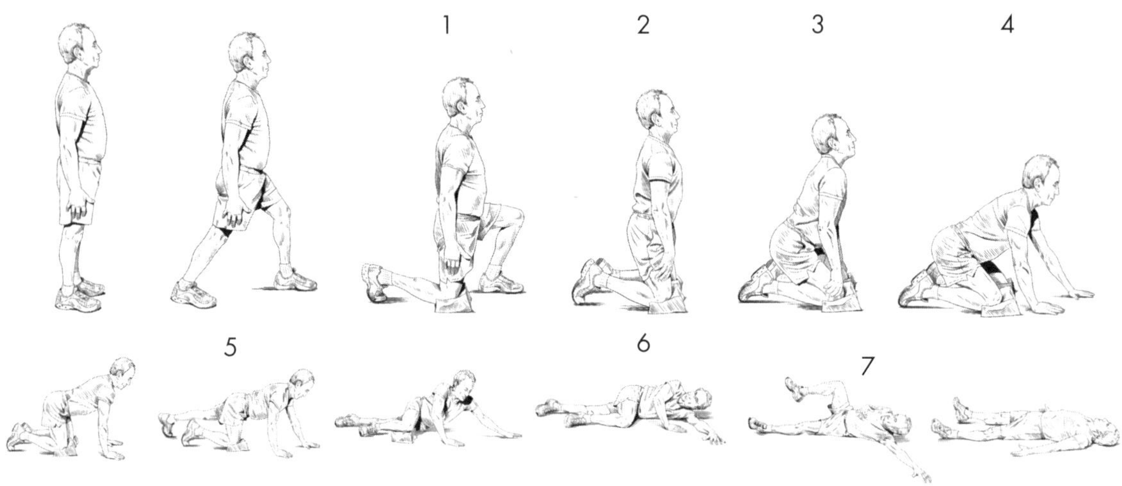

Hinlegen mit Ausfallschritt: Die Wirbelsäule bleibt stabil und in der schmerzfreien Haltung. Die Bewegung erfolgt allein aus Schultern und Hüfte.

1. Mit aktivem »Bauchmuskelkorsett« einen Schritt vortreten und auf ein Knie absenken.
2. Das zweite Knie auf den Boden absenken. Die Wirbelsäule gut kontrollieren; es soll nicht wehtun.
3. Die Hände wie bei der halbe Kniebeuge an den Oberschenkeln entlanggleiten lassen.
4. Mit den Händen auf dem Boden vorwärtslaufen, bis der Vierfüßlerstand erreicht ist.
5. Eine Hand nach vorne setzen und auf derselben Seite das Knie nach hinten schieben.
6. Brustkorb und Hüfte ablegen. Die Wirbelsäule bleibt dabei in neutraler Haltung.
7. Über das gestreckte Bein auf den Rücken rollen, ohne dabei die Wirbelsäule zu verdrehen.

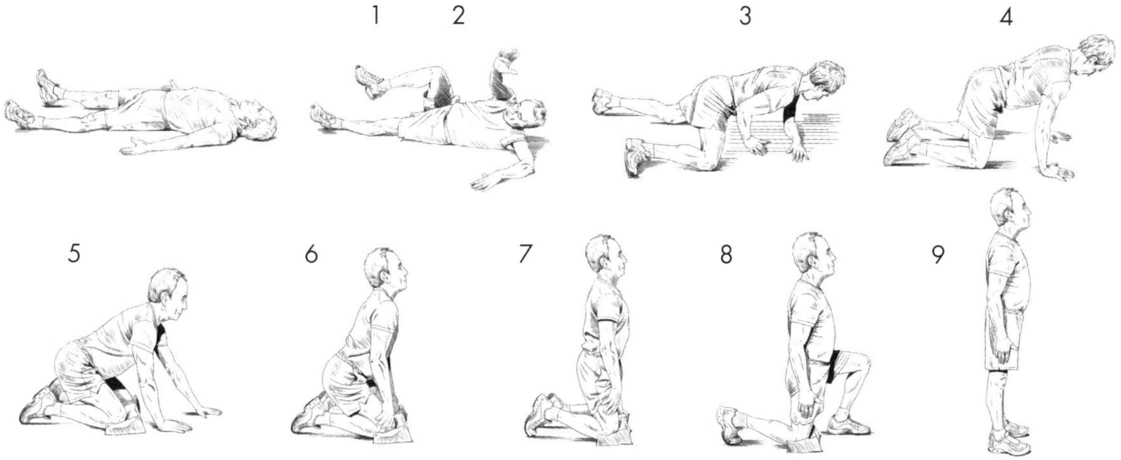

Stehen Sie mit der »Krabbeltechnik« auf, bei der Sie ein angezogenes Bein über das andere, gestreckte Bein heben. Brustkorb und Becken bleiben dabei stabil, damit die Wirbelsäule sich nicht bewegt. Die Bewegung soll schmerzfrei ablaufen.

1. Ein Knie anziehen, das andere bleibt gestreckt.
2. Brustkorb und Becken einrasten, um die Wirbelsäule nicht zu verdrehen. Über das gestreckte Bein rollen, bis das Knie stabil auf der anderen Seite aufsetzt.
3. Beim Aufsetzen des Knies die Schulter anspannen und den Oberkörper auf dem Ellenbogen gestützt nur mit der Kraft des Arms anheben.
4. Das andere Knie ohne Wirbelsäulenbeteiligung zum Vierfüßlerstand anziehen.
5. Mit den Händen zu den Knien zurücklaufen.
6. Rücken straffen und den Oberkörper auf die Arme stützen.
7. Die Hüfte nach vorne schieben und dabei die Hände an den Beinen nach oben gleiten lassen.
8. Mit kontrolliertem, aufrechtem Rumpf einen Fuß für den Ausfallschritt nach vorn setzen. Am hinteren Fuß die Zehen aufsetzen.
9. Allein durch Beinkraft aufstehen – völlig schmerzfrei!

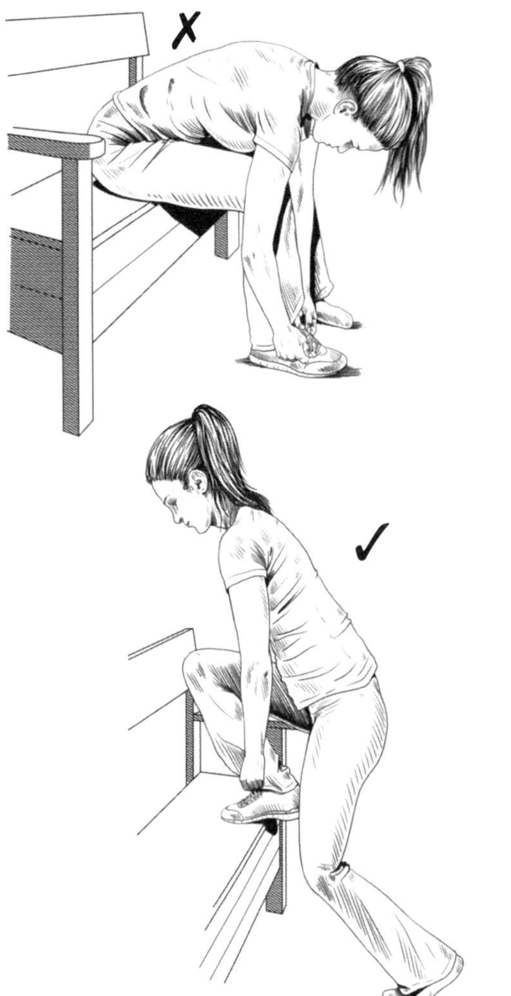

Rückenfreundlich Schuhe zu binden erfordert eine leichte Abwandlung des Ausfallschritts. Setzen Sie einen Fuß auf eine Bank, und schieben Sie dann – sehr wichtig – die Hüfte zum erhöhten Fuß hin, anstatt den Rücken zu krümmen. So können Sie ohne Schmerzen Ihre Schuhe binden.

3. Der Drehstopp

Diese Bewegung soll vor Drehbewegungen in der Wirbelsäule bewahren, wenn man zum Beispiel eine Tür öffnet oder sich im Bett umdreht. Sie ist auch eine gute Vorbereitung, um irgendwann wieder schmerzfrei Sport treiben zu können.

Mit dem folgenden Test können Sie feststellen, ob Sie schon für weiterführendes Training bereit sind.

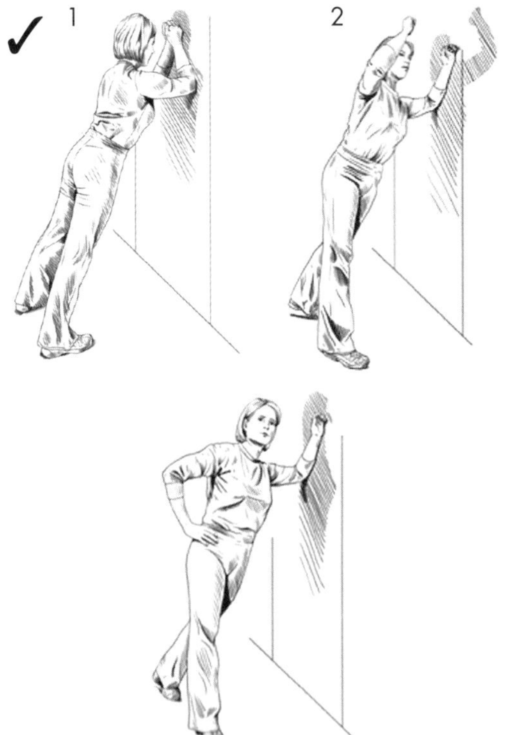

1. Suchen Sie mit dem Unterarmstütz an der Wand Ihre schmerzfreie Haltung für Rücken und Hüfte.
2. Nutzen Sie die Zehen als Angelpunkt, und drehen Sie sich darauf in den seitlichen Unterarmstütz. Achten Sie genau darauf, dass diese Bewegung nicht in der Hüfte beginnt, sondern dass Hüfte und Brustkorb eine Einheit bilden und sich die ganze Zeit gleichzeitig drehen. Das verhindert eine Verdrehung der Wirbelsäule.

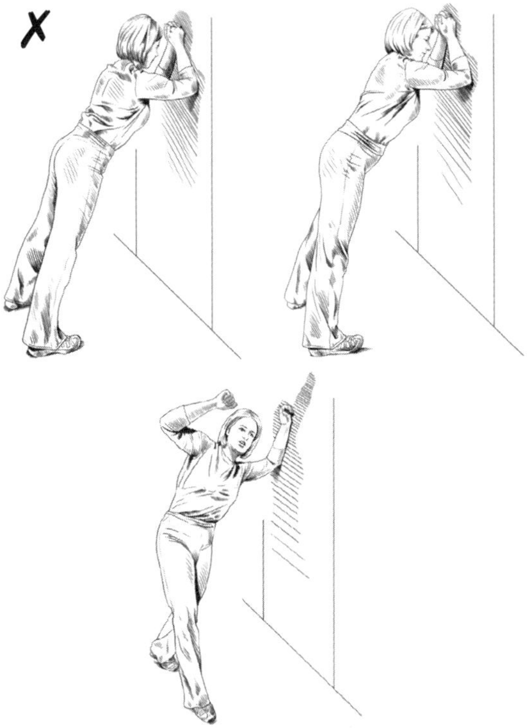

Ein typischer Fehler beim »Drehstopp« ist das Initiieren der Bewegung aus der Hüfte. Dabei verdreht sich leicht die Wirbelsäule. Beugen Sie dem vor, indem Sie das Augenmerk nicht auf die Drehung richten, sondern auf einen stabilen Rumpf, den Sie als komplette Einheit mithilfe des breiten Rückenmuskels (Latissimus) herumziehen. Ein zweiter Fehler ist mangelnde Stabilisierung während der Bewegung. Bleiben Sie ständig aufrecht, und halten Sie die Schultern parallel zur Hüfte.

Konzentration ist alles!

Schmerzfreie Haltungen und Tätigkeiten lassen sich nur durch bewusst geführte Bewegungsmuster erreichen. Der persönliche Erfolg beruht auf konzentrierten, achtsamen Bewegungen, bei denen man alle Ebenen genau registriert. Entwickeln Sie ein Gefühl für Ihre Wirbelsäulenhaltung, und streichen Sie schmerzhafte Haltungen.

Die vorgestellten Übungen tragen nicht nur dazu bei, dieses vertiefte Bewusstsein zu erzeugen, sondern liefern auch das nötige Werkzeug für ein immer umfangreicheres Bewegungsrepertoire im Alltag.

8. Wirbelsäulengerechte Bewegungen im Alltag

Rückenschmerzen vermeidet man am besten durch wirbelsäulengerechtes Verhalten – nicht nur bei der Krankengymnastik, sondern den ganzen Tag über. Der erste Schritt dahin ist, Haltungsfehler zu korrigieren. Das in Kapitel 7 eingeübte Grundwerkzeug gestattet bereits schmerzärmere Bewegungsabläufe. Diese Fähigkeiten erweitern wir nun um weitere Empfehlungen, die uns dabei helfen, den Alltag noch rückenfreundlicher zu gestalten.

Eine Warnung vorweg: Manche dieser Vorschläge mögen den üblichen Empfehlungen widersprechen, sind für die dauerhafte Gesundheit der Wirbelsäule aber dennoch von größter Bedeutung.

Sitzen

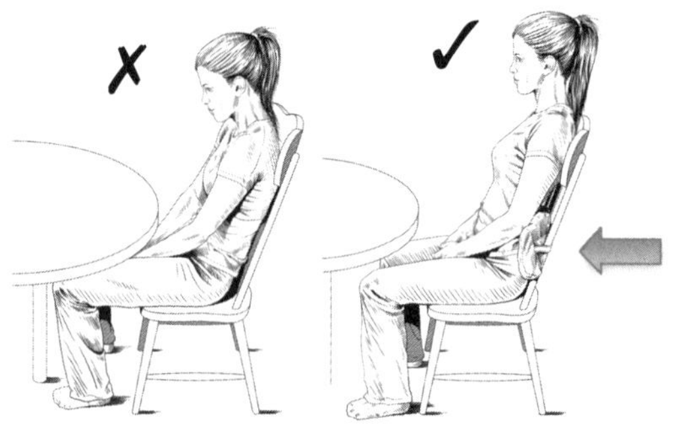

Eine zusammengesunkene Sitzhaltung belastet die hinteren Bereiche der Bandscheiben. Damit werden die Nerven auch für den Rest des Tages schmerzempfindlicher. Wer im Sitzen stets auf eine natürliche Krümmung der Wirbelsäule achtet, bleibt auch bei anderen Aktivitäten länger schmerzfrei. Achten Sie auf das stützende Kissen in der Lendenwirbelsäule.

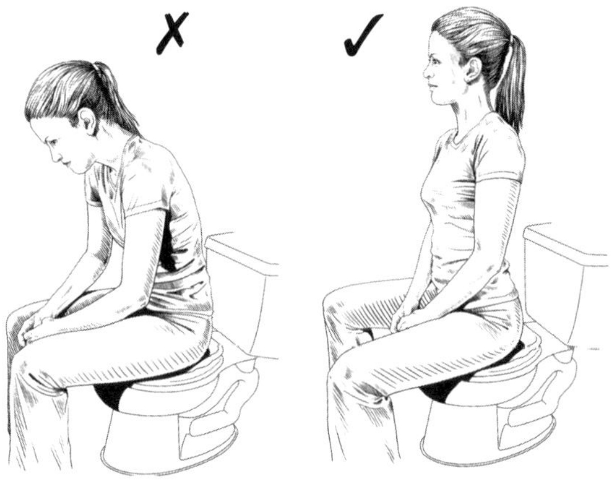

Die Wirbelsäule sollte in jeder Haltung in neutraler Position bleiben, besonders beim Sitzen am frühen Morgen, auch wenn dies ungewohnt erscheint.

Nach längerem Sitzen fällt vielen Menschen das aufrechte Stehen schwer oder erscheint sogar als sehr unangenehm. Mit den nachfolgenden Bewegungen fällt eine unbelastete Stehhaltung wieder leichter.

Dabei geht es darum, den Belastungen der Bandscheiben bei längerem Sitzen entgegenzuwirken. Wer viel sitzt, kann für diese Übungen kleine Pausen einlegen, damit der Rücken gar nicht erst rebelliert. Anfangs sollten die Übungen alle 20 Minuten durchgeführt werden, später schieben Sie sie nach persönlichem Bedarf ein.

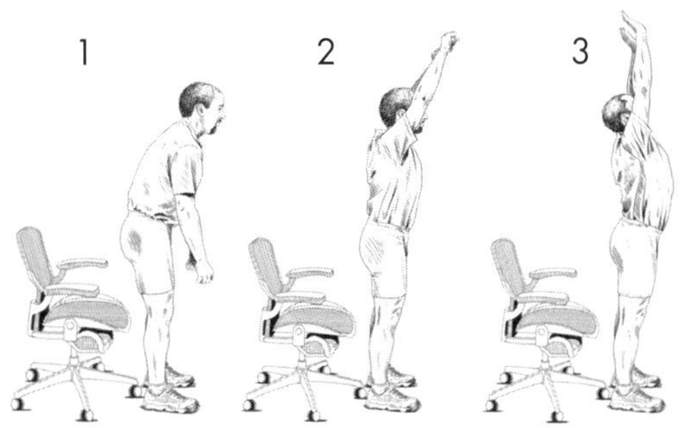

Bei Rückenschmerzen steht man nach dem Sitzen üblicherweise zunächst vornübergebeugt (1). Als Gegenbewegung zunächst die Arme über den Kopf heben und bis zehn zählen (2). Recken Sie sich nun höher und leicht nach hinten und zählen Sie erneut bis zehn (3). In dieser Position atmen Sie bitte tief durch und arbeiten sich in eine aufrechte, belastungsarme Haltung vor. Arme sinken lassen und entspannen. Jetzt ist der Rücken für die nächste Herausforderung, sei es nun das Gehen oder weiteres Sitzen, gewappnet.

Stehen

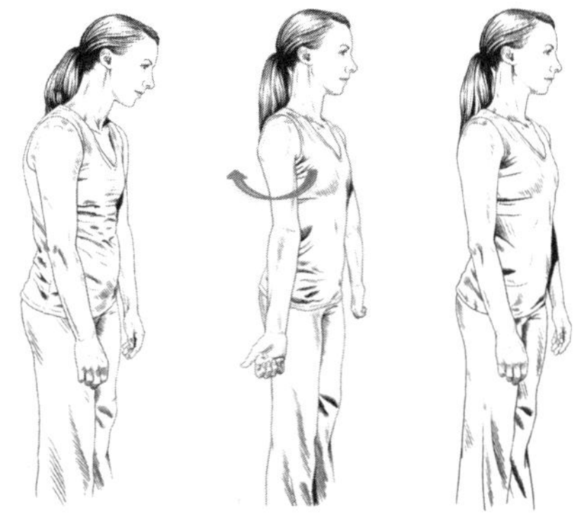

Eine falsche Standposition (1) schränkt die Chance auf schmerzfreie Aktivitäten ein, denn die Extensoren im unteren Rücken sind ständig angespannt. Probieren Sie diese einfache Korrekturübung: Beide Daumen wie zum Autostopp abspreizen. Die Schultern auswärts drehen. Dabei hebt sich der Brustkorb an und der Oberkörper steht wieder direkt über den Hüften (2). Anschließend der Entspannung und Aufrichtung im Rücken nachspüren (3).

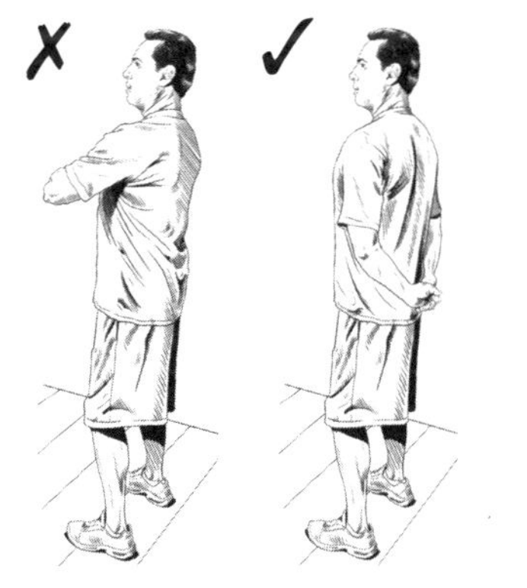

Stehen mit vor der Brust verschränkten Armen erhöht die Belastung von Rückenmuskeln und Wirbelsäule. Für einen gesunden Rücken hinter dem Rücken die Hände fassen. Das reduziert Muskelaktivität und Verkrampfungen.

Gehen

Bei Schmerzen kippen Wirbelsäule und Hüfte in eine vorgebeugte Haltung. Auch langsames Gehen, bei dem die Arme nicht mitschwingen, verstärkt die Schmerzen. Verwandeln Sie Gehen in einen schmerzfreien, angenehmen Teil Ihrer Therapie (siehe auch Kapitel 10). Das Ziel ist eine Gehweise, die Ihnen den Schmerz nimmt.

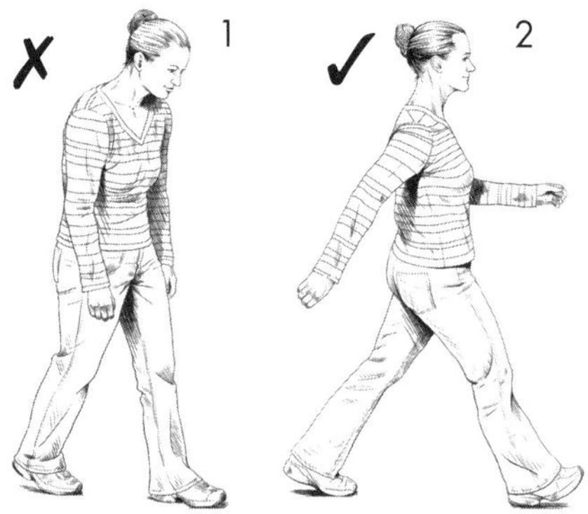

Schluss mit dem schmerzhaften »Bummeln« (1). Nutzen Sie Gehen als Therapie, indem Sie eine aufrechte Haltung einnehmen, bei der die Arme aus der Schulter schwingen (nicht aus den Ellbogen), und schnellere, größere Schritte machen (2). Arbeiten Sie mit den Hinweisen aus Kapitel 10 auf heilsames, schmerzfreies Gehen hin.

Bücken

Sie kennen die Angst davor, eine Socke vom Boden aufzuheben? Wer für leichte Dinge eine Alternative zum Ausfallschritt aus Kapitel 7 möchte, kann den »Golfballheber« probieren. Auch hier findet die Bewegung in der Hüfte statt und nicht im Rücken. Wenn der Rücken gerade bleibt, fallen viele mögliche Schmerzauslöser weg.

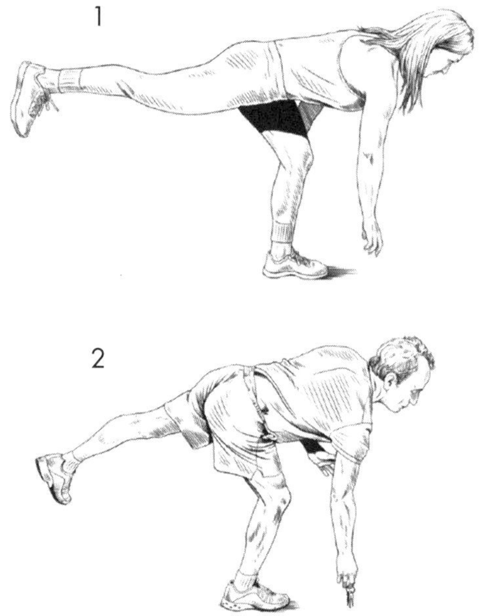

Der Golfballheber bewahrt die schmerzfreie Wirbelsäulenhaltung beim Aufheben leichter Gegenstände. Die Ausgangsposition ist Ihre neutrale, schmerzfreie Haltung. Jetzt auf dem Standbein abknicken und den geraden Oberkörper vorbeugen, bis die Hand am Boden ist. Dabei als Gegengewicht das andere Bein nach hinten strecken. Sicherheitshalber können Sie sich mit der freien Hand an einem Stuhl oder einem anderen Möbelstück festhalten. Diese Bewegung sollten Sie üben, weil sie Schmerzfreiheit und ein besseres Gleichgewicht gewährleistet. Ob Sie auf einer Seite stehen und mit dem anderen Arm aufheben (1) oder Arm und Bein auf derselben Seite benutzen (2), ist Ihre eigene Entscheidung.

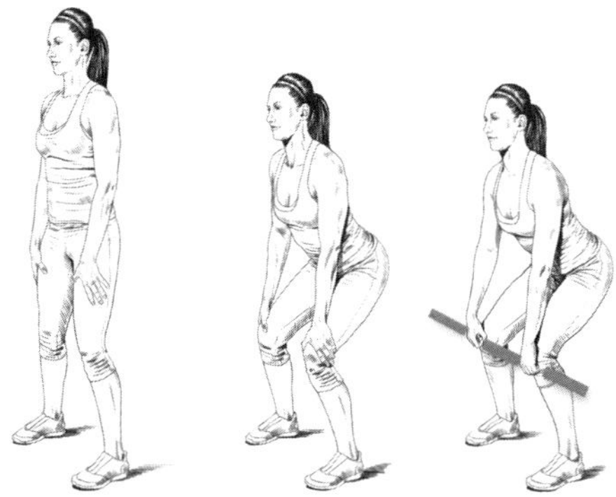

Denken Sie an die halbe Kniebeuge (Seite 73) und das Heben aus dem Hüftgelenk. Schieben Sie die Schultern immer nach hinten unten von den Ohren weg. So bleiben Sie bei allen Kniebeugen und Hebebewegungen schmerzfrei.

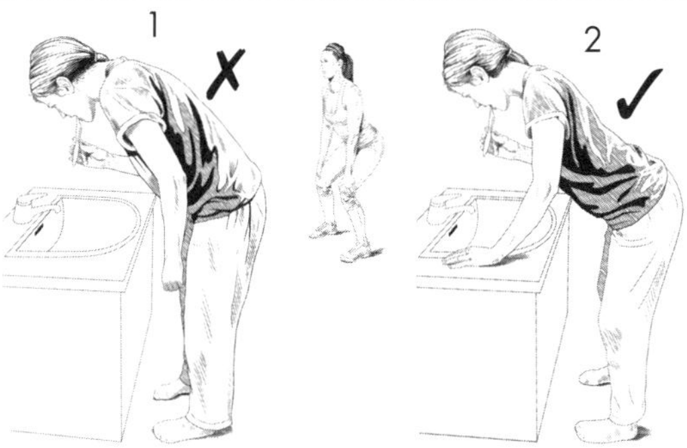

Zähneputzen ohne Einsatz des Hüftscharniers belastet die Bandscheiben und macht den Rücken noch schmerzempfindlicher (1). In der Hüfte abknicken und die Hände an den Oberschenkeln abwärts führen. Eine Hand auf dem Waschtisch abstützen und mit der anderen die Zähne putzen (2). Zum Schluss beide Hände nacheinander an die Knie führen und die Schultern weg von den Ohren nach hinten unten schieben. Dann die Hüfte vorbewegen. Jede schmerzfreie Verrichtung erhöht die positive Rückenbilanz.

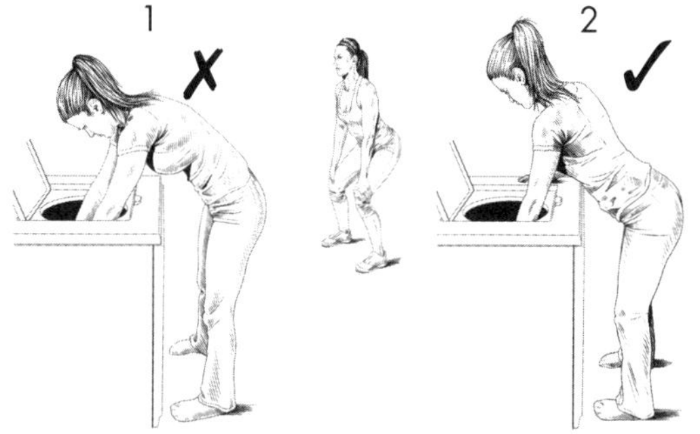

Alle Alltagsverrichtungen können rückenschonend sein oder den Rücken noch stärker belasten. Hier liegt eine Hand auf dem Waschmaschinenrand auf und stützt den Rücken (2), während die andere bei neutraler Wirbelsäule die Wäsche aus der Maschine holt. Anschließend aus der Hüfte aufrichten und dabei die Schultern nach unten drücken. Es hilft, die leichte Hochstellung immer im Hinterkopf zu behalten

Schieben und ziehen

Wenn Sie das nächste Mal ein Gebäude mit schwerer Eingangstür betreten, achten Sie auf Ihre Körperhaltung. Falls das Gebäude, in dem Sie sich gerade befinden, eine solche Tür hat: Lösen Sie sich vom Lesen, und machen Sie jetzt den Test. Bis gleich!

Wenn Sie diese kleine Aufgabe erledigt haben, gehen Sie bitte noch einmal Ihre innere Checkliste durch. Haben Sie die Bauchmuskeln gerade eben ausreichend angespannt? Sind Sie aufrecht geblieben, und haben Sie die Tür mit den Schultermuskeln aufgezogen, anstatt den Oberkörper zu verdrehen? Haben Sie die Bauchmuskelspannung auch wirklich erst gelöst, nachdem Sie die Tür losgelassen hatten?

Beim Schieben oder Ziehen kommt es entscheidend darauf an, dass die Kraft aus der Körpermitte (der Gegend um den Bauchnabel) kommt. Die Zug- oder Schubrichtung verläuft stets in direkter Linie zu Ihrem Bauchnabel. Die Abbildung unten demonstriert, wie genau das gemeint ist.

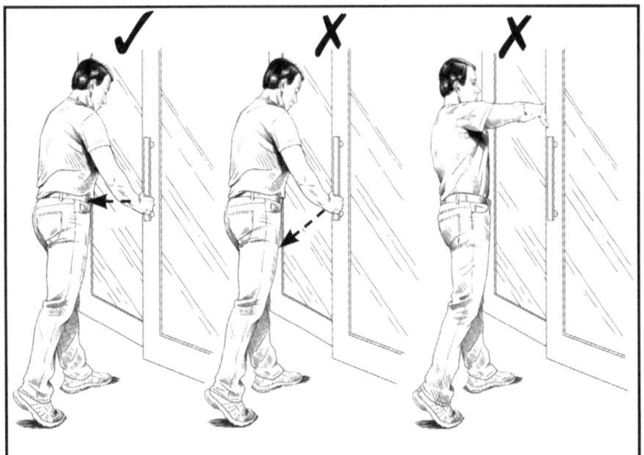

Eine wirbelsäulenfreundliche Bewegung verläuft über das Zentrum (stellen Sie sich Ihren Bauchnabel als Ziel oder Ausgangspunkt vor). Bewegungsfehler belasten und erzeugen Schmerzen.

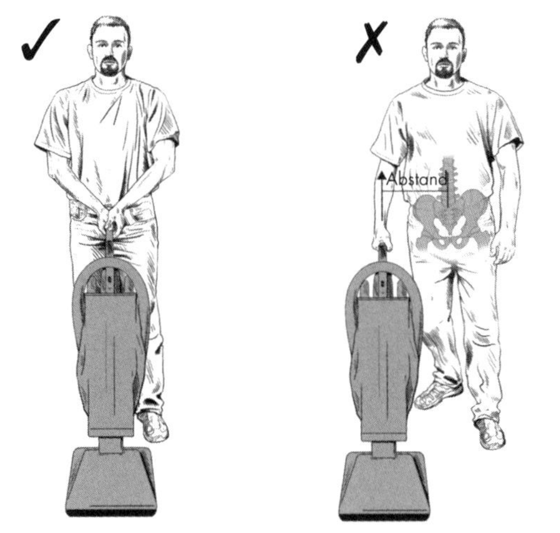

Staubsaugen mit einer Hand – wie allgemein üblich – ist für viele Menschen schmerzhaft. Achten Sie auf den Absand zur Wirbelsäule: Die Schubkraft stammt nicht aus dem Zentrum und erzeugt über die Muskulatur Druck auf die Wirbelsäule. Besser wäre ein beidhändiges – schmerzfreies – Schieben des Staubsaugers vor dem Körper.

Noch rückenfreundlicher: Schmerz, ade!

Nachdem wir unser rückenschonendes Repertoire weiter ausgebaut haben, kommt hier eine Checkliste, die das bisher Gelernte zur Wiederholung zu Prinzipien zusammenfasst. Rückenfreundliches Verhalten bedeutet:

- ***Häufige Haltungswechsel:*** Sobald Sie sich in einer schmerzhaften Haltung wiederfinden, passen Sie sie an, und suchen Sie Ihre Optimalposition, bevor der Schmerz einsetzt. Wer also zehn Minuten schmerzfrei sitzen kann, steht nach acht Minuten auf. Oder Sie knien sich kurze Zeit hin. Auch Menschen, die sonst nicht zu Rückenschmerzen neigen, haben möglicherweise Probleme damit, lange in einer Position auszuharren. Am besten wechselt man im Laufe des Tages möglichst oft die Körperhaltung – natürlich immer auf rückenschonende Weise.

- ***Die Wirbelsäule auf Belastungen vorbereiten:*** Sie müssen gleich niesen? Dann rüsten Sie sich dafür (siehe

Abbildung). Achten Sie beim Heben stets auf eine natürliche Wirbelsäulenstellung, nutzen Sie das Hüftscharnier, und verdrehen Sie nicht den Rücken. Um den Rücken zu schonen, sollte man nicht ständig Dinge vom Boden anheben. Wer häufig leichte Gegenstände aufsammelt, sollte den bereits vorgestellten Golfballheber einsetzen. Nutzen Sie die schmerzfreien Bewegungsmuster, die hier vorgestellt wurden!

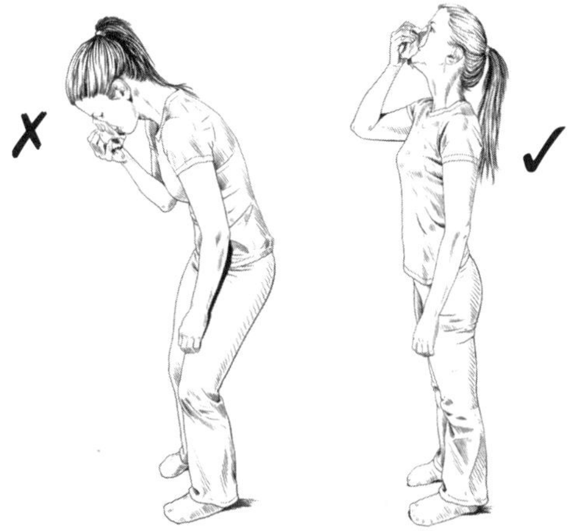

Wenn eine gebogene Wirbelsäule Schmerzen auslöst, heben Sie zum Niesen Kopf und Brustkorb, und niesen Sie »nach oben«. So wird Ihr Schmerzpunkt entlastet.

- ***Wählen Sie Haltungen, die den Körper wenig belasten:*** Körperfernes Tragen belastet die Rückenmuskeln und damit die Wirbelsäule stärker. Heben, tragen und verschieben Sie Gegenstände immer möglichst dicht am Körper, um den Kraftaufwand zu minimieren.

- ***Aufgaben strategisch so anpassen, dass die Last möglichst gering ist:*** Manchmal ist es möglich, eine Last zu halbieren (zum Beispiel indem man eine Kiste erst einmal auf eine Ecke stellt oder bei einem Pfahl nur eine Seite anhebt). Niemals überlasten, wenn es auch einfachere Lösungen gibt.

- ***Keine besondere Anstrengung unmittelbar nach längerem Sitzen oder Bücken:*** Die Bandscheiben brauchen ein bis zwei Minuten, um eine Belastung auszugleichen. Wenn Sie eine Weile im Garten gearbeitet oder gesessen haben, sollten Sie nicht direkt nach dem

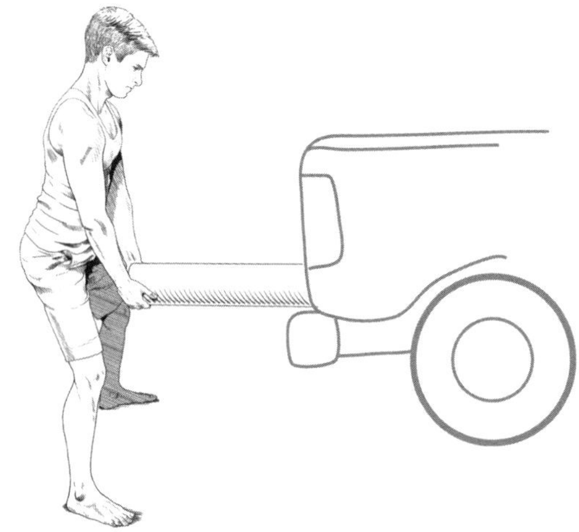

Heben Sie größere Gegenstände möglichst nicht in der Mitte an. Bei diesem Stamm wird erst ein Ende auf die Ladefläche gelegt, dann das andere angehoben. Dadurch wird das Gewicht mehr als halbiert.

Aufstehen etwas heben. Richten Sie sich zunächst auf, und laufen Sie ein paar Minuten umher. So können sich die Bandscheiben »zurechtruckeln«. Denken Sie auch an die bereits vorgestellte Aufrichtungsübung nach längerem Sitzen.

- ***Nicht unmittelbar nach dem morgendlichen Aufstehen bücken oder etwas hochheben:*** Das Verletzungsrisiko ist um diese Zeit höher, weil die Bandscheiben angeschwollen sind. Knicken Sie zum Anziehen lieber in der Hüfte ein. Auch Sit-Ups oder das berüchtigte Dehnen mit dem Anziehen der Knie an die Brust (gern empfohlen gegen Morgensteifigkeit) sind um diese Tageszeit Gift für den Rücken.

- ***Den Core angemessen versteifen***: Das »Bauchmuskelkorsett« hilft vielfach gegen schmerzhafte Mikrobewegungen der Wirbelsäule. Denken Sie daran, dass es hierbei auf die Dosis ankommt, und regulieren Sie die Spannung wie mit einem Dimmer. Schwere Aufgaben erfordern mehr Spannung; bei leichteren reicht ein Minimum. Diese Körperkontrolle ist lernbar, aber es dauert etwas, bis man das Gefühl dafür entwickelt.

- ***Unter Krafteinsatz nie die Wirbelsäule verdrehen:*** Verzichten Sie beispielsweise auf Übungen wie den

»Russian Twist« aus dem Kraftsport, welche die Muskelaktivität erhöhen, aber die Wirbelsäule belasten. Wählen Sie stattdessen Techniken, die eine kontrollierte Drehbewegung gestatten.

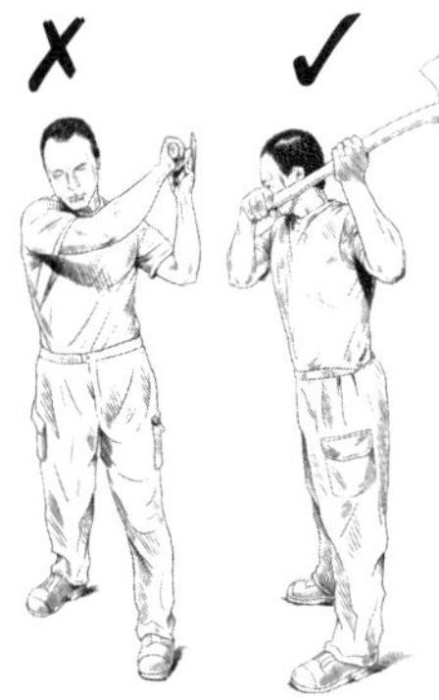

Bei falscher Technik verzieht sich die Wirbelsäule durch Drehkräfte. Die Muskeln versuchen, den Rücken mit Schwung zurückzudrehen, was die Wirbelsäule stark belastet. Eine gute Technik schützt vor Verdrehungen. Die Wirbelsäule bleibt stabil, wenn die Bewegung aus Schultern und Hüfte erfolgt.

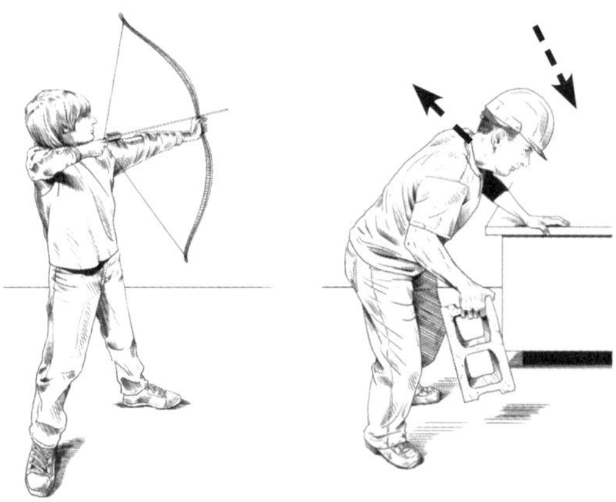

Bogenschützenprinzip: Beim Umgang mit Pfeil und Bogen muss ein Arm schieben, der andere ziehen. Die Wirbelsäule bleibt neutral. Wenn man diese Technik für Hebebewegungen anwendet, wird die Wirbelsäule geschützt.

- ***Schwung nutzen, um die Belastung zu mindern:*** Diese Empfehlung steht im Gegensatz zu dem häufig genannten Grundsatz, beim Heben langsam und gleichmäßig vorzugehen, der den Erfahrungen vieler fähiger Arbeiter widerspricht. Sicherer ist es, zunächst mit dem Rumpf Schwung aufzubauen und diesen dann auf das Objekt zu übertragen – solange die Wirbelsäule dabei gut gefestigt in neutraler Position verharrt.

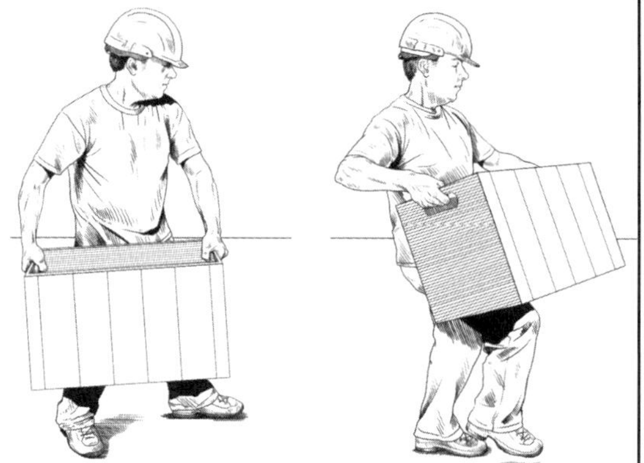

Cowboy-Prinzip: Stellen Sie sich vor, Sie müssten einen Sattel nur mit den Armen in einer langsamen, fließenden Bewegung auf einen Pferderücken heben. Das wäre schmerzhaft! Orientieren Sie sich lieber an der guten alten Cowboy-Manier: Den Sattel auf das Knie legen und mit dem Bein rückenschonend Schwung geben, um ihn nach oben zu »werfen«. Diese Technik kann man auch bei anderen Gegenständen nutzen.

- ***Nicht zu lange sitzen:*** Sie sollen sowieso regelmäßig die Haltung ändern. Ob beim Fahren, im Büro oder auf der Couch: Kurze Pausen, in denen Sie aufstehen und herumlaufen, entkrampfen den Rücken. Wenn die Wirbelsäulenflexion schmerzhaft ist, denken Sie an das Stützkissen für die Lendenwirbelsäule.

- ***Optimal Pause machen:*** Der individuelle Pausenrhythmus ist je nach Beruf und Aufgaben unterschiedlich. Pausen sollten mechanisch anders ablaufen als die normale Beanspruchung. Wer also ständig herumläuft, darf sich gern hinsetzen. Wer viel sitzt, sollte ein Stück gehen, nicht nur in der Mittagspause, sondern auch zwischendurch.

- ***Gelenkschonende und haltungsfördernde Hilfsmittel nutzen:*** Wenn Sie zum Beispiel durch langes Knien den Rücken entlasten, sollten Sie Knieschoner verwenden. Wer schmutzige oder scharfkantige und schwere Dinge hochheben und tragen muss, dem hilft eine Lederschürze, die körpernahes Arbeiten erlaubt.

- ***Bewegungen erst mental durchgehen:*** Überlegen Sie, wie Sie Bewegungen gelenkschonend aufbauen, Entfernungen abkürzen und körperferne Bewegungen durch Festigen der körpernahen Gelenke unterstützen können. Solche gut überlegten Abläufe werden schnell zur Gewohnheit, und bald schon müssen Sie nicht mehr darüber nachdenken, wie Sie bei einer Aufgabe den Rücken entlasten.

- ***Angemessene Gesamtfitness***: Für die allgemeine Fitness müssen alle Faktoren in einem ausgewogenen Verhältnis zueinander stehen: Flexibilität/Festigkeit, Körperkraft, Ausdauer, Schnellkraft, Gleichgewicht, Stabilität/Mobilität und Kenntnisse über korrekte Bewegungsabläufe. Nur so kann man die auftretenden Kräfte gezielt durch den ganzen Körper lenken und so die Gelenke effektiv schonen.

Zusammenfassung

Sie müssen sich nun Bewegungsabläufe abgewöhnen, die über Jahre hinweg Ihren Alltag geprägt haben. Solche unbewussten Muster erfordern aktives Umlernen. Wenn Sie sich regelmäßig rückenfreundlich verhalten, kommt das überreizte zentrale Nervensystem mit der Zeit zur Ruhe. Mit diesem Desensibilisierungsprozess steuern Sie langfristig auf eine schmerzfreie Zukunft zu.

Halten Sie sich bewusst an die hier dargestellten rückenfreundlichen Bewegungsprinzipien, bis sie automatisch ablaufen. Schmerzen sind ab sofort in erster Linie ein Hinweis darauf, dass Sie sich unaufmerksam oder unkonzentriert bewegt haben. Auf die Dauer werden die schmerzfreien Alternativen zur Gewohnheit.

9. Rückentraining:
Die »Goldenen Drei«

Inzwischen wissen Sie, welche Schmerzauslöser Sie meiden sollten und wie Sie sich bewegen, damit die Schmerzempfindlichkeit nachlässt. Der nächste Schritt umfasst Übungen, die den Rücken fitter machen.

Grundübungen für jedermann

Unter »Übungen« verstehe ich keineswegs stundenlanges Training im Fitnessstudio. Doch ich empfehle jedem Rückenschmerzpatienten, der auf eine gute körperliche Verfassung und Schmerzfreiheit Wert legt, zunächst die »Goldenen Drei«. Das sind:

1. Der modifizierte Curl-up

2. Der Seitstütz

3. Der Dreifüßlerstand

Unsere Studien haben ergeben, dass diese Übungen tatsächlich auf rückenschonende Weise für mehr Muskelfitness sorgen, ohne dass Stabilität und Körperkontrolle darunter leiden müssen. Zudem können sie schmerzhafte Mikrobewegungen für einige Stunden verhindern. Auch die Ausdauer wird aufgebaut. Letzteres ist ein wichtiger Baustein, wenn man gewohnte Aktivitäten wieder aufnehmen möchte, die Ihnen seit Aufkommen der Rückenprobleme Schmerzen bereitet haben.

Die »Goldenen Drei« haben ein paar Merkmale gemeinsam. Wenn Sie das nachfolgende Programm befolgen, müssen Sie zunächst Ihr aktuelles Niveau bestimmen und dann darauf aufbauen. Die Übungsintervalle beginnen immer mit dem zehnsekündigen Halten einer Übung. Diese kurze Zeitspanne senkt das Schmerzrisiko durch Muskelkrämpfe. Die Anzahl der Wiederholungen und Sätze richtet sich nach meinem Modell der absteigenden Pyramide. Mit wiederholten, kurzen Übungseinheiten wird Ausdauer aufgebaut. Wer zunächst keine zehn Minuten ohne Schmerzen schafft, beginnt mit drei Mal sechs Minuten über den Tag verteilt. Das ergibt insgesamt 18 Minuten schmerzfreies Training.

Lassen Sie sich bitte nicht zu klassischem Typ-A- oder Typ-B-Verhalten hinreißen. Anstatt das Training direkt zu übertreiben oder immer neue Ausreden zu finden, nicht zu trainieren, werden Sie lieber zu einem kompetenten Typ-C-Sportler. Es gibt keinen geheimen Trick – wer sich an die Anweisungen hält, macht auch Fortschritte. Sobald durch das schmerzfreie Training die Leistungsfähigkeit steigt, können Sie zu insgesamt weniger, aber dafür längeren Trainingseinheiten übergehen. Schwierigere Versionen dieser drei Grundübungen kommen erst in Frage, wenn man die Technik wirklich fehlerfrei beherrscht.

FÜNF WICHTIGE TIPPS

1. Diese drei Übungen jeden Tag üben.
Machen Sie das Training zur Gewohnheit.
2. Nicht gleich morgens nach dem Aufstehen trainieren.
Nutzen Sie lieber den Zeitraum ab dem späten Vormittag bis zum Abendessen. Die meisten Menschen haben auch nichts mehr davon, wenn sie kurz vor dem Schlafengehen üben.
3. Immer die Tagesform beachten.
Ein besonders empfindlicher Rücken toleriert nur sehr kurze Einheiten und profitiert am meisten von mehreren kurzen Übungsphasen über den Tag verteilt. Wenn die Zahl der Wiederholungen am Stück zu viel ist, lieber die eine Hälfte morgens, die andere nachmittags machen. Manche Menschen beginnen mit drei bis vier ganz kurzen Übungsphasen. Mit zunehmender Besserung reduziert man diese dann auf einmal am Tag mit entsprechend längerer Dauer.
4. Die Bauchmuskeln beim Training nicht einziehen, sondern anspannen.
Das Ziel ist Stabilität. Die Haltemuskulatur soll beim Training dazu beitragen, dass keine Schmerzen auftreten.
5. Möglichst schmerzfreie Rückenhaltung.
Die Bewegungen kommen aus der Hüfte und aus den Schultern, nicht aus der Wirbelsäule.

Sobald diese Voraussetzung für alle drei Übungen geschafft ist, dürfen Sie auch die Abwandlungen angehen. Inzwischen dürfte jedem Leser und jeder Leserin klar sein, dass alle Kapitel aufeinander aufbauen und immer erst die Grundlagen behandeln, dann die Feinheiten. Die »Goldenen Drei« bilden da keine Ausnahme. Die Übungen der späteren Kapitel helfen nur weiter, wenn Sie die »Goldenen Drei« richtig ausführen können.

Die »Goldenen Drei«

1. Der Curl-up

Zwischen diesem Curl und dem üblichen Crunch liegen Lichtjahre. Und um eines klarzustellen: Sit-ups sind für Rückenpatienten tabu!

Ausgangsstellung: Während des gesamten Curl-ups bleibt die Lendenwirbelsäule stabil. Legen Sie sich rücklings auf den Boden, und schieben Sie unterstützend beide Hände unter den unteren Rücken. Das verhindert ein Herunterdrücken der Wirbelsäule und verringert die Belastung für den Rücken. Ein Bein ausstrecken, das andere anziehen und den Fuß neben dem Knie des gestreckten Beins aufstellen.

Technik: Die Bauchmuskeln so weit anspannen, dass die Wirbelsäule schmerzfrei und stabil bleibt. Die Ellbogen anheben, sodass sie neben dem Körper »schweben« (die Hände bleiben unter dem Rücken). Die Wirbelsäule bleibt in ihrer neutralen Position, auch der Hals, während Sie nur Kopf und Schultern leicht vom Boden anheben. Hals- und Lendenwirbelsäule bleiben möglichst unbeweglich. Heben Sie nur Kopf und Schultern etwas an ,und zählen Sie bis zehn. Stellen Sie sich vor, Kopf und Schultern würden auf einer Badezimmerwaage ruhen, die jetzt null anzeigen soll – das reicht. Bei zehn den Rücken in die Ausgangsposition absenken. Im Vergleich zum Crunch ist die Bewegung beim Curl-up minimal, doch mit der richtigen Technik fühlt man sie deutlich. Während der Übung unbedingt tief durchatmen.

Verordnung: Mit fünf Wiederholungen anfangen (jeweils acht bis zehn Sekunden halten), dann 30 Sekunden Pause. Danach drei Wiederholungen, Pause, dann eine Wiederholung. Fertig. Wenn es Ihnen am nächsten Tag gutgeht, dürfen Sie bei jedem Satz eine Wiederholung dazugeben, also sechs, vier, zwei Wiederholungen (die rückläufige Zahl entspricht der russischen absteigenden Pyramide). Wer keine Schmerzen in den Beinen hat, wechselt bei jedem Satz das Bein. Wenn Schmerzen im Bein oder im Gesäß vorliegen, winkeln Sie auf der schmerzenden Seite das Bein an.

DIE »RUSSISCHE ABSTEIGENDE PYRAMIDE« ALS KONZEPT FÜR SÄTZE UND WIEDERHOLUNGEN

Mit diesem cleveren Konzept kann man die Zahl der Sätze und Wiederholungen so anpassen, dass man Kraftausdauer aufbaut, ohne zu ermüden. Da nach acht bis zehn Sekunden das richtige Verhältnis von Sauerstoff und Säure-Basen-Gleichgewicht wiederhergestellt wird, beugt die Pyramide auch Muskelkrämpfen vor. Ich habe sie von russischen Meistern gelernt, denen ich mit der Bezeichnung Ehre erweisen möchte. Üblicherweise macht man drei Sätze. Die Übung wird jeweils acht bis zehn Sekunden gehalten. Der erste Satz umfasst beispielsweise sechs Wiederholungen mit einer kurzen Pause nach jeder Ausführung. Danach folgt eine längere Pause von 20 bis 30 Sekunden. Der zweite Satz hat zwei Wiederholungen weniger, hier also nur noch vier. Dann folgen erneut 20 Sekunden Pause und ein dritter Satz mit zwei Wiederholungen weniger, hier also zwei. Danach gehen Sie zur nächsten Übung weiter, die ebenfalls nach der absteigenden Pyramide ausgeführt wird.
Wer mehr Training will, fügt jedem Satz eine Wiederholung hinzu (jedoch nicht die Haltezeit verlängern). Dieses Schema gilt, solange jemand Schmerzen hat. Wenn die Schmerzen vorbei sind, kann man die Übung länger halten und auch andere Wiederholungszahlen und Satzformen verwenden.

Hier ist ein Beispiel:
1 Wdh. = 10 Sekunden halten
Satz 1: 6 Wdh., 20 Sekunden Pause
Satz 2: 4 Wdh., 20 Sekunden Pause
Satz 3: 2 Wdh., fertig.

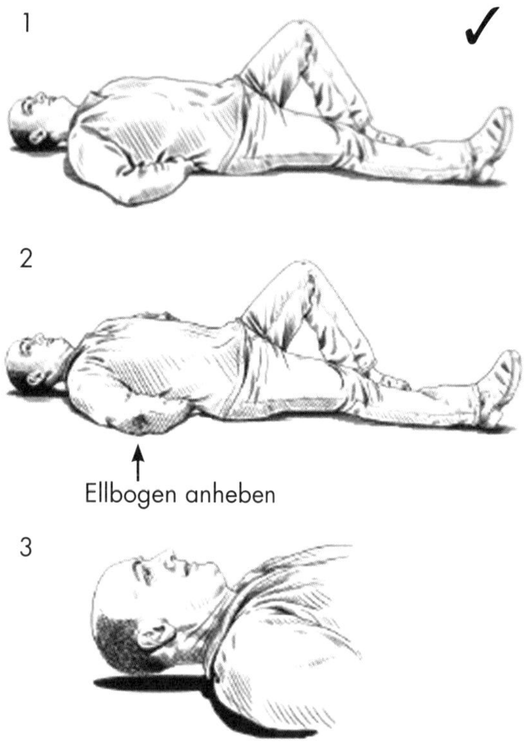

Der Curl-up: Hände mit den Handflächen nach unten unter die Lendenwirbelsäule schieben (1). Die Ellbogen etwas vom Boden abheben (2). Die Bauchmuskeln anspannen, bis die individuell erforderliche Spannung für Schmerzfreiheit erreicht ist. Kopf, Hals und Schultern minimal anheben (3).

HILFSÜBUNGEN

Manche Menschen bekommen beim Curl-up Hals- und Nackenschmerzen. Besonders häufig tritt dies bei Leuten auf, die viel Kaugummi kauen, einen langen Hals haben oder wenn chirurgisch viel am Hals manipuliert wurde. Widerstehen Sie dem Impuls, die Hände hinter dem Kopf zu verschränken. Für mehr Stabilität und schmerzfreies Anheben des Kopfes eignet sich die unten beschriebene Technik besser.

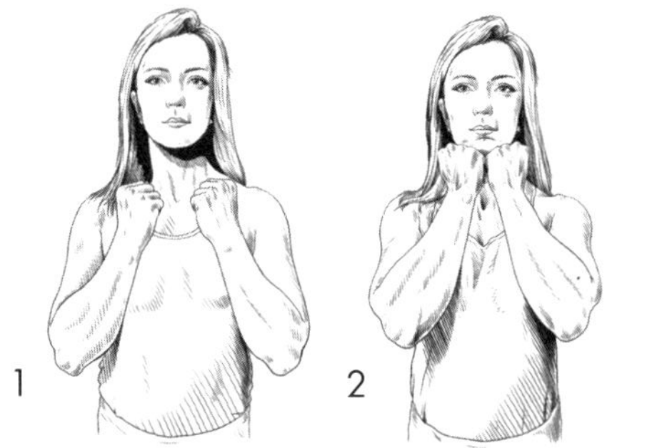

Die Vorbereitung der Halsmuskeln beginnt im Stehen. Der Kopf ist in neutraler Position, der Blick geht geradeaus. Setzen Sie beide Fäuste unter das Kinn (1). Die Zähne leicht aufeinandersetzen und die Zunge hinter den Zähnen an den Gaumen legen. Dann mit der Zunge gegen den Gaumen drücken und so den vorderen Halsbereich straffen. Das aktiviert die Halsbeuger und erleichtert später den Curl-up. Mit den Fäusten leicht aufwärtsdrücken, mit den Halsmuskeln gegenhalten. Dabei nicht bewegen (2).

Der Druck soll nur ausreichen, um die Muskeln zu aktivieren. Er soll nicht unangenehm sein oder Schmerzen hervorrufen. Die Übungen zum Aufbau Ihrer Muskelkraft dürfen niemals Schmerzen bereiten.

Wenn Sie eine Weile Halskraft aufgebaut haben, können Sie beim Curl-up die folgende Technik einsetzen: Die Halsbeuger aktivieren, indem Sie die Zähne leicht aufeinandersetzen. Dann die Zunge an den Gaumen legen. Spüren Sie, wie die Flexoren unter dem Kinn reagieren? (Kleiner Tipp: Wussten Sie, dass Kaugummikauen die Flexoren hemmen kann?)

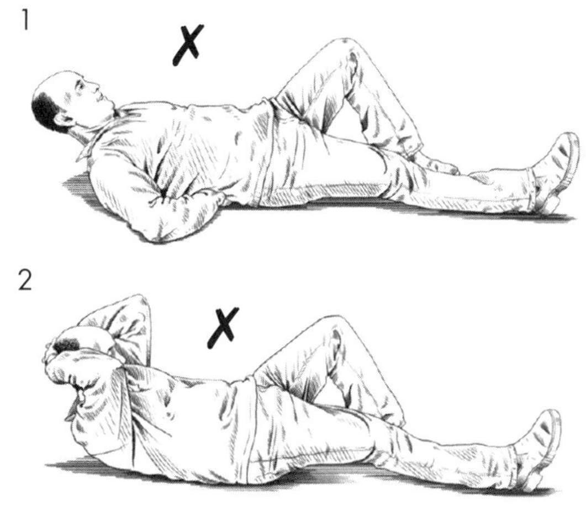

Fehler beim Curl-up: zu starke Halsbeugung (1) oder Hände hinter den Kopf (2)

2. Der Seitstütz oder die seitliche Planke

Alle Übungen aus der Gruppe der Seitstütze trainieren die Muskeln, die für das Stützen der Wirbelsäule entscheidend sind. Unter anderem werden der quadratische Lendenmuskel und die Bauchmuskulatur gestärkt, was sonst nur wenige Übungen vermögen. Auch der wichtige große Rückenmuskel (Latissimus dorsi) ist beteiligt. Der besondere Vorteil dieser Übung ist, dass immer eine Seite der Wirbelsäulenmuskulatur relativ inaktiv bleibt, während die andere arbeitet.

Ausgangsstellung: Für den Seitstütz, auch als seitliche Planke bezeichnet, kann man sich auf den Knien abstützen, solange die Kraft noch nicht ausreicht oder die Bauchmuskeln nicht schmerzfrei angespannt werden können. Legen Sie sich zuerst auf die rechte Seite, und stützen Sie sich auf dem rechten Ellbogen, der Hüfte und dem äußeren Bein ab.

Technik: Die linke Hand seitlich auf das Becken legen und eventuell damit Halt geben, während Sie die Hüfte anheben, bis der Körper nur noch auf dem rechten Ellbogen und den Knien ruht. Später stützt man sich nur noch auf Füße und Ellbogen und hebt auch die Knie ab. Die Krönung für Geübte ist der rollende Seitstütz, bei dem man über den normalen Unterarmstütz die Seite wechstelt.

Verordnung: Die Position zehn Sekunden halten, dabei bitte normal weiteratmen. Erst drei bis vier Mal auf einer Seite, dann auf der anderen Seite wiederholen. Wenn Sie schmerzfrei mehr Wiederholungen schaffen, dürfen Sie die Übung ausbauen; für den Anfang jedoch nicht mehr als sechs Wiederholungen nacheinander ausführen. Machen Sie dann Pause, bevor ein Satz mit zwei Wiederholungen weniger folgt. Pause, dann eventuell ein dritter Satz mit wiederum zwei Wiederholungen weniger. Fertig. Mit zunehmender Schmerzfreiheit und mehr Kraft kann man den Schwierigkeitsgrad erhöhen. Sobald Sie den normalen Seitstütz beherrschen – zehn Sekunden auf Füßen und Ellbogen für alle Sätze der absteigenden Pyramide –, halten Sie eine Seite zehn Sekunden, gehen dann (ohne die Wirbelsäule zu verdrehen!) in den Ellbogenstütz über, halten diesen drei Sekunden und drehen sich für weitere zehn Sekunden zur anderen Seite in den Seitstütz. Das ist eine Wiederholung. Das Ziel sind sechs Wiederholungen mit einer absteigenden Pyramide von vier und zwei weiteren Wiederholungen mit je einer Pause dazwischen, fertig!

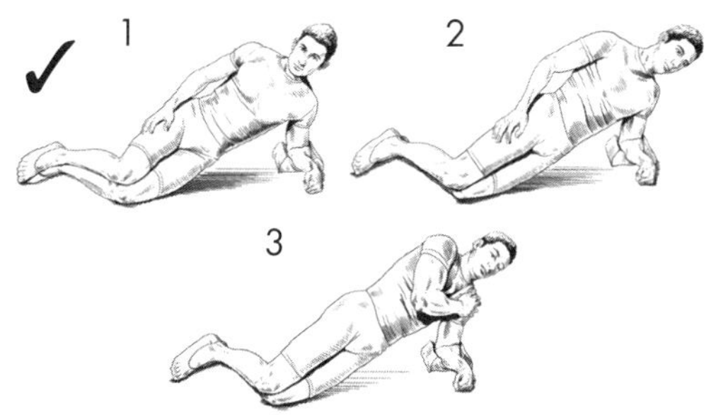

Der Seitstütz für Anfänger: Seitenlage, Knie und Hüften sind leicht gebeugt (1). Das Becken wird nicht senkrecht vom Boden abgehoben, sondern die Hüfte wird wie bei der Kniebeuge aus dem Hüftscharnier vorgezogen, bis der Körper von den Knien aus eine gerade Linie bildet (2). Bei Problemen mit der Schulter tut es häufig gut, die freie Hand mit gespreizten Fingern über die stützende Schulter zu legen und den Ellbogen zur Brust zu ziehen (3).

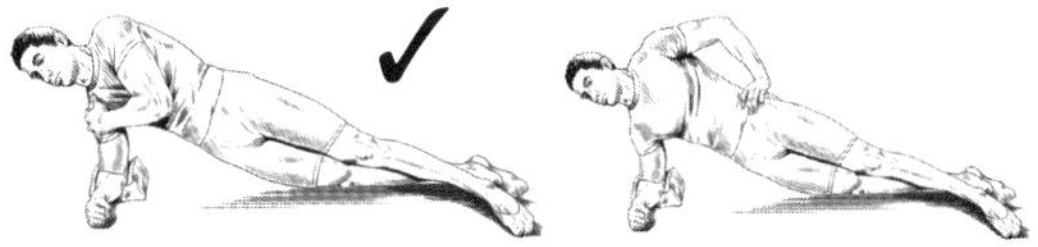

Die nächste Stufe ist der »echte« Seitstütz, bei dem nur Ellbogen und Füße den Boden berühren. Der obere Fuß steht dabei vor dem unteren. Anfangs umschließt die freie Hand den Deltamuskel, und der freie Ellbogen wird zur Brust gezogen. Das schützt vor Schulterschmerzen (1). Später kann man die Position schwieriger gestalten, indem man eine Hand in die Taille setzt (2).

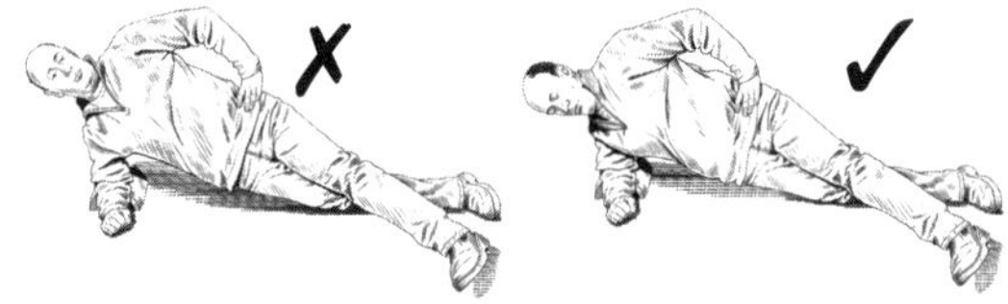

Beim »Rollen« darf die Bewegung nicht vom Becken ausgehen; das verdreht die Wirbelsäule. Achten Sie auf das »Bauchmuskelkorsett«, und versteifen Sie den Rumpf vom Brustkorb bis zum Becken. Die Bewegung muss vom Latissimus dorsi, dem breiten Rückenmuskel, eingeleitet werden.

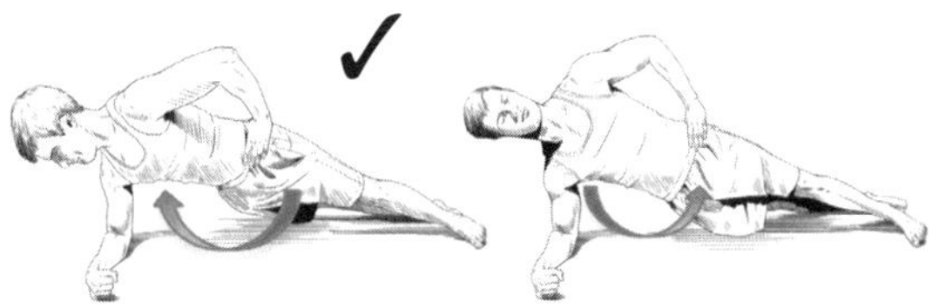

Sobald der Seitstütz funktioniert, lassen sich mit dieser Technik für Fortgeschrittene verschiedene neuromuskuläre Anteile der Bauchwand aktivieren. Drehen Sie den Nabel aus dem Seitstütz leicht in Richtung Boden, dann aufwärts in Richtung Decke. Die Bewegung erfolgt immer aus der Schulter heraus, nicht durch Verdrehung der Wirbelsäule. Der Rumpf bleibt stabil.

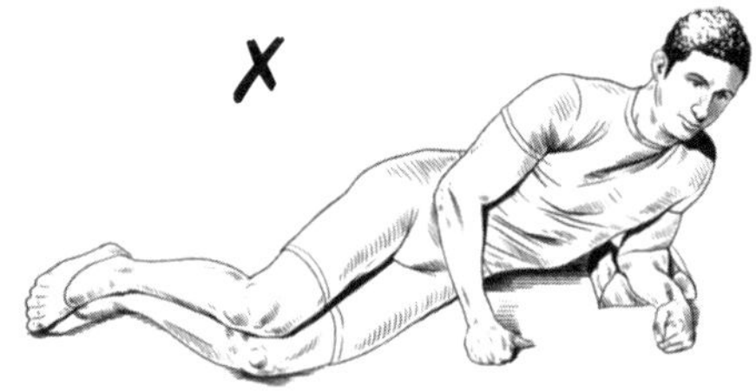

Widerstehen Sie der nachlässigen Ruhehaltung mit seitlich abknickender Wirbelsäule. Sorgen Sie mit einer geraden Becken- und Hüftausrichtung für Schmerzfreiheit.

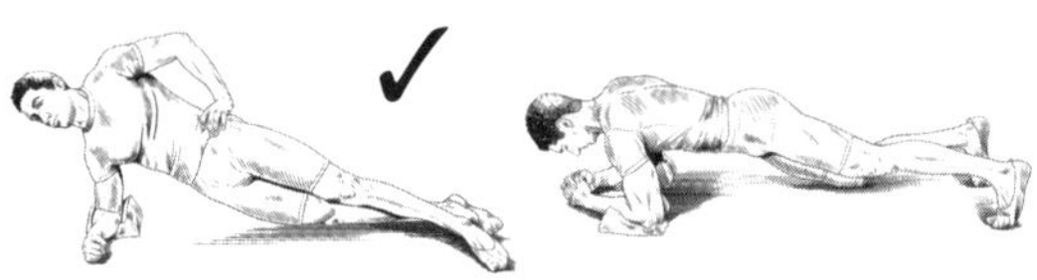

Der Seitstütz lässt sich zum rollenden Seitstütz ausbauen. Der Rumpf bleibt die ganze Zeit stabil. Die Bewegung erfolgt nur über Schultern und Hüfte. Aus dem Ellbogenstütz geht man in den Seitstütz auf der Gegenseite über (wieder zehn Sekunden).

AUFBAUÜBUNGEN

Wenn der Seitstütz anfangs zu schwierig oder zu schmerzhaft ist, können Sie mit dieser Version beginnen und sich erst danach steigern:

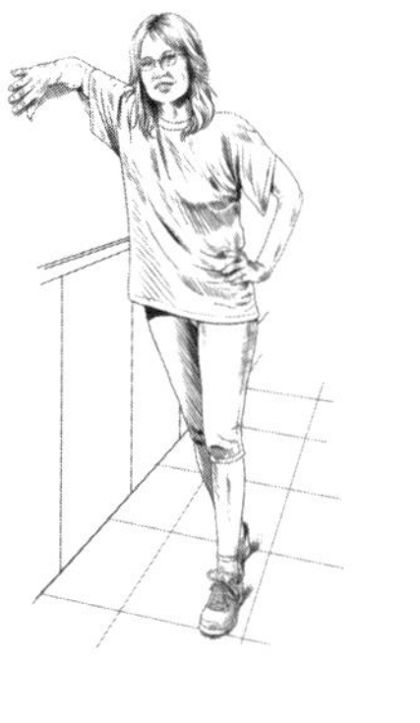

Seitstütz an der Wand: Lehnen Sie sich seitlich an eine Wand. Der äußere Fuß steht vor dem inneren. Wirbelsäule und Hüfte nehmen eine schmerzfreie Position ein. Zehn Sekunden halten und die Wiederholungen und Sätze wie beim Seitstütz auf dem Boden aufbauen.

Seitstütz für Menschen mit Schulterproblemen

Manchmal erschweren Schulterverletzungen und Schmerzen den Seitstütz. Insbesondere unter Football-Profis kommt es immer wieder vor, dass nicht zu schwache Muskeln, sondern Schulterschmerzen diese Übung unmöglich machen. Die unten vorgestellte Alternative ist nicht ganz so wirksam wie der Seitstütz, hilft aber allen, die eine einfachere Variante benötigen, die nicht die Schulter belastet. Legen Sie sich auf die Seite, spannen Sie die Bauchmuskeln an, und heben Sie beide Beine knapp über den Boden.

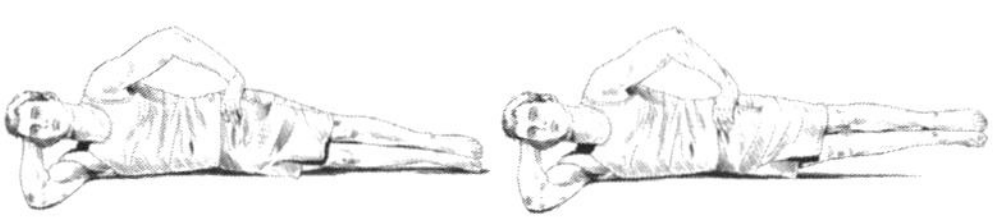

Suchen Sie in Seitlage die natürliche Wirbelsäulenhaltung (1). Die Bauchmuskeln ausreichend anspannen, die Beine nur ein klein wenig anheben und dabei auf minimale Wirbelsäulenbeugung achten (2). Stellen Sie sich vor, die Füße lägen auf einer Waage, die jetzt null anzeigen soll.

3. Dreifüßlerstand

Diese Übung ist nicht nur gut für den Rücken, sondern auch für die Hüftstrecker (Extensoren). Gleichzeitig lernt man, wie man Hüfte und Schulter bewegt, ohne die Wirbelsäule zu destabilisieren.

Unsere Untersuchungen zeigen, dass Dreifüßler- und Zweifüßlerstand der Wirbelsäule starke Kompression ersparen und eine stabile Muskelaktivität ermöglichen. Die Übungen trainieren wichtige Muskeln für Brust- und Lendenwirbelsäule (M. longissimus, M. iliocostalis, M. multifidus) und leisten bei Rückenschmerzen einen wertvollen Beitrag zur Desensibilisierung.

Ausgangsstellung: Die Wirbelsäule auf allen vieren durch vorsichtiges Beugen und Strecken in die am wenigsten schmerzhafte Position bringen. Das schont insbesondere die Lendenwirbelsäule. Die Brustwirbelsäule sollte ganz natürlich aufwärtsgekrümmt sein. Hüften und Knie sind jeweils rechtwinklig gebeugt. Die Hände stehen unter den Schultern. Die Bauchmuskeln so stark anspannen, dass die Bewegung allein aus Hüften und Schultern erfolgen kann.

Technik: Das Ziel der Übung ist der Zweifüßlerstand, bei dem ein Arm und das gegenüberliegende Bein gleichzeitig angehoben und gestreckt werden. Der Arm soll dabei nicht höher sein als die Schultern und das Bein nicht höher als die Hüfte: Halten Sie Arm und Bein sechs bis acht Sekunden parallel zum Boden. Schwieriger wird die Übung, wenn die erhobene Hand und das erhobene Knie zwischen den Wiederholungen nur über den Boden wischen, ohne Gewicht abzusetzen. Die Wirbelsäule bleibt die ganze Zeit unbewegt; die Bewegung kommt nur aus Schulter und Hüftgelenk.

Wenn man die angehobene Hand zur Faust ballt, wird der obere Rücken noch besser angespannt. Für eine verstärkte Beteiligung von unterem Rücken, Gesäß und rückwärtiger Beinmuskulatur den erhobenen Fuß anwinkeln und die Ferse weiter nach hinten drücken. Das wirkt zugleich einem gekippten Becken entgegen, das die Wirbelsäule verdrehen würde.

Bei extrem empfindlichem Rücken beginnen wir mit dem Dreifüßlerstand. Dabei wird erst nur ein Bein erhoben, aber kein Arm. Achten Sie in jeder Variante immer auf ein entsprechend festes »Bauchmuskelkorsett« und eine neutrale Wirbelsäule mit natürlichen Krümmungen.

Sobald Sie die Stufe »Halten und Wischen« (siehe die Abbildung rechts in der Mitte) bewältigt haben, wird es Zeit für das »Quadratezeichnen« (Abbildung auf der gegenüberliegenden Seite). Dabei führen Sie die Faust in der Halteposition maximal 30 Zentimeter zur Seite und konzentrieren sich ganz auf das Armstrecken, dann nach unten, zurück zur Mitte und wieder aufwärts. Der Fuß beschreibt die gleiche Aufwärtsbewegung wie die Hand. Diese Bewegung trainiert die oberen Extensoren, Rhomboiden, Latissimus dorsi und den unteren Trapezius.

Verordnung: Üben Sie gemäß der absteigenden Pyramide, zum Beispiel mit vier Mal zehn Sekunden halten rechts, dann vier Mal links. 30 Sekunden Pause, dann drei Mal pro Seite, Pause und zwei Mal pro Seite. Wer mehr leisten kann und will, kann pro Satz eine Wiederholung hinzufügen. Aber bitte nicht die zehn Sekunden überschreiten. Längere Haltezeiten sind erst angebracht, wenn die Schmerzen merklich zurückgehen. Sätze, Wiederholungen und Pausen entsprechen im Drei- oder Zweifüßlerstand normalerweise denen beim Seitstütz.

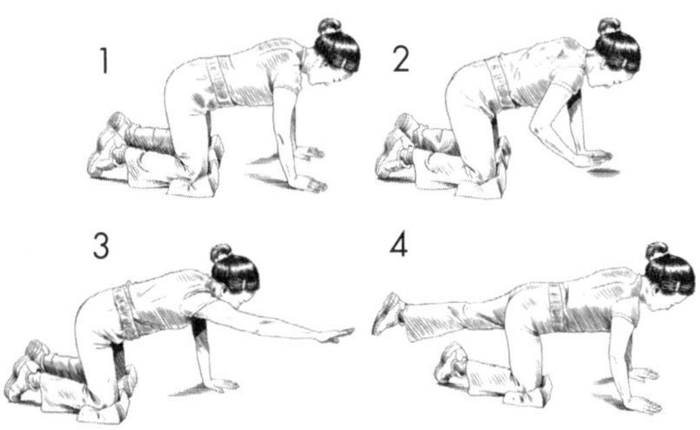

Schmerzpatienten suchen im Vierfüßlerstand zunächst eine schmerzarme Rückenposition. Die Hände sind dabei senkrecht unter den Schultern, die Knie unter den Hüftgelenken (1). Die Übung soll schmerzfrei ablaufen. Anfangs hebt man möglicherweise nur eine Hand vom Boden, indem man im Ellbogen einknickt (2). Zehn Sekunden halten. Danach kann man entweder den Arm (3) oder ein Bein (4) ausstrecken (Dreifüßlerstand). Das Heben soll anstrengend sein, aber keine Schmerzen auslösen.

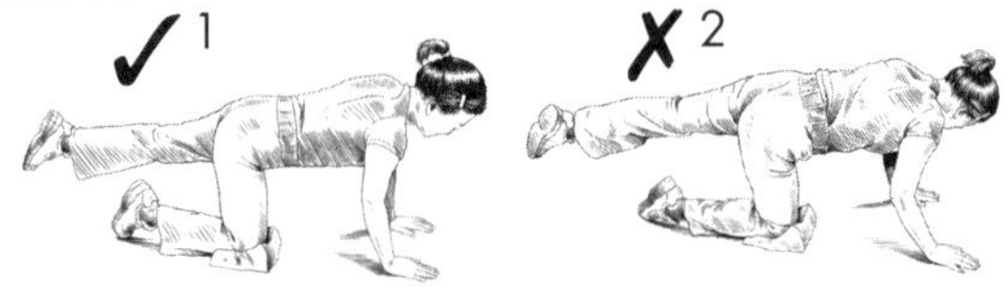

Ein typischer Fehler ist es, die Wirbelsäule zu verdrehen (2). Das führt zu Schmerzen und verhindert Fortschritte.

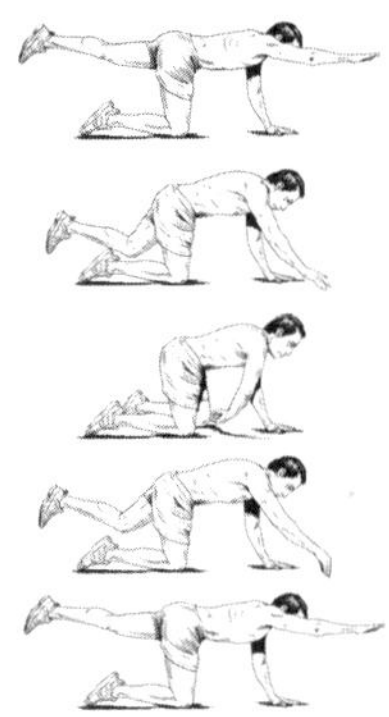

Höhere Stufen umfassen die Technik »Boden wischen« gegen eine Verkrampfung im unteren Rücken: Alle zehn Sekunden allein aus der Hüfte und den Schultern heraus mit Knie und Hand über den Boden streifen, ohne dabei die Wirbelsäule zu bewegen.

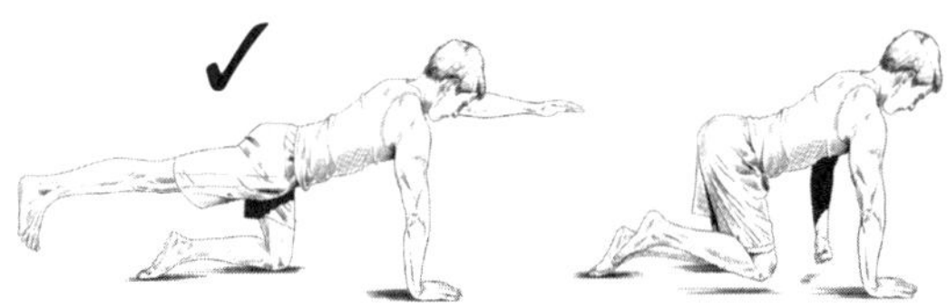

Häufig versucht man, das Bein zu hoch anzuheben, und verdreht dabei die Wirbelsäule. Dagegen hilft die Konzentration auf die nach hinten geschobene Ferse. So werden auch Rücken, Gesäß und Beinmuskeln besser beteiligt.

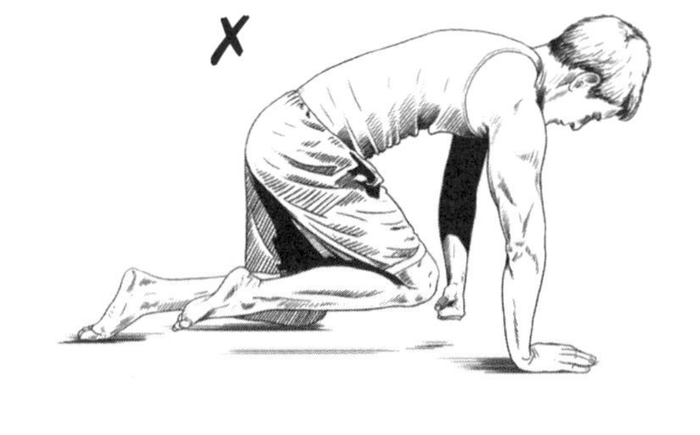

Achtung: Am »Boden wischen« sind Wirbelsäule und Hals nicht beteiligt. Die Bewegung erfolgt allein aus Hüfte und Schultern.

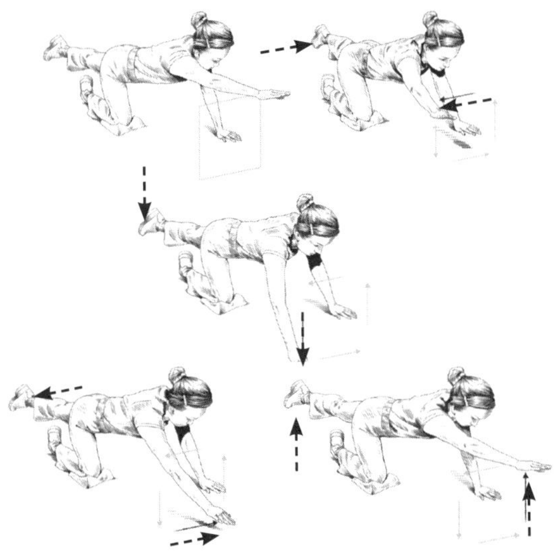

Den Zweifüßlerstand kann man noch steigern, indem Hand und Fuß ein auswärtsgerichtetes Quadrat in die Luft zeichnen: Von der Mitte maximal 30 Zentimeter nach außen, nach unten, zurück in die Mitte und wieder aufwärts. Die Wirbelsäule bleibt stabil; die Bewegungen kommen nur aus Schultern und Hüfte.

Varianten für Menschen mit Knieproblemen

Bei Arthrose im Knie, einem künstlichen Kniegelenk oder bei Schwierigkeiten, auf den Boden zu kommen, lässt sich die Übung auch im Stehen durchführen. Nach wie vor gilt, dass es auf einen stabilen Rumpf ankommt. Die Bewegungen erfolgen nur aus Hüfte und Schulter. Die Grundregeln zu Wiederholungen und Sätzen und das zehnsekündige Halten bleiben bestehen.

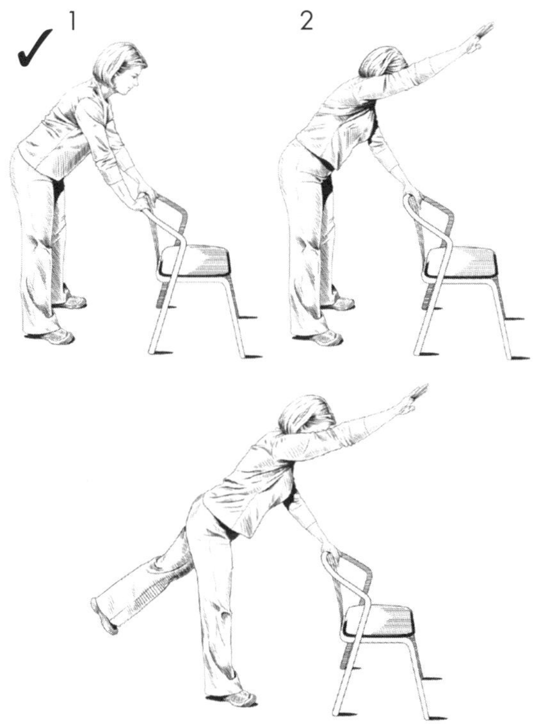

Dreifüßlerstand und Zweifüßlerstand im Stehen (1) mit einfacher Progression: Erst nur einen Arm heben (2), dann nur ein Bein. Irgendwann die ganze Übung ausführen (3). Der Rücken bleibt gerade; die Bewegung findet lediglich in Schulter- und Hüftgelenk statt.

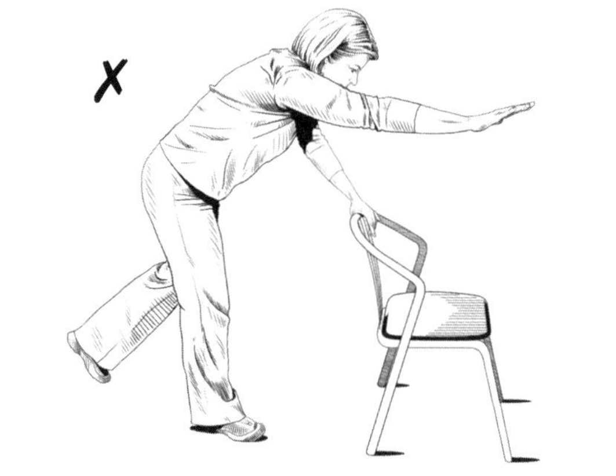

Typische Fehler sind Bewegungen in der Wirbelsäule und eine zusammengesunkene Haltung.

Ausgewogene Rückenkraft mit den »Goldenen Drei«

Unsere Untersuchungen verschiedener Gruppen zeigen, dass diejenigen, die bei diesen drei zentralen Übungen ein gleichmäßiges Verhältnis von Sätzen und Wiederholungen erzielen, langfristig ein geringeres Risiko für weitere Rückenprobleme haben. Wer also beim Curl-up das Muster »6, 4, 2 Wiederholungen« bewältigt, sollte bei Seitstütz und beim Zweifüßlerstand auf beiden Seiten dieselbe Anzahl schaffen. Achten Sie darauf, mit allen drei Übungen möglichst gleichmäßig fortzuschreiten.

Zu Beginn zeigt sich häufig eine Schwäche bei der einen oder anderen Übung. Trainieren Sie auf eine gleichmäßige Leistungsfähigkeit in Bezug auf Wiederholungen und Schwierigkeitsgrad hin.

Die Gelenke schmieren: Kuh und Katze

Mit Curl-up, Seitstütz und Dreifüßlerstand kennen Sie die unverzichtbaren »Goldenen Drei«, mit denen man die stützende Bauch- und Rückenmuskulatur so trainiert, dass die Wirbelsäule stets in schmerzfreier Position gehalten wird. Für alle drei gilt: Nicht die Wirbelsäule bewegen! Hin und wieder jedoch möchte und sollte man den Rücken bewegen. Wir haben festgestellt, dass sich die Beweglichkeit der Wirbelsäule am besten mit einer Übung trainieren lässt, die ebenfalls im Vierfüßlerstand abläuft, nämlich Kuhrücken und Katzenbuckel.

Bei Kuh und Katze geht es um sanfte Bewegungen und nicht etwa um ein gezwungenes Ausnutzen des vollen Bewegungsspielraums. Nur kontrollierte Bewegungen sind hilfreich. Man sollte bewusst darauf achten, die Bewegung nicht bis zum Ende auszureizen. Keine der beiden Positionen soll ins Extrem gehen.

Die Übung beginnt im Vierfüßlerstand mit einer sanften Auf- und Ab-Bewegung zwischen Hohlkreuz mit erhobenem Kopf (Kuh) und einem gerundetem Rücken mit Blick zum Bauch (Katze).

Wie bei allen unseren Übungen haben wir bei Patienten das Ausmaß der Wirbelsäulenbelastung ermittelt. Schon nach sieben bis acht Durchgängen gehen Reibung und Bewegungswiderstand in der Wirbelsäule zurück. Weitere Wiederholungen sind nicht erforderlich oder können den Erfolg zunichte machen.

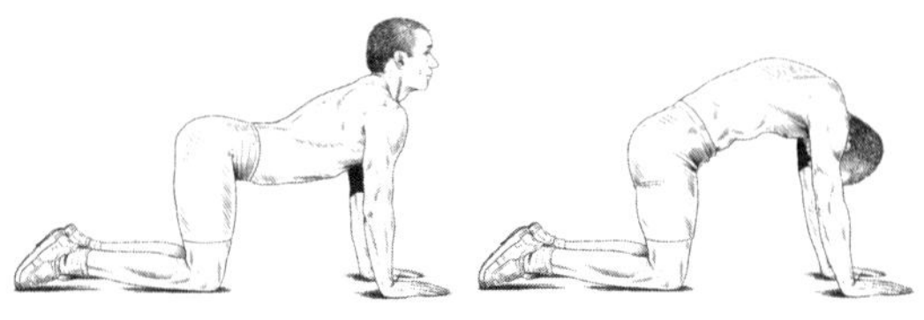

Kuh/Katze beginnt im Vierfüßlerstand. Innerhalb des schmerzfreien Bewegungsrahmens sanft die gesamte Wirbelsäule nach innen und außen biegen. Ein Durchgang dauert drei bis vier Sekunden.

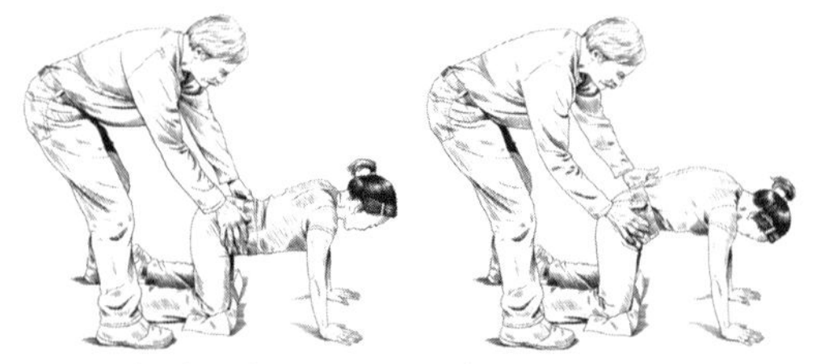

Die Wirbelsäulen- und Hüftbewegung kann zunächst zu Missverständnissen führen. Ein Therapeut kann Ihnen helfen, die volle Bewegungsfreiheit von Wirbelsäule und Hüfte zu erreichen.

Diese Übungen sollten Sie unterlassen!

Sie haben sicher schon andere Mobilisations- und Dehnungsübungen für den Rücken gezeigt bekommen. Wenn das geholfen hätte, würden Sie dieses Buch aber wohl nicht lesen. Was bisher nicht zu der von uns erläuterten gesunden Wirbelsäulenhaltung und sauberen Bewegungsabläufen geführt hat, sollten Sie für immer vergessen! Hierzu zählt insbesondere das Anziehen der Knie an die Brust. Diese scheinbare Erste-Hilfe-Methode ist langfristig nur schädlich. Bitte kippen Sie auch nicht in Rückenlage die angewinkelten Knie von einer Seite zur anderen. Diese Übung macht die Bandscheiben und Facettengelenke nur noch empfindlicher. Das Einzige, was Sie für die Mobilisation der Wirbelsäule tun sollten, ist die Katze-Kuh-Übung.

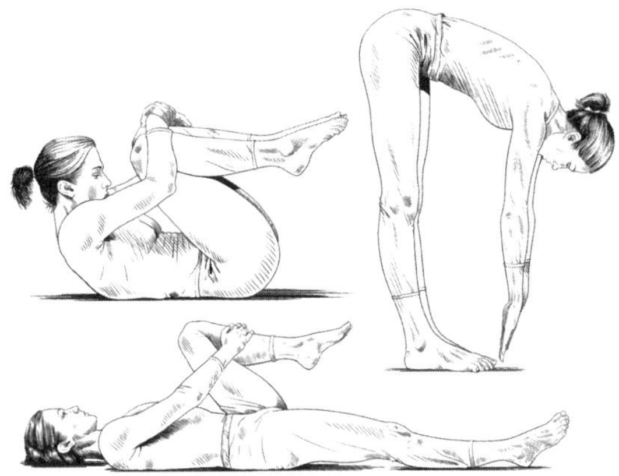

Streichen Sie solche Dehnübungen, dann geht die Schmerzreaktion zurück.

Bitte keinen »Superman«: Auch diese Übung ist nichts für Patienten mit Rückenschmerzen. Der »Superman« wird bei Rückenschmerzen gern zur Kräftigung der Rückenstrecker eingesetzt. Die übermäßige Streckung belastet die Wirbelsäule mit einer Krafteinwirkung von etwa 600 kg. Damit ist sie für Menschen mit Rückenschmerzen denkbar ungeeignet. Bitte überlassen Sie solche Übungen schmerzfreien Menschen.

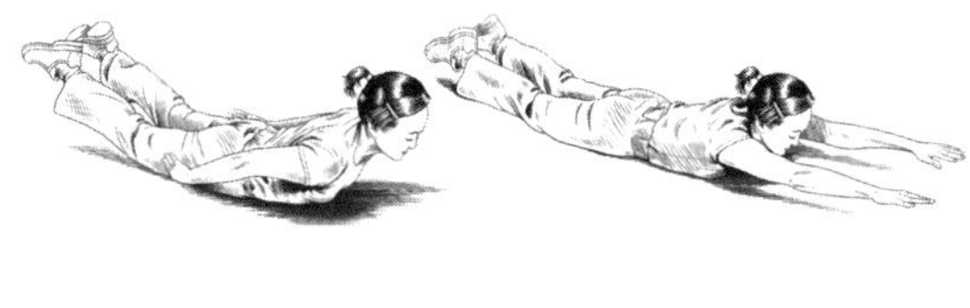

Ein Übungsprogramm zur Schmerzlinderung darf keinerlei Varianten des »Superman« enthalten. Unsere Untersuchungen belegen hierbei eine unnötige Kompressionsbelastung der Wirbelsäule, die in die Hyperextension verzogen wird.

Nachdem Sie nun verstehen, wie die Übungen, die Ihren Rücken schmerzfrei machen sollen, aufeinander aufbauen, kommt mit Gehen ein weiteres Element hinzu. Bitte warten Sie mit der Umsetzung der unverzichtbaren »Goldenen Drei«, bis Sie die Prinzipien des Gehens verinnerlicht haben. Ein vollständiges Übungsprogramm erstellen wir in Kapitel 14.

10. Balsam für den Rücken: Zügiges Gehen

Ein Balsam wird normalerweise oberflächlich aufgetragen, um Beschwerden wie aufgesprungene Lippen oder Muskelkater zu lindern. Man kann ihn immer wieder auf die Haut schmieren, um sich etwas Erleichterung zuverschaffen. Bei Rückenschmerzen gibt es statt eines solchen Balsams eine ganz natürliche, regelmäßig unterschätzte Bewegungsform, die jeder Mensch wie einen Balsam einsetzen kann: das Gehen.

Nutzen Sie Gehen als Therapie

Gehen zählt zu den normalsten Grundaktivitäten des Alltags. Es ist unglaublich einfach und zudem von einzigartiger Bedeutung für einen gesunden Rücken. Eine Gehtherapie gehört schlicht und einfach zu den Pflichtbausteinen der Schmerzlinderung.

Aus wissenschaftlicher Sicht erfordert das Heben und Schwingen des Beines bei jedem Schritt aktive Muskeln, die das Becken davon abhalten, einseitig abzusinken und die Wirbelsäule zu belasten. Jeder Schritt erzeugt eine leichte Muskelkontraktion, deren Wiederholung das Gangbild formt. Kaum eine Tätigkeit fordert die seitlichen Anteile von Wirbelsäule und Core so gut und strafft die Hüften so sehr wie das Gehen. Der Rumpf muss dabei viel Energie speichern, weil das elastische Gewebe im Rücken bei jedem Schritt die Muskelkraft abfedert und die Wirbelsäule von der Bewegungsenergie entlastet. Bei höherem Tempo und schwingenden Armen funktioniert diese »Ableitung« noch besser. Die schräge Bauchmuskulatur überträgt die Armbewegungen und nutzt sie zum Antrieb der Hüften. Auf diese Weise trainiert Gehen wichtige kinetische Muskelketten, die bei anderen wichtigen Handlungen Schmerzen lindern können.

Manche Leser wundern sich jetzt vielleicht, weil sie festgestellt haben, dass Gehen für sie schmerzhaft ist. Vielleicht wurden Sie bisher nur schlecht beraten. Wahrscheinlich hat man Ihnen gesagt, Sie sollten am besten ein bisschen spazieren gehen, bloß nicht zu schnell. Und das hat nichts geholfen. Doch das liegt daran, dass zu langsames Gehen die Wirbelsäule statisch auflädt. Die Muskeln drücken sie dann stärker zusammen. Zudem macht eine schlechte Haltung beim Gehen die Schmerzen schlimmer. Der erste Schritt ist daher die Korrektur der Gehhaltung, um die schmerzenden Stellen zu entlasten. Danach entwickeln wir ein gesundes Gangmuster, bei dem Schmerzen abgebaut werden.

Langsames Gehen ist auch deshalb problematisch, weil dabei häufig die Arme nicht mitschwingen. Auch das trägt zur Verkrampfung der Haltemuskulatur bei. Zudem wird das Knie meist bei jedem Schritt voll gestreckt. Das verhindert das Federn der Beinmuskeln, das für schmerzfreies Gehen erforderlich ist.

Sobald man, statt langsam zu schlendern, zügig geht, kann Gehen Schmerzen lindern, anstatt sie zu verursachen. Wenn auch flottes Gehen wehtut, sind Sie entweder momentan noch extrem sensibel, oder Sie haben es kurzfristig übertrieben. Das bedeutet lediglich, dass Sie noch etwas warten sollten, bis Sie Ihr Programm um diesen Baustein erweitern können. Halten Sie sich für den Anfang an die bisher dargestellten Übungen. Irgendwann wird flottes Gehen auch Ihnen helfen.

Die Geschwindigkeit beim Gehen ist ein wichtiger Faktor. Für therapeutisches Gehen werden aber noch weitere Elemente benötigt, die ebenso wichtig sind. Der russische Schwerathlet Pavel Tsatsouline hat interessante Beobachtungen zu kulturellen Gruppen und deren Gehweisen gemacht. Er behauptet, Amerikaner würden beim Gehen immer auf den Boden blicken, wodurch ihr Kopf der erste Teil der Bewegung ist. Russen hingegen würden die Brust voranschieben, was das natürliche Schwingen der Arme fördert. Letzteres ist unser Ziel!

Schmerzfreies Gehen

Prüfen Sie Ihre Gehweise vor einem Spiegel oder vor einem Schaufenster, oder lassen Sie jemanden aus Ihrer Familie oder Ihrem Freundeskreis mit dem Smartphone ein Video aufzeichnen. Schieben Sie das Kinn vor? Schwingen die Arme mit oder nicht? Machen Sie kurze oder lange Schritte? Geht der Blick nach unten, oder laufen Sie mit stolz geschwellter Brust? Sobald Sie den Istzustand kennen, können Sie die folgenden Korrekturen vornehmen (siehe Abbildungen):

1. Nehmen Sie die aufrechte, korrigierte Haltung ein, die im Stehen die Schmerzen lindert. Das beugt Verkrampfungen im Rücken vor.

2. Die Bauchmuskeln leicht anspannen.

3. Marschieren Sie ein paar Schritte kraftvoll auf der Stelle, heben Sie die Knie dabei etwas höher als sonst.

4. Jetzt ein paar Schritte gehen und dabei die Arme aus der Schulter schwingen lassen (nicht aus dem Ellbogen).

5. Arbeiten Sie auf größere, schnellere Schritte hin, bis Sie zielstrebig marschieren. Es soll sich so anfühlen, als müssten Sie schnell irgendwohin.

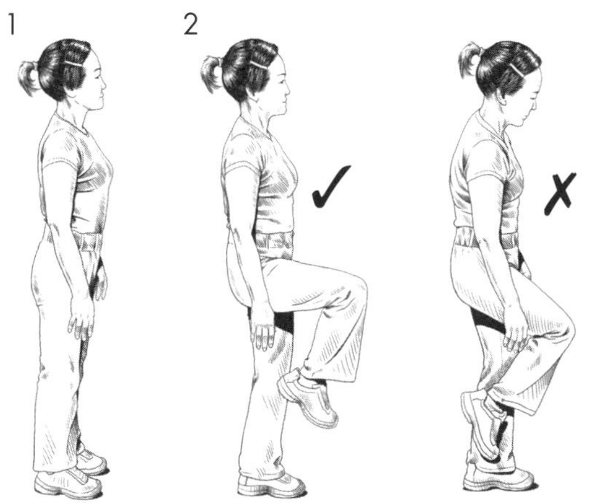

Stehen Sie aufrecht mit den bisher erlernten Korrekturen (1). Die Fähigkeit zum Stehen, Gleichgewichthalten und Gehen beginnt mit dem Stehen auf einem Bein. Stehen Sie aufrecht, straffen Sie die Rumpfmuskulatur, und heben Sie allein aus der Hüfte und ohne Wirbelsäulenbeteiligung ein Bein (2). Formfehler sind: abknickende Wirbelsäule, fehlendes Gleichgewicht, die Hüfte auf der Seite des erhobenen Beins absenken oder seitlich ausweichen (3). Korrekturen: Den Fuß absetzen und mit mehr Bauchmuskelspannung erneut anheben.

Schmerzfreies Gehtraining

Bei hoher Schmerzempfindlichkeit müssen manche Menschen mit kurzen, häufigen Gehabschnitten anfangen. Wenn Sie nach nur zehn Schritten Schmerzen bekommen, sollten Sie jede Stunde einmal sechs bis acht Schritte laufen. Die hohe Schmerzanfälligkeit bedeutet auch, dass Sie momentan noch nicht in der Lage sind eine Einheit Physiotherapie schmerzfrei durchzustehen. Deshalb ist das erste Ziel, eigenständig die Fähigkeit wiederzuerlangen, sich schmerzfrei zu bewegen und den Umfang dieser Bewegungsfreiheit zu erhöhen.

Dieses Intervalltraining beruht auf einem klaren Konzept: Die einzelnen Einheiten sind so aufgebaut, dass sich die Schmerztoleranz langsam und methodisch erhöht. Wenn Sie einmal pro Stunde einige Schritte schnell gehen, steigt die Anzahl der Schritte, die schmerzfrei am Stück gegangen werden können. Mit der Zeit gehen Sie längere Strecken, aber dafür seltener. So nähern Sie sich langsam dem eigentlichen Ziel, nämlich drei Mal am Tag eine halbe Stunde Gehen: vor dem Frühstück, zur Mittagszeit und nach dem Abendessen.

In dem Zeitraum, in dem Sie die Spaziergänge ausdehnen, profitieren Sie wahrscheinlich von »Mikropausen«. Eine Mikropause umfasst einen kurzen Stopp mitten im Gehen, bei dem die Haltung überprüft wird. Häufig kommt es beim Gehen nämlich durch Ermüdung zu Haltungsfehlern. Sobald der Schmerz sich ankündigt, also bitte an einem Schaufenster oder für ein kurzes Gespräch stehen bleiben und Lendenwirbelsäule und Hüfte schmerzfrei ausrichten, wie Sie es in Kapitel 8 gelernt haben. Ärzte bezeichnen diesen Zustand als »elastisches Gleichgewicht«. Danach gehen Sie weiter und genießen das angenehme Gefühl! Dieses wirbelsäulenschonende Konzept wird in Kapitel 14 noch vertieft, wenn es um stenosespezifische Maßnahmen geht.

Wenn man diesen Punkt erreicht hat, sollten Ihnen auch längere Wege bald keine Angst mehr machen. Sie werden aber merken, dass nicht nur Mobilität und Gehdistanz gestiegen sind, sondern auch andere angenehme Aktivitäten jetzt leichter zu bewältigen sind.

Die Gehtherapie ausbauen

Sobald die Verordnung »drei Mal täglich 30 Minuten Gehen« geschafft ist, können Sie sich an längere Strecken wagen. Achten Sie am Folgetag darauf, wie es Ihnen geht – der Körper wird Ihnen schon sagen, ob Sie für diese Ausweitung bereit sind oder nicht. Nach mehreren schmerzfreien Wochen mit einigen längeren Gehstrecken ist auch kurzes, langsames Jogging erlaubt. Wenn sich das gut anfühlt, können Sie das Jogging die nächsten drei Tage wiederholen. Danach folgt eine fünftägige Pause! In dieser Zeit können Sie weiterhin flott gehen, dürfen aber nicht joggen. Ich möchte betonen, dass Jogging für den gesunden Rücken keineswegs notwendig ist. Es wird hier lediglich für diejenigen erwähnt, die langfristig wieder joggen möchten. Wichtig ist, dass das Gewebe weiterhin zum Heilen und Verknöchern angeregt wird, ohne diesen Prozess durch neue kumulative Traumen wieder zunichtezumachen. Wenn Sie regelmäßiger joggen möchten, sollten Sie alle zwei bis drei Wochen sieben Tage Pause einlegen. Das ist der Schlüssel zum langfristigen Erfolg.

Bergauf oder bergab zu gehen, kann dem einen schaden, dem anderen guttun. Anfangs ist Bergaufgehen an einem sanft ansteigenden Hang eine neue Herausforderung. Danach können Sie den Hang rückwärts hochgehen, wobei Sie besonders auf das Hochdrücken aus den Knien achten sollten. Heben Sie die Arme über den Kopf, damit Sie im Rückwärtsgang aufgerichtet bleiben. Das spürbare Beintraining wird Ihnen das Gefühl geben, so richtig etwas geleistet zu haben.

Wie jede andere Therapie sollten Rückenschmerzpatienten also auch das regelmäßige Gehen langsam anfangen und Tag für Tag etwas mutiger werden. Wenn sich dabei der Schmerz wieder meldet, heißt es jedoch nicht: »Da musst du durch.« Im Gegenteil: Das ist ein Zeichen, dass man es langsamer angehen und sich für den nächsten Tag kleinere Ziele setzen sollte. Ja, das erfordert Geduld. Aber gut Ding will eben Weile haben.

11. Aufbautraining:
Core-Muskulatur

Inzwischen verfügen Sie über die nötigen Grundlagen für Ihr persönliches Trainingsprogramm, das für viele ausreichen wird, die lediglich einen schmerzfreien Alltag mit angemessener Bewegungsfreiheit anstreben. Wenn Sie diese Übungen täglich einbauen, werden Sie schon bald die Früchte ernten.

Ohne die ständige Korrektur falscher Bewegungsgewohnheiten kann das beste Training nicht fruchten. Achten Sie deshalb unablässig auf rückenfreundliches Verhalten, und nutzen Sie Ihr Grundwerkzeug (siehe Kapitel 7), um Bewegungen rückenschonend auszuführen.

Normal aktive Menschen beginnen mit den therapeutischen Übungen – den »Goldenen Drei« aus Kapitel 9. Machen Sie ein paar Wiederholungen, und warten Sie dann einen Tag, um zu prüfen, wie der Körper diese Beanspruchung verkraftet. So lange es Ihnen dabei zunehmend bessergeht, können Sie den Trainingsumfang wöchentlich um zusätzliche Wiederholungen erweitern. Bei geringer Schmerztoleranz und wenn die Schmerzen sich schon sehr früh melden, sollte man öfter am Tag nur ganz wenige Wiederholungen der Übungen durchführen. Robustere Menschen können einmal am Tag ein strafferes Programm durchziehen. Wiederholungen werden mit zunehmendem Fortschritt zu jeder Übung hinzugefügt.

Nach vier bis sechs Wochen erzielt ein durchschnittlicher Patient etwa folgende Ergebnisse:

1. **Katze/Kuh:** acht langsame Wiederholungen, Pause, weitere acht Wiederholungen.

2. **Zweifüßlerstand:** Sechs Mal zehn Sekunden den rechten Arm und das linke Bein ausgestreckt halten, zwischendurch über den Boden wischen. Auf der Gegenseite wiederholen. 30 Sekunden Pause. Nächster Durchgang mit je vier Mal nacheinander. Pause. Zwei Wiederholungen pro Seite. Fertig.

3. **Curl-up:** Sechs Mal zehn Sekunden halten. 30 Sekunden Pause. Vier Wiederholungen. Pause. Zwei Wiederholungen. Fertig.

4. **Seitstütz:** Sechs Mal zehn Sekunden auf der rechten Seite halten, dann dieselbe Anzahl links. 30 Sekunden Pause. Dann vier Wiederholungen pro Seite. Pause. Zwei Wiederholungen pro Seite. Fertig.

5. **Gehen:** 30 Minuten Gehen vor der Arbeit, 20 Minuten Gehen in der Mittagspause und 30 Minuten Gehen nach dem Abendessen.

Machen Sie sich keine Gedanken, wenn es bei Ihnen langsamer vorangeht. Wichtig ist der allmähliche Rückgang der Symptome. Mit dem Arbeitsplan im Anhang können Sie das Programm individuell anpassen und dokumentieren.

Wer mehr Herausforderung benötigt, kann in jedem Satz eine Wiederholung zusätzlich einfügen. Die zehn Sekunden Haltezeit bitte nicht ausdehnen. Auf diese Weise beugen wir Krämpfen in der Rückenmuskulatur vor und bauen schmerzfrei Ausdauer auf. Machen Sie immer nur so viele Wiederholungen, wie Sie in korrekter Ausführung schaffen.

Mit zunehmender Genesung wird auch die Hüfte von selbst wieder mobiler. Viele Menschen stellen fest, dass sie nachts weniger Schmerzen haben und daher besser schlafen. Achten Sie weiterhin auf rückenschonendes Verhalten, und genießen Sie die Schmerzfreiheit. Vielleicht wollen Sie Ihren Freunden, Angehörigen und Kollegen sogar verraten, was Sie über Ihren Rücken und seine Mechanik gelernt haben. Wenn jemand sich plötzlich anders bewegt und verändert wirkt, werden viele neugierig.

Sie selbst kennen nun das Programm, das schon Tausende von Rückenschmerzen befreit hat. Einzelne Kandidaten brauchen aufgrund bestimmter Probleme noch zusätzliche Maßnahmen. Sie sollten ebenso weiterlesen wie alle, die sich eine überdurchschnittlich hohe Widerstandsfähigkeit ihres Rückens wünschen.

12. Die Hüfte mobilisieren

Kommen zu Rückenschmerzen auch noch Hüftschmerzen hinzu, hemmt das die Gesäßmuskeln, was die Schmerzen in Rücken und Hüfte wiederum verstärkt. Wenn Sie die Probleme in der Hüfte jedoch lösen wollen, bevor die Rückenschmerzen behoben sind, wird das nur zu Frustration und noch mehr Schmerzen führen. Deshalb gilt: Beginnen Sie nicht zu früh mit der Dehnung der Beinrückseiten und der Hüftmuskulatur. Zunächst muss die Schmerzempfindlichkeit im Rücken nachlassen. Erst, wenn die Rückenschmerzen sich beruhigen und wieder eine gewisse Belastbarkeit und Beweglichkeit besteht, kommen die Hüftgelenke an die Reihe. Die Mobilisation der Hüfte verbessert die Bewegungskontrolle und verhilft so zu gesunden Aktivierungsmustern.

Mobilisation

Steife Hüftgelenke führen dazu, dass die Wirbelsäule »einspringen« muss und somit mehr Bewegung auf die Wirbelsäule übertragen wird. Genau das wollen wir verhindern. Bei Hüftarthrose ist die schmerzlose Mobilisation schwierig, doch wenn Sie nicht davon betroffen sind, eignen sich die nachfolgenden Bewegungen sehr gut für Sie. Beachten Sie dabei, dass die Beweglichkeit von der persönlichen Anatomie abhängig ist. Vergleichen Sie sich deshalb nicht mit anderen. Ein erfahrener Orthopäde kann herausfinden, warum die Hüfte steif ist, und individuellen Rat erteilen. Ein eingeschränkter Bewegungsumfang kann viele Ursachen haben, die in der Hüftgelenkskapsel, der Form von Oberschenkelhalskopf und Gelenkpfanne, gereizten Nerven oder angespannten Muskeln begründet sein können. Vieles davon lässt sich nicht dehnen, um die Schmerzempfindlichkeit herabzusetzen und die Beweglichkeit zu verbessern. Der sogenannte »Hüftflieger« ist eine gute Übung zur Mobilisation (bitte betrachen Sie ihn nicht als Dehnübung).

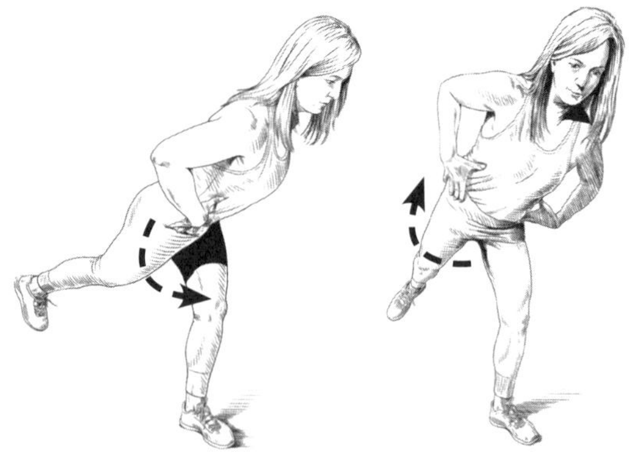

Der »Hüftflieger« ist eine fortgeschrittene Methode zur Hüftmobilisation, die auf einer Grundbewegung – der Außenrotation der Hüfte – fußt. Er eignet sich sehr gut zur Verbesserung der Hüftmobilität und für Menschen, unter Rückenschmerzen, aber nur selten unter Hüftschmerzen leiden. Damit die Wirbelsäule wirklich nicht beteiligt wird, legen Sie den Daumen an die Rippen und die Finger an den oberen Rand des Beckens. Die Bewegung soll allein aus dem Hüftgelenk erfolgen. Nutzen Sie die bei der Kniebeuge erlernte Fußstellung und fokussieren Sie einen Punkt vor sich auf dem Boden, um das Gleichgewicht besser zu halten.

Rückenschmerzen hemmen nicht nur die Gesäßmuskeln, sondern führen auch zu Verspannungen des Psoas, der seitlich am unteren Rücken ansetzt und über die Hüftvorderseite verläuft. Zunächst widmen wir uns daher der Reaktion des Psoas auf Rückenschmerzen. Wenn die Symptomatik auf einen zu schlaffen Beckenring hindeutet, können eventuell auch zu viele Ausfallschritte dahinterstecken. In diesem Fall sind Übungen mit Ausfallschritten für Sie ungeeignet.

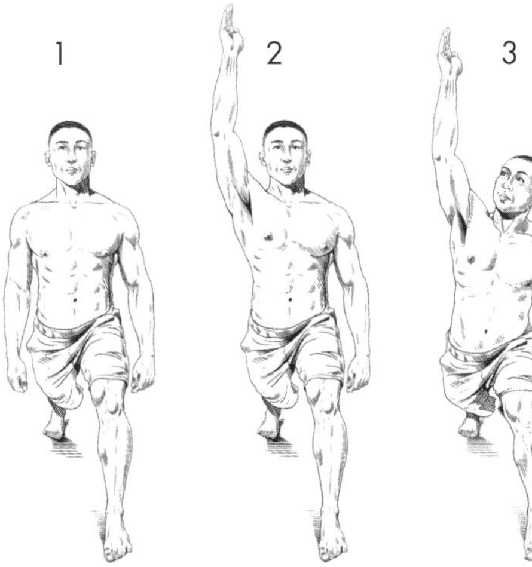

Der Ausfallschritt mobilisiert die Hüfte. Ausfallschritt nach vorn (1). Auf der nach hinten gestreckten Seite während des Absenkens den Arm heben (2). Den Rumpf leicht von der gestreckten Seite wegbeugen und die Schulter nach hinten unten schieben, um den Psoas noch gezielter zu dehnen (3). Zum Schluss mit einem neuen Ausfallschritt nach vorne gehen, den anderen Arm heben und so die Seite wechseln. Das Ziel sind sechs solcher Ausfallschritte im Gehen.

Die bei Rückenschmerzen häufig gehemmten Gesäßmuskeln können Sie jetzt wieder in die Bewegungen miteinbeziehen. Die hilfreichsten Übungen hierzu sind die Muschel und die Schulterbrücke – achten Sie stets auf die korrekte Ausführung der Übung.

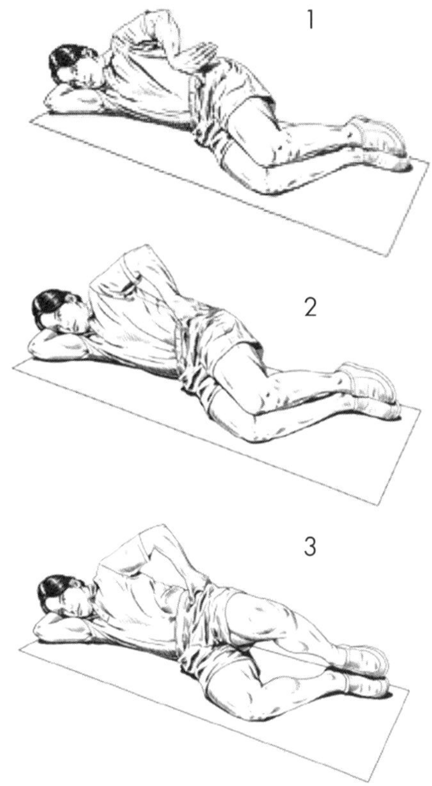

Für die Muschelübung wird zuerst der Daumen an den vorderen, oberen Beckenrand seitlich des Nabels gesetzt (1). Dadurch richten sich die Finger zum mittleren Gesäßmuskel (M. gluteus medius) (2). Wenn man nun wie eine Muschel die Knie öffnet, zieht der Muskel sich spürbar zusammen (3). Konzentrieren Sie sich auf diese Kontraktion, damit Sie lernen, wie man diesen Muskel bewusst anspannt. Die Wirbelsäule darf sich dabei nicht verdrehen.

1

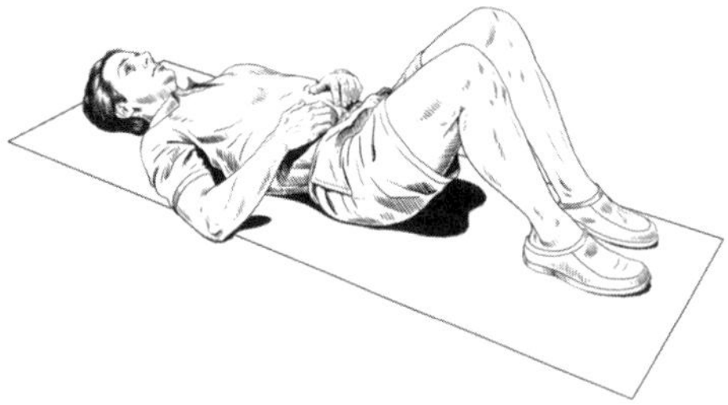

2

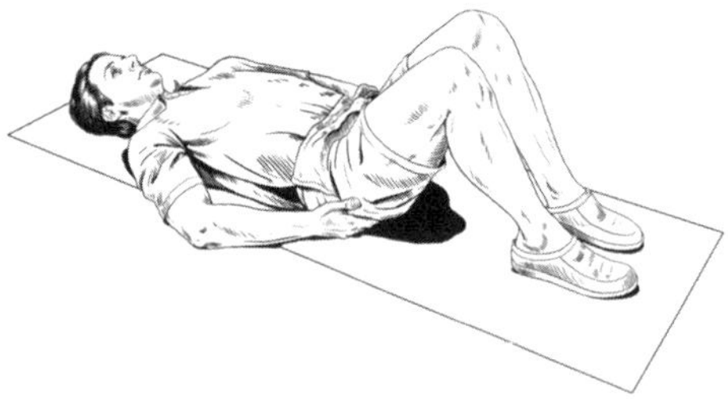

3

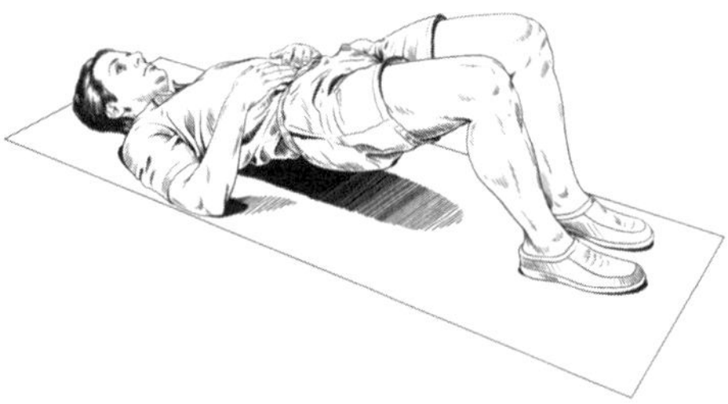

Wer die Muschel beherrscht, kann zur Schulterbrücke übergehen. Lernen Sie zunächst, wie man durch Anspannen des Gesäßes nur den großen Gesäßmuskel (M. gluteus maximus) aktiviert. (1) Insbesondere die Wirbelsäule darf sich dabei nicht bewegen. Die Kontraktion darf ruhig zu spüren sein. (2) Danach durch bewusste Konzentration den M. gluteus maximus allein über diesen Muskel das Becken anheben. Die Beinrückseite soll nicht mitarbeiten (3). Anfangs brauchen Sie dafür möglicherweise kompetente physiotherapeutische Anleitung.

Schmerzen, welche von der Hüfte selbst ausgehen, erfordern eine genaue Diagnose, die den Umfang dieses Buches sprengen würde. Bitte suchen Sie einen guten Orthopäden auf. Grundsätzlich ist die Traktion des Gelenks ein sehr vielversprechender Ansatz. Dabei wird das Hüftgelenk in Positionen gebracht, die knapp vor dem aktuellen maximalen Bewegungsspielraum stehen. Ein erfahrener Arzt kann die Beweglichkeit des Hüftgelenks auf diese Weise durch sanften Zug erhöhen.

Tiefe Kniebeuge und Hüftmobilisation

Kinder können sehr tief in die Hocke gehen, und manchmal heißt es, dass Erwachsene diese Fähigkeit ebenfalls beherrschen sollten. Dieser Vorstellung begegne ich besonders im Zusammenhang mit der tiefen Kniebeuge mit Lang- oder Kurzhanteln. Sie ist jedoch gerade bei Rückenschmerzpatienten in mehrfacher Hinsicht problematisch. Kinder sind keine kleinen Erwachsenen und haben verhältnismäßig kürzere Beine. Für sie ist es sehr viel einacher, tief in die Hocke zu gehen, zumal ihre Knie im Mutterleib stark angezogen waren. Im Verlauf des Wachstums prägen sich die Hüftgelenke jedoch stärker aus, damit sie im aufrechten Gang stabil und belastbar sind. Dann stoßen in der tiefen Hocke Oberschenkelknochen (Femur) und die vordere Hüftgelenkspfanne (Acetabulum und Labrum) aufeinander. Hüftschmerzen stammen häufig von einem Engesyndrom an dieser Stelle, dem sogenannten femoroacetabulären Impingement, das aus solchen tiefen Hockstellungen resultieren kann. Es gibt keine Belege dafür, dass tiefe Hocken mit der Langhantel die Hockfähigkeit besser erhalten als das Üben mit dem eigenen Körpergewicht. Die Erfahrungen diverser nicht westlicher Kulturen legen nahe, dass es ausreicht, einmal am Tag nur mit dem eigenen Körpergewicht in die tiefe Hocke zu gehen. Dieses eine Mal reicht bei Rückenschmerzen und Hüftschmerzen vollkommen aus und lässt die Schmerzen nicht wieder aufflammen.

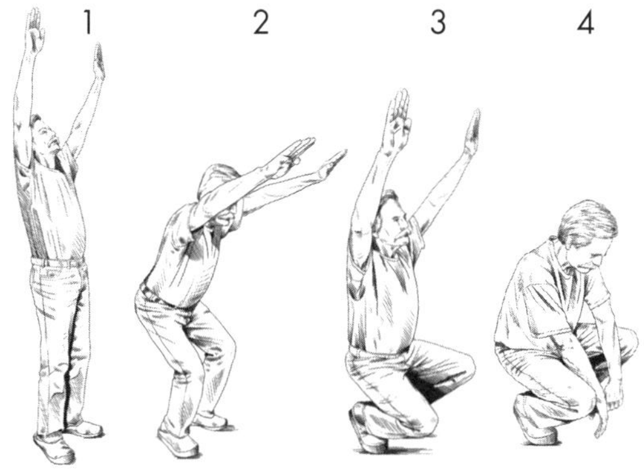

Zur Erhaltung der Hockfähigkeit reicht einmal am Tag diese Übung: Die Arme nach oben heben und die Wirbelsäule strecken (1), dann durch Beugen der Hüfte absenken (2). Langsam nach unten kommen (3) und erst dort die Spannung mindern, indem Sie die Arme absenken und kurz entspannen (4). Zum Aufstehen denBewegungsablauf umkehren.

So geht die Körpergewichtskniebeuge:

1. Die Füße so weit auseinandersetzen, dass eine möglichst entspannte Hüfthaltung erreicht wird. Falls Sie damit Probleme haben, gehen Sie nochmals die in Kapitel 6 beschriebenen Übungen durch.
2. In die Knie gehen, dabei die neutrale Wirbelsäulenhaltung beibehalten.
3. Am tiefsten Punkt möglichst entspannen, speziell in Beinen, Hüftgelenken und Becken.
4. Spannung wieder aufbauen und durch Zurückschieben der Hüfte erst in die halbe Kniebeuge und dann durch Vorziehen der Hüfte in den aufrechten Stand kommen.
5. Nicht wiederholen. Einmal reicht!

13. Die nächste Stufe: Zurück zum aktiven Lebensstil

Allmählich ist es an der Zeit, schrittweise auf eine vollständige Genesung zuzusteuern. Manchen reicht bereits das bisher Erreichte, weil der Schmerz nachgelassen hat. Bitte üben Sie weiterhin täglich die »Goldenen Drei«, und achten Sie auf rückenfreundliches Verhalten im Alltag. Denken Sie daran: Sie sind nicht plötzlich unzerstörbar. Durch die Rückkehr zu falschen Verhaltensweisen und ohne tägliche Kräftigung droht ein Rückfall. Deshalb ist es umso wichtiger, diszipliniert so weiterzumachen. Wer aber mit dem bisherigen Fortschritt zufrieden ist und keine Steigerung wünscht, darf dieses Kapitel überspringen.

Wenn Sie jedoch endlich wieder Basketball spielen, tanzen gehen oder Radtouren unternehmen möchten, bietet dieses Kapitel Anregungen, wie man innerhalb des sicheren Bewegungsrahmens noch mehr Kraft und Schutz vor Verletzungen gewinnen kann. In jedem Fall gilt: Achten Sie auf saubere Bewegungsabläufe, und opfern Sie niemals die korrekte Übungsausführung zugunsten einer besseren oder längeren Leistung.

Mehr Kraft

Mehr Leistungsfähigkeit und weniger Anfälligkeit für Verletzungen erreicht man nur durch Krafttraining. Ein gut aufgebautes Training kann ehemaligen Rückenschmerzpatienten erheblich weiterhelfen. Dabei ist Technik das Schlüsselwort. Leider werden viele Patienten hier falsch beraten; man zeigt ihnen fehlerhafte Techniken und verordnet Standardprogramme, die nicht auf die individuelle Krankengeschichte zugeschnitten sind.

Bei Krafttraining mit steigendem Schwierigkeitsgrad ist es keineswegs egal, was man macht. Das haben unsere Studien wieder und wieder ergeben. Zum Beispiel erzeugt jegliche Form des einarmigen Seilzugs Drehkräfte, welche die Wirbelsäule über die automatisch aktivierten Muskelketten übermäßig belasten – deutlich mehr als bei Aufgaben, in denen die seitlichen Kräfte ausgewogen sind (Frontalebene), oder bei Übungen wie dem Liegestütz, wo es geradlinig rauf und runter geht (Sagittalebene). Beginnen Sie stets mit Vor- und Rückbewegungen in der Sagittalebene, fügen Sie dann Übungen in der Frontalebene hinzu und zum Schluss – wenn akzeptabel – auch Drehstoppübungen. Achten Sie bei Letzterem aber darauf, die Wirbelsäule nie zu verdrehen. Diese Übungen bauen zwar Drehkräfte auf, zielen aber darauf ab, die Wirbelsäule in ihrer neutralen Position zu stärken und jegliche Verdrehung zu verhindern.

Gewichte einsetzen

Im Idealfall wählt man für das Krafttraining stets den passenden Schwierigkeitsgrad, der fordert, aber nicht überfordert. Leider kommt es häufig vor, dass die Trainer und Therapeuten für Rückenschmerzpatienten weder die passenden Kraftübungen auswählen, noch zu einer präzisen Technik anleiten. Denken Sie immer daran, dass Sie Ihren Rücken am allerbesten kennen, und halten Sie sich an zwei Grundprinzipien:

- Niemals zugunsten von mehr Gewicht und schwereren Übungen Abstriche bei der korrekten Durchführung machen.
- Nur dann das Gewicht erhöhen, wenn die Wirbelsäule in neutraler Position ist und diese beibehalten kann.

Keine Körperregionen trainieren, sondern Bewegungsmuster

Das Krafttraining ist geprägt von Bodybuildern und Menschen, denen es nur auf ihr Aussehen ankommt. Wenn Sie deren Prinzipien verinnerlichen, sind Ihre Fortschritte bald dahin, und Sie finden sich im Schmerzkarussell wieder. Werfen Sie alle Workouts, die isoliert den Bizeps, die Brustmuskulatur oder die Beine trainieren, getrost über Bord. Stattdessen benötigen wir präzise Bewegungsmuster und Übungen, die Sie besser dazu in die Lage versetzen, sich sowohl beim Training als auch im Alltag gelenkschonend und gekonnt zu bewegen. Die vier zentralen Kraftkategorien sind: Drücken, Ziehen, Heben und Tragen (mehr dazu später).

Aus der Praxis: Vor Kurzem behandelte ich einen ehemaligen Weltklasse-Gewichtheber, der sich nicht mehr schmerzfrei bücken konnte – ein Mann, der einst fast eine halbe Tonne gestemmt hatte! Nach einer Viertelstunde hatte er wieder begriffen, wie er dank korrigierter Bewegungsabläufe mit der passenden Rumpfmuskelspannung schmerzfrei 45 Kilogramm vom Boden heben konnte. Dieses Wissen hatte die ganze Zeit in ihm geschlummert, doch die Schmerzen hatten seine Bewegungsmuster und die Muskelaktivierung verändert.

Grundmuster für Kraft, Ausdauer und Schnellkraft

Man kann auch ohne Medaillen topfit sein. Ein hohes Fitnesslevel muss sich keinesfalls auf Olympiateilnehmer beschränken. Ein fitter Installateur kann auf diesem Niveau einen harten Arbeitstag schmerzfrei durchstehen, und eine Mutter schafft den Job, erledigt die Wäsche und bringt die Kinder pünktlich zum Fußballtraining. Fitness bedeutet, dass man nach Herzenslust schmerzfrei schieben und ziehen kann, dass man gelenkschonend und aus der Hüfte heben kann, und dass sich auch bei größerem Kraftaufwand die Wirbelsäule nicht verdreht. Wenn wir eine schwere Tür öffnen, fließen die entsprechenden Kräfte schmerzfrei durch die Muskelketten. Wer sich sportlich fit hält, kann dadurch Lasten tragen, gehen, rennen, sich umdrehen oder seitlich abbiegen, einen Schritt nach vorn machen und wieder zurückkehren. Sportliche Menschen können, wenn sie im Winter auf glatter Straße ausrutschen, schnell genug reagieren, um den Sturz zu verhindern oder abzufedern. Solche Bewegungsmuster sind das Hauptziel, und deshalb führen wir hier die wichtigsten Übungen auf, mit deren Hilfe man sportlicher wird und die Hüfte miteinbezieht. Der Aufbau der Sätze und Wiederholungen folgt der bereits bekannten absteigenden Pyramide (siehe Kapitel 11).

Inzwischen sollten Sie im Alltag weitgehend schmerzfrei sein. Ich zeige Ihnen zunächst je eine einfache Übung zum Drücken und Ziehen. Anfangs reicht es aus, diese zwei Übungen ins tägliche Training einzubeziehen.

Drücken

In diese Kategorie fallen viele Übungen für die Core-Muskulatur. Liegestütze fordern die Körpervorderseite ausgezeichnet. Es gibt viele Möglichkeiten, den klassischen Liegestütz so abzuwandeln, dass die Hüfte noch besser integriert ist.

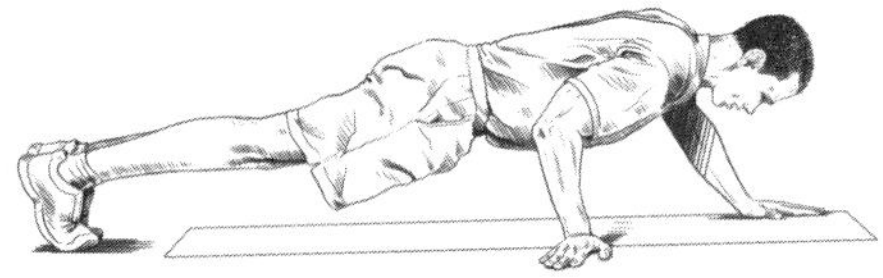

Ein Liegestütz mit noch besserer Stabilisierungsfunktion: Hierbei kommt es auf perfekte Durchführung an. Alle Muskelgruppen wirken zusammen, ohne dass die Wirbelsäule überstreckt oder die Hüfte gebeugt wird.
Dieser Liegestütz kann in der normalen Ausgangsstellung der Hände beginnen. Danach setzt man jeweils eine Hand seitlich auf, während die andere senkrecht unter der Schulter bleibt. Es erfordert viel Kraft, hier die gerade Körperlinie aufrechtzuerhalten. Jedes Einknicken ist ein Formfehler.

Ziehen

Druckübungen sollten stets durch Zugübungen ausgeglichen werden. Für jedes Drücken wird ein Ziehen angesetzt. Klimmzüge sind die perfekte Ergänzung zum Liegestütz, weil sie die rückwärtige Kette beanspruchen, also alle Rückenmuskeln. Beginnen Sie am besten mit Schlingentraining, das in vielen Fitnessstudios angeboten wird, aber auch einfach zu Hause eingesetzt werden kann.

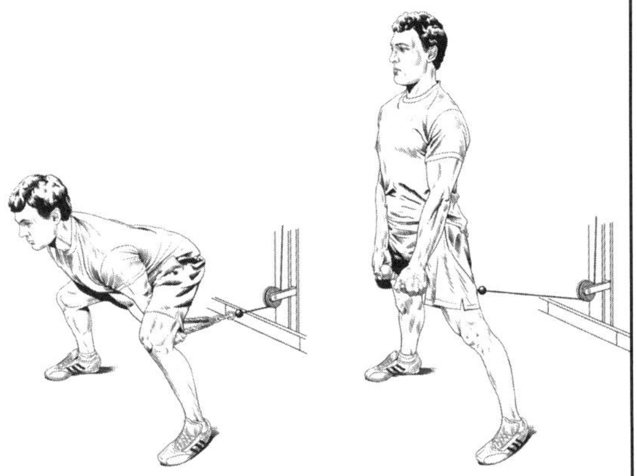

Dieser beidseitige Seilzug ist eine andere Form des Drückens, die das Hüftscharnier mit einem straffen Core verbindet und so auf das Heben und Bewegen großer Gegenstände vorbereitet. Stellen Sie den Seilzug zunächst auf neun Kilogramm ein, und machen Sie dann in perfekter Ausführung acht Wiederholungen im ersten Satz, sechs im zweiten Satz und vier im dritten Satz. Wenn Sie das ohne Ausführungsmängel schaffen, dürfen Sie die Last erhöhen.

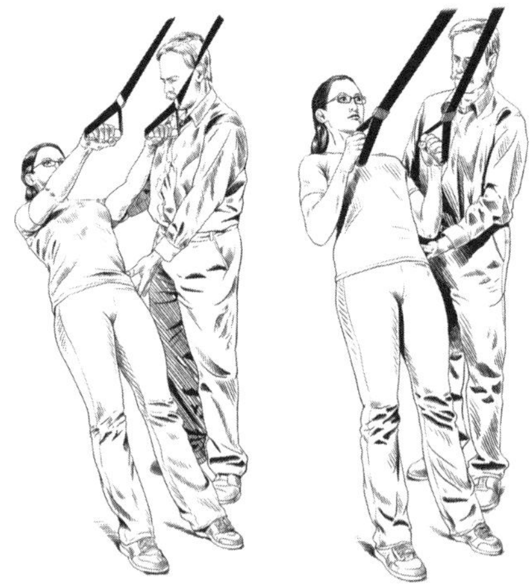

Der Seilzug im Stehen steht und fällt mit der Körperhaltung. Die Griffe mit einwärts gedrehten Armen (Handflächen nach unten) umfassen und fester zudrücken als nötig. Die Schulterblätter durch Anspannen des Latissimus dorsi zusammen und nach unten ziehen. Die Wirbelsäule behält dennoch ihre normale Krümmung bei. So beugen Sie bei dieser Übung Rückenschmerzen vor. Jetzt mit beiden Armen ziehen, wobei die Bewegung nur in Armen und Schultern stattfindet, keinesfalls in der Wirbelsäule. Der komplette Körper bleibt steif, sodass das Ziehen anstrengender wird als normalerweise nötig. Beachten Sie, dass die Hände beim Ziehen automatisch in den »Hammergriff« rotieren, wenn sie der Brust näherkommen. Das entlastet Schulter- und Ellbogengelenke. Die gleiche Anzahl Sätze und Wiederholungen durchführen wie beim beidseitigen Seilzug

In der heutigen Gesellschaft ist die Handkraft häufig unterentwickelt, weil wir zu viel Zeit an der Tastatur verbringen und auch beim Krafttraining häufig nur schmale Griffe halten. Eine starke Handkontrolle entlastet letztlich den Rücken. Um die Fähigkeit, etwas zu greifen und zu halten, zu unterstützen, arbeiten wir normalerweise mit progressiven Übungen mit Schläuchen oder Tauen. Dabei wird zugleich die aerobe Kondition trainiert.

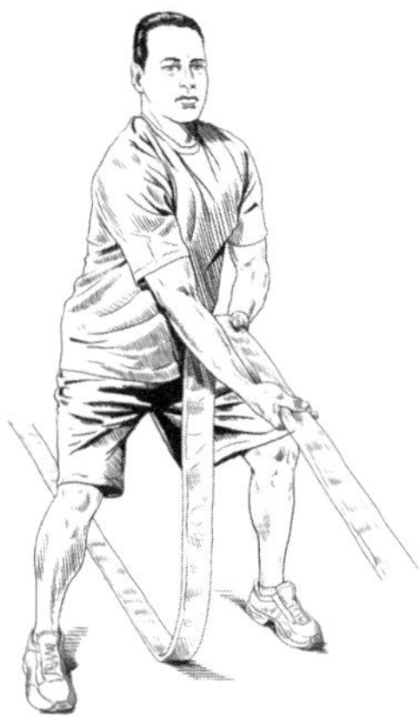

Einen Löschschlauch oder ein Tau zieht man Hand um Hand. Optimal für diese Übung geeignet ist die Sitzhaltung (ohne Stuhl), bei der die neutrale Wirbelsäulenhaltung beibehalten wird. Der Oberkörper soll sich auf keinen Fall verdrehen, stattdessen bildet das Becken den Drehpunkt für die Hüftgelenke und entlastet die Wirbelsäule. Den Schlauch in kurzen Abschnitten in Richtung Nabel ziehen – versuchen Sie nicht, die Abschnitte zu vergrößern, denn dazu müsste sich die Wirbelsäule drehen.

Zusammenfassung

Jetzt kennen Sie einige Übungen, die für mehr Fitness sorgen und auf die Rückkehr zu Ihren Lieblingssportarten vorbereiten. Durch engagiertes Üben unter Beachtung der korrekten Ausführung bauen Sie Kraft, Ausdauer und Schutz vor Verletzungen auf.

Dieser Abschnitt mit weiterführenden Übungen ist bewusst kurz gehalten. Rückenpatienten, die sportliche Erfolgserlebnisse anstreben, benötigen bei der Erstellung des Trainingsplans fachmännische Hilfe.

Teil 4:

Die Feinheiten:
Der Weg zu mehr Belastbarkeit

14. Vorerkrankungen berücksichtigen

Manche von Ihnen werden vor der Lektüre dieses Buches eine ärztliche Diagnose für die Ursache Ihrer Schmerzen erhalten haben. Inzwischen müssten Sie in der Lage sein, diese Diagnose aufgrund Ihrer eigenen Überlegungen zu bestätigen oder in Frage zu stellen. Wie schon gesagt, ist die Diagnose lediglich ein »Etikett« für Ihr Rückenproblem und häufig weniger hilfreich als die Identifizierung der Bewegungen, Haltungen und Belastungen, die der Auslöser für Ihre Schmerzen sind. Bestimmte Vorerkrankungen erfordern allerdings tatsächlich eine besondere Vorgehensweise. Wer zu diesen speziellen Patientengruppen zählt, findet hier Therapieansätze, die häufig einen Schritt weiterhelfen. Bitte besprechen Sie meine Vorschläge grundsätzlich zuerst mit dem behandelnden Arzt. Nur er kann beurteilen, ob weitere medizinische Probleme vorliegen, aufgrund derer meine Empfehlungen und die Ausführung dieser Übungen im Einzelfall nicht ratsam sind.

Ischias

Ischiasschmerzen können in unterschiedlicher Ausprägung an unterschiedlichen Stellen entlang des Ischiasnervs auftreten. Dieser Nerv entspringt an den zwei untersten Lendenwirbeln und verläuft von dort aus über die Gesäßregion hinter den Hüftgelenken an der Oberschenkelrückseite, über die Vorderseite und seitlich der Schienbeine bis in den Fuß und die Zehen.

Bei ischiasbedingten Zehenschmerzen lässt sich interessanterweise deren exakter Ursprung entlang des Nervs feststellen. Schmerzen im großen Zeh zeigen eine Reizung am fünften Lendenwirbel (L5) an, wohingegen Schmerzen in den vier kleineren Zehen am vierten Lendenwirbel (L4) wurzeln. Einige meiner Patienten hatten extreme Schmerzen in den Füßen; einem wurde vom behandelnden Arzt sogar zu einer Fußamputation geraten. Die Schmerzen stammten allerdings nur von einem an den Lendenwirbeln eingeklemmten Ischiasnerv. Auch wenn die Schmerzen überall entlang des Ischiasnervs auftreten können, die Ursache ist eine Einklemmung (Kompression) im Lendenwirbelbereich.

Dafür kann es ganz unterschiedliche Ursachen geben. Manchmal drückt Material aus einem Bandscheibenvorfall auf den Nerv, manchmal sind es arthritische Veränderungen der Knochen oder Bänder, oder die Gelenkkapseln sind durch Verletzungen und Überbeanspruchung geschädigt. Für eine gezielte Behandlung müssen die denkbaren Ursachen durch gründliche Untersuchungen bestätigt oder ausgeschlossen werden.

Wie bei jeder erfolgreichen Therapie geht es um die Beseitigung der Ursache, nicht nur um eine symptomatische Behandlung. Falls Bandscheibenmaterial in Frage kommt, können Sie versuchen, die Schmerzen über die Haltungen zur Selbstdiagnose zu lindern. Bei rückenschonendem Verhalten kann das Bandscheibenmaterial, das auf den Nerv drückt, häufig wieder schrumpfen. Beinschmerzen nehmen bei längerem Sitzen üblicherweise zu, also sollte man häufig die Position wechseln. Schweres Heben reizt den angeschlagenen Nerv zusätzlich. Ischiasschmerzen werden üblicherweise beim Gehen besser, solange die Strecke nicht zu weit ist. Also sollte man nicht zu lange sitzen, die Wirbelsäule nicht wiederholt beugen und sie nicht strecken. Dehnen macht einen gereizten Ischiasnerv nur noch empfindlicher, auch wenn viele Menschen ihre Hoffnung in das Dehnen der hinteren Beinmuskulatur setzen.

Chronische Ischiasbeschwerden können auch auf altersbedingte arthritische Veränderungen zurückgehen. Im Alter wachsen die Knochen weiter und engen dabei mitunter den Raum ein, der eigentlich für die Nervenwurzeln vorgesehen ist. Derartige Ischiasschmerzen werden durch Bewegung in der Regel schlimmer, manchmal sogar schon durch Gehen. Auch scheinbar harmlose Haltungen wie das Liegen auf einer durchgelegenen Matratze können den Schmerz verschlimmern, weil die Wirbelsäule ihre natürlichen Kurven nicht beibehalten kann. Diese natürliche Krümmung müssen wir wiederherstellen. Häufig rate ich meinen Patienten zu einer Gehtherapie gemäß der in Kapitel 10 vorgestellten Methodik mit schmerzfreien Gehintervallen in guter Haltung. Suchen Sie zunächst eine Haltung, in der die ausstrahlenden Symptome nachlassen, zum Beispiel einige Minuten ruhige Bauchlage. Gehen Sie, bis die Symptome erneut einsetzen, und machen Sie dann eine Pause, in der die Schmerzen erneut zurückgehen. Probieren Sie »Wandwandern« oder die Dekompression der Wirbelsäule an einer Bank. Sobald der Schmerz abflaut, können Sie weitergehen und den Ablauf wiederholen. So lassen sich Ischiassymptome häufig lindern, bis wieder Schmerzfreiheit eintritt.

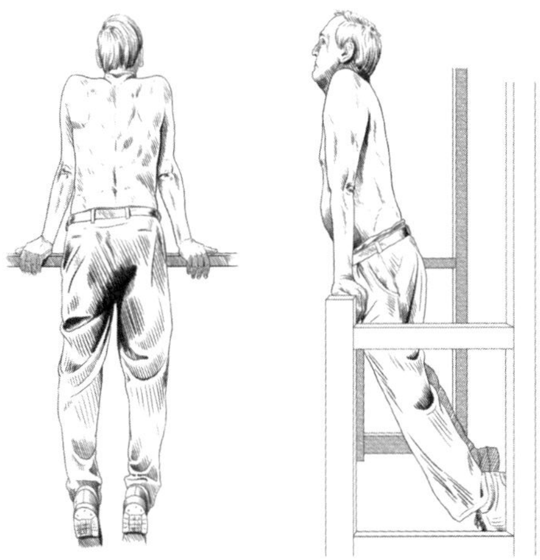

Dekompression an der Parkbank. Gehen Sie los. Sobald die Beschwerden einsetzen, nutzen Sie eine strategisch platzierte Bank oder ein stabiles Geländer, an dem Sie diese Übung regelmäßig durchführen können. Verlagern Sie das Körpergewicht auf die Arme, indem Sie die Handballen nach unten drücken. Die Arme bleiben dabei dicht am Körper und tragen das Gewicht. Die Hüfte sollte möglichst nah an der Lehne oder Brüstung sein, damit die Wirbelsäule sich streckt. Die Dekompression maximal eine Minute ausführen, solange sie angenehm erscheint. Die Symptome sollten dabei zurückgehen oder ganz aufhören. Danach weitergehen, bis der Schmerz sich wieder meldet. Dieses Training bitte täglich wiederholen und langsam um zusätzliche Intervalle erweitern. Dank sich wiederholender Intervalle unterstützt diese Technik das schmerzfreie Gehen.

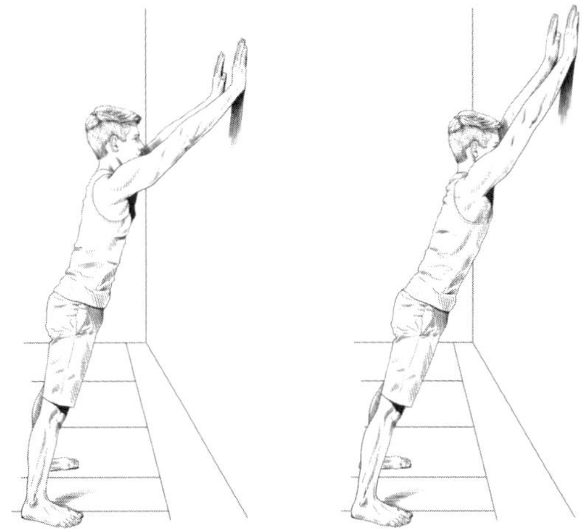

Wandwandern. Beim Wandwandern setzt man abwechselnd eine Hand über die andere und wandert buchstäblich mit den Händen an der Wand hoch. Die Hüfte sollte sich dabei ohne Druck auf die Wand zubewegen, damit die erwünschte aufrechte Haltung erreicht wird.

Im Gegensatz zu Standarddehnübungen geht es bei Ischiasproblemen darum, die Nerven zu bewegen, ohne sie zu strecken oder unter Spannung zu setzen. Das lässt die Schmerzempfindlichkeit zurückgehen. Eine Einklemmung stört das Gleiten und die Beweglichkeit der Nerven. Daher müssen wir durch Bewegungsabläufe, die den Nerv nicht zusätzlich irritieren, die reibungslose Gleitfähigkeit wiederherstellen. In diesem Sinn ist das wohltuende »Gleiten« des Ischiasnervs zur Schmerzbehandlung das Gegenteil der Therapie bei einer Sehnenentzündung, bei der mehr Bewegung die Sehnen noch mehr belastet. Wir vergleichen das Nervengleiten am liebsten mit der Verwendung von Zahnseide zur Reinigung der Zahnzwischenräume von Ablagerungen. Über saubere Zähne gleitet die Zahnseide problemloser. Wenn der Ischiasnerv durch die Nervenkanäle gleitet, läuft dies zwar etwas anders ab, aber auch dieser Vorgang lässt die Reizung und die Schmerzen zurückgehen. Wenn der Nerv sich mit immer weniger Reibung bewegt, steigt die Schmerzschwelle an, sodass mehr Aktivitäten schmerzfrei ablaufen. Durch Nervengleiten konnten sich schon viele Menschen von den typischen, in Gesäß und Beine ausstrahlenden Schmerzen im Zusammenhang mit Ischiasproblemen befreien oder diese lindern.

Übungen zum Nervengleiten

Hier geht es um Bewegungen und Übungen, welche die Nerven dazu ermuntern, schmerzfrei zu »gleiten«, ohne dass Schmerzen auftreten. Im Gegensatz zum Dehnen beruhigt diese Taktik die Nerven, denn dem Zug am einen Ende begegnen wir durch Nachgeben am anderen Ende. Der entsprechende Mechanismus wird bei jedem Bewegungszyklus umgekehrt.

SPIEL MIT DEM FEUER

Achtung: Nervengleiten ist ein Spiel mit dem Feuer, bei dem man sich durchaus die Finger verbrennen kann. Die Bewegung kann heilsam sein oder neue Schmerzen auslösen. Am ersten Tag machen Sie zehn Wiederholungen pro Seite. Wie geht es Ihnen am Folgetag? Wenn die ausstrahlenden Symptome schlimmer sind, hören Sie sofort wieder auf. Warten Sie eine Woche ab, und legen Sie sich dann vor der unten erklärten Übung drei Minuten auf den Bauch. Wenn der Schmerz auch nach dieser Vorbereitung schlimmer wird, ist diese Übung für Sie ungeeignet. Falls die Symptome gleich bleiben oder besser werden, sollten Sie jedoch weitermachen. Gleiten kann einen Nerv mit der Zeit desensibilisieren. Nach wenigen Tagen, aber mitunter auch erst nach einigen Monaten, sollte eine spürbare Besserung eintreten.

Die Technik: Setzen Sie sich am besten auf einen Tisch, auf dem Sie ungehindert mit den Beinen baumeln können. Strecken Sie den Hals, und blicken Sie zur Decke, während Sie gleichzeitig ein Bein nach vorne strecken und dabei Fuß und Zehen anwinkeln. Die ganze Bewegung läuft fließend ab. Danach folgt die Gegenbewegung: Den Hals und das eben gestreckte Bein beugen; Fuß und Zehen bleiben angewinkelt. Der ganze Zyklus (einmal vor und zurück) dauert etwa drei bis vier Sekunden und verläuft gut koordiniert. Stellen Sie sich dabei vor, der Ischiasnerv würde wie eine feine Schnur vom Scheitel bis zu den Zehenspitzen verlaufen. Wenn diese Endpunkte hin- und hergeschoben werden, gleitet der Nerv sanft durch seine Kanäle, und die Anspannung löst sich von selbst.

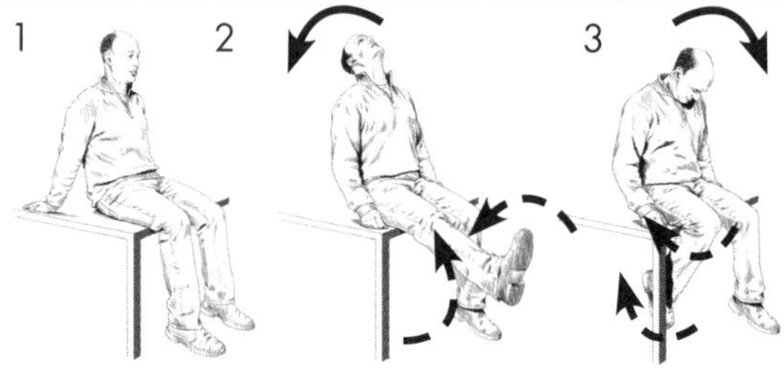

Nervengleiten: Suchen Sie eine schmerzfreie Sitzhaltung mit offenen Hüften und einer neutralen Wirbelsäule. Unter dem Tisch sollte ausreichend Platz sein, um das Bein ungehindert zu schwingen (1). Damit die gereizten Nervenwurzeln besser gleiten können, werden Knie und Hals in einer fließenden, koordinierten Bewegung gleichzeitig gestreckt. Dabei den Fuß anziehen (2). Es folgt die ebenso koordinierte Umkehrbewegung, bei der Hals und Knie gebeugt sind. Auch der Fuß bleibt gebeugt (3). Beide Bewegungen zehn Mal pro Bein wiederholen.

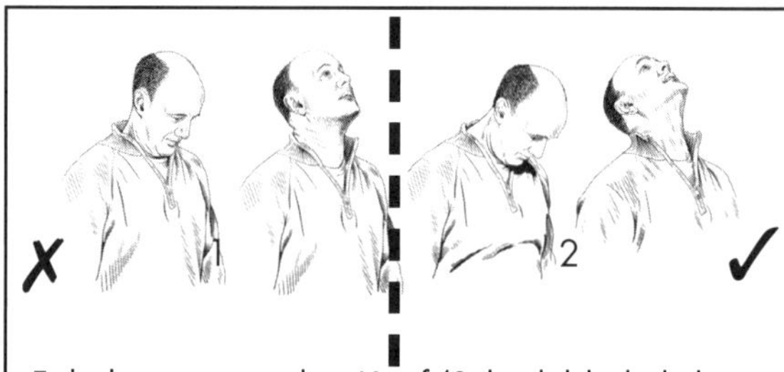

Falsch wäre es, den Kopf/Schädel lediglich vor und zurück zu kippen (1), weil das den Nerv nicht entspannt. Es geht vielmehr um einen gebogenen und gestreckten Hals.

Weitere Hinweise: Manchmal beruhigen sich Ischiasschmerzen durch Gleitübungen bereits innerhalb von nur drei bis vier Tagen. Bei anderen Patienten kann die vollständige Wirkung viele Wochen auf sich warten lassen. Mit zusätzlichen Maßnahmen können Sie die Wirksamkeit erhöhen. Das oberste Gebot lautet: Reduzieren Sie alles, was die Nervenwurzeln reizt! Wenn Sie beispielsweise feststellen, dass die Schmerzen auf einen Bandscheibenvorfall zurückgehen, nehmen Sie vor der Übung eine Haltung ein, in der die Vorwölbung oder der Vorfall zurückgeht. Die beste Vorbereitung der rückwärtigen Haltung beim Nervengleiten ist die individuelle Antischmerzhaltung in Bauchlage mit dem Kinn auf den Fäusten (drei Minuten). Wenn diese Position Ihnen Linderung verschafft, sollten Sie sie vor dem Gleiten durchführen. Wenn die Symptome morgens nach dem Aufstehen am schlimmsten sind, führen Sie das Nervengleiten später durch; wenn sie abends schlimmer sind, machen Sie die Übung früher am Tag.

Stenose

Die Spinalkanalstenose (Claudicatio spinalis) wurde bereits kurz erwähnt, ist aber so häufig, dass wir hier noch einmal genauer darauf eingehen möchten. Mit zunehmendem Alter treten bei vielen Menschen Verknöcherungen der Wirbelgelenke auf. Besonders betroffen sind Leute, bei denen die Wirbelsäule sich viel bewegt hat, wie zum Beispiel Monteure, Freizeitfußballer oder Squashspieler. Das Knochenwachstum verengt die Kanäle, durch die Rückenmark und Nerven verlaufen. Diese Verengung wird als Stenose bezeichnet. Typisch hierfür ist, dass beim Gehen von längeren Strecken Rücken- und Beinschmerzen auftreten. Dadurch gehen die Aktivität insgesamt und in der Folge auch der allgemeine Gesundheitszustand immer weiter zurück.

Patienten mit Spinalkanalstenose profitieren oft von kurzen Zugkräften, also von einer Dekompression der Wirbelsäule durch Auseinanderziehen. Unter den Rückenpatienten sind sie die einzige Gruppe, bei der sich die Traktionstherapie als gut wirksam erwiesen hat.

Bei einem typischen Stenosepatienten treten die ersten Schmerzen nach einigen Minuten Gehen ein. Längeres Stehen und Gehen führt normalerweise zu Schmerzen oder auch zu Schwächegefühlen im Bein. Viele Therapeuten raten solchen Patienten zu einer gebeugten Haltung. Vielen, die damit nicht weiterkamen, konnten wir mit der gegenteiligen Empfehlung sehr gut helfen. Eine stärkere Beugung im Alltag ist häufig kontraproduktiv, weil sie die Wirbelsäule nicht entlastet, sondern die Belastung erhöht. Deshalb reagieren Stenosepatienten oft irritiert und wissen nicht, was nun richtig ist. Wir verordnen ihnen – zusätzlich zu den nicht verhandelbaren »Goldenen Drei« und rückenfreundlichem Verhalten im Alltag – Übungen zur Wirbelsäulenextension plus eine korrigierende Gehtherapie mit Intervallgehen.

Entscheidend ist die Wiederherstellung und Erhaltung der Fähigkeit, mit minimalen Symptomen zu gehen. Wenden Sie hierzu die Parkbank-Technik an, die wir zu Beginn des Ischias-Abschnitts geschildert haben. Diese Dekompressionsübung und auch das »Wandwandern« können Ihnen dazu verhelfen, insgesamt größere Strecken schmerzfrei zu bewältigen.

Rundrücken (Kyphose): Mobilität und Krümmungskorrektur

Eine Abrundung des oberen Rückens, die thorakale Hyperkyphose, geht mit diversen Symptomen einher und ist vor allem bei älteren Menschen verbreitet. Gefährdet sind aber auch ehemalige Laufsportler und junge Menschen mit gewohnheitsmäßiger Fehlhaltung, die zu viel auf dem Smartphone herumtippen oder zu lange Tablet oder Notebook auf dem Schoß haben. Ein Rundrücken führt zur Überaktivierung der Rückenmuskeln und zu entsprechenden Verkrampfungen. Außerdem beeinträchtigt er die Schulterbeweglichkeit bei Arbeiten über Kopf sowie die Bewegungsabläufe beim Werfen und Schwimmen. Dagegen – und gegen die hierdurch erzeugten Schmerzen – hilft die nachfolgende Dehnübung, für die Sie allerdings zunächst die Unterstützung eines Therapeuten benötigen.

Wie bei allen hier dargestellten Ansätzen gilt: Wenn die Schmerzen schlimmer werden sollten, hören Sie auf! Sobald Sie die Übung beherrschen, reicht ein Stuhl als Hilfsmittel.

Tägliches Üben trägt zur Wiederherstellung der natürlichen Länge der oberen Wirbelsäule und zur Linderung von kyphosebedingten Schmerzen bei.

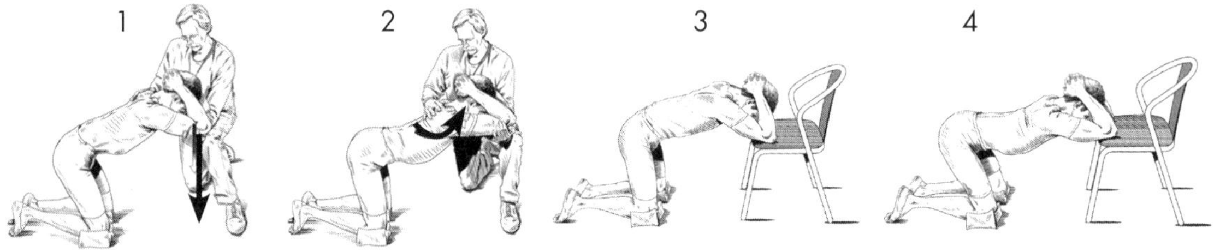

Assistierte thorakale Extension: Setzen Sie im Knien die Ellbogen auf den Oberschenkel des Therapeuten (oder einer unterstützenden Person). Die Finger hinter dem Kopf verschränken; das erhöht die Streckung im oberen Rücken. In dieser Position verharren. Sie soll keine Schmerzen bereiten. Geben Sie nun über die Ellbogen etwa zwei Kilo Gewicht auf das Bein des Therapeuten, und versuchen Sie, es so gefühlt nach unten zu drücken (1). Zehn Sekunden halten, dann entspannen. In der Entspannungsphase zieht der Therapeut die Ellbogen auf seinem Bein etwas nach vorne, um die Streckung der Brustwirbelsäule zu fördern (2). Maximal drei Wiederholungen, solange die Wirbelsäule dabei fühlbar (und schmerzfrei) nachgibt und sich dehnt.
Auf die Dauer reicht ein Stuhl als Hilfsmittel (3). Dazu wird die Technik leicht verändert. Ziehen Sie zur Dehnung der Brustwirbelsäule am Ende der zehnsekündigen Anspannung die Ellbogen nach vorn und gleichzeitig das Gesäß nach hinten (4).

Schmerzen im mittleren Rücken: »Brust raus, Bauch rein«?

Schmerzen im Bereich des Übergangs zwischen Brust- und Lendenwirbelsäule, also am Ende des Brustkorbs, betreffen meist Menschen, die bevorzugt in diesem Bereich abknicken. In der Praxis zeigt sich, dass diese Menschen oft gewohnheitsmäßig die Brust aufblähen (»Brust raus«). Die Schmerzen sind dann lediglich ein Symptom der Überlastung dieses Wirbelsäulenabschnitts und lassen sich leicht lindern, indem man die Haltungen und Bewegungen korrigiert, die den mittleren Rücken zu Daueraktivität zwingen.

Woran erkennt man, dass die eigenen Schmerzen auf die stolz geschwellte Brust zurückgehen? Denken Sie an die Diagnoseübung in Teil II, bei der es um die aufrechte Sitzhaltung ging (Kapitel 6). Wenn Sie feststellen, dass der Übergang von der eingesunkenen zur aufrechten Haltung praktisch ausschließlich über den Brustkorb abläuft, zählen Sie vermutlich zu dieser Kategorie. Wer sich hier wiedererkennt, ist mit dem »Lewit« gut bedient, der auf Ideen des großen tschechoslowakischen Neurologen Dr. Karel Lewit beruht. Es handelt sich um eine korrigierende Übung für Fortgeschrittene, die Bewegungen im schmerzenden mittleren Rücken verhindern soll.

Der »Lewit«: Anfänger sollten zunächst mit einem erfahrenen Therapeuten zusammenarbeiten. Allerdings ist diese Technik nicht allgemein bekannt; also nehmen Sie ruhig dieses Buch mit, um den Bewegungsablauf zu erklären. Ziel ist die Neuausrichtung der Wirbelsäule, ohne die Brust nach unten zu ziehen und damit den Rücken zu belasten. Legen Sie sich wie eine Stufe auf den Boden, die Beine und Knie jeweils rechtwinklig angehoben. Wippen Sie vorsichtig auf dem Steißbein vor und zurück, bis die Wirbelsäule ihre neutrale Position gefunden hat. Die Hände liegen mit den Handflächen auf dem Boden, eventuell unter der Lendenwirbelsäule (wenn Sie nicht sicher sind, ob die Wirbelsäule eine neutrale Haltung einnimmt). Bitte ganz normal weiteratmen und darauf achten, wie stark Sie normalerweise ein- und ausatmen. Ein normaler Atemzug gleicht einer Welle mit einem Maximum und einem flachen Auslaufen am Ende. Die Übung beginnt beim Auslaufen. Spitzen Sie die Lippen, als ob Sie durch einen Strohhalm pusten würden. Dadurch entsteht ein Widerstand. Und nun atmen Sie gegen diesen Widerstand durch die gespitzten Lippen aus, bis Sie auch den letzten Rest Luft aus der Lunge gezwungen haben. Bei korrekter Durchführung aktiviert diese Übung die Bauchwand und zieht die Brust nach unten. Das ist eine Strategie, die dem Motto »Brust raus« etwas entgegensetzt. Drei bis vier Mal wiederholen. Achtung, diese Übung kann ziemlich anstrengend werden.

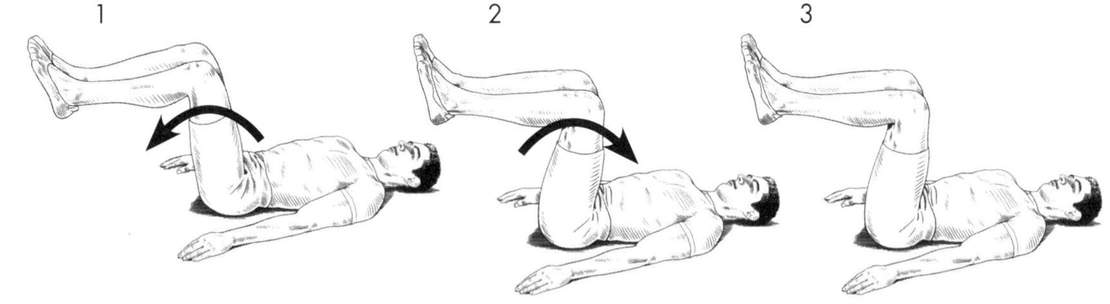

Der »Lewit«: Grundhaltung ist die Rückenlage, Beine und Knie jeweils um 90° angewinkelt. Schieben Sie konzentriert das Becken nach hinten (1) und nach vorn (2), bis Sie eine schmerzfreie Haltung finden (3). Zwischen Lendenwirbelsäule und Boden sollte ein Hohlraum bleiben. Manchmal tut es gut, die Hände mit den Handflächen nach unten unter den unteren Rücken zu schieben.

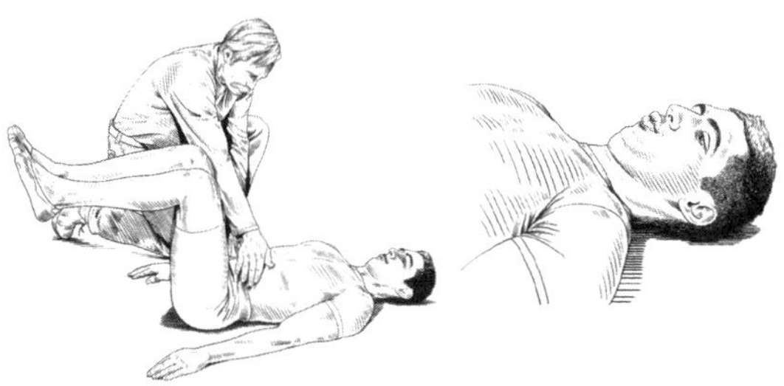

Die Atmung beim »Lewit«: Die Spannung wird am Ende des Atemzugs aufgebaut. Die Lippen spitzen, bis die Luft gegen den Mundwiderstand durch ein kleines Loch entweichen muss. Atmen Sie vollständig aus.

Skoliose

Die wichtigste Frage, die Patienten und Ärzte bei einer Skoliose beschäftigt, lautet: Lässt sich die Fehlhaltung durch Übungen korrigieren oder lindern? Erst danach geht es um die Frage, ob man skoliosebedingte Schmerzen dauerhaft kurieren kann. Die Antwort auf beide Fragen lautet: ja, in manchen Fällen. Zur Ursache und Entstehung von Skoliosen gibt es unterschiedliche Theorien. Eine verbreitete Ansicht besteht darin, dass die Wirbelsäule in der Zeit eines pubertären Wachstumsschubs in einer asymmetrischen Seitkrümmung wächst, die auch mit einer Verdrehung einhergehen kann. Häufig finden sich zwischen den konkaven und konvexen Seiten der Krümmung beträchtliche Unterschiede hinsichtlich Knochendichte und -härte. Chirurgen sagen, dass die Wirbel einer skoliotischen Wirbelsäule sich häufig auf einer Seite weicher anfühlen. Ich beobachte oft eine Asymmetrie der Rippengelenke bis hin zu ungleicher Ausprägung der Rippen. Es scheint jedoch wie bei der Frage nach der Henne und dem Ei zu sein – führt nun eine Rippenverletzung zu Skoliose, oder sind die Rippenprobleme das Ergebnis der Skoliose selbst? Ob solche anatomischen Merkmale Ursache oder Wirkung der anomalen Krümmung sind, ist bis heute unklar.

Bei vielen Skoliosepatienten liegt eine Asymmetrie der Brust- und Bauchorgane vor. Zum Beispiel ist der Lungenflügel auf der konkaven Seite der Krümmung häufig kleiner und hat entsprechend weniger Atemkapazität. Solche Besonderheiten können die Behandlung erschweren, doch man kann diesen vermeintlichen Nachteil bei der Korrektur sogar gezielt einsetzen.

Ob die Krümmung durch Krankengymnastik korrigierbar ist. Dies lässt sich zum Beispiel feststellen, indem man den Rücken sanft unter Zug setzt (Traktion). Am liebsten lassen wir unsere Patienten dafür mit ausgestreckten Armen an einer Stange hängen. Wenn die Beobachtung zeigt, dass die Krümmung in dieser Position zurückgeht, besteht eine gewisse Chance, mithilfe spezieller Übungen auf die Skoliose einzuwirken und die Haltung zu verbessern.

Übungen bei Skoliose

Skolioseübungen müssen individuell auf die Korrektur der fehlerhaften Mechanik zugeschnitten werden. Falls die Skoliose nicht auf eine ersichtliche körperliche Asymmetrie zurückgeht, konnten wir mit der Schroth-Therapie vielfach gute Erfolge erzielen. Dieser Ansatz beruht auf einer Öffnung der einwärtsgekrümmten (konkaven) Seite durch aktives Dehnen und Atmen. Wer mehr darüber erfahren möchte, sollte einen Physiotherapeuten aufsuchen, der mit der Schroth-Therapie vertraut ist. Empfehlenswert ist das Buch »Dreidimensionale Skoliosebehandlung: Atmungs-Orthopädie System Schroth« von Christa Lehnert-Schroth.

Manchmal besteht bei einer Skoliose ein Beckenschiefstand, der seinen Ursprung in einer ungleichen Beinlänge hat. In solchen Fällen kann eine einseitige Schuherhöhung Abhilfe schaffen, die jedoch von einem Orthopäden verordnet werden sollte.

Claudicatio intermittens (»Schaufensterkrankheit«)

Das Beschwerdebild der sogenannten Schaufensterkrankheit ähnelt dem der Spinalkanalstenose, doch die Ursache ist hier eine periphere arterielle Verschlusskrankheit, also eine verminderte Durchblutung.

Auch hier ist das Gehen erschwert – je weiter der Weg, desto schlimmer, und Treppensteigen beschleunigt typischerweise das Auftreten der Symptomatik. Dahinter stecken atherosklerotische Ablagerungen, welche die Arterien verengen, sodass die Muskeln in dem aktiven Bein zu wenig Sauerstoff bekommen. Das führt zu Beinschmerzen. Der Behandlungsansatz ist ähnlich wie bei der Spinalkanalstenose: Die Patienten müssen das Gehen immer länger werdender Strecken trainieren. Allerdings ist mir keine vorbereitende Übung bekannt, welche die Toleranz beim Gehen erhöhen kann. Der Patient geht in diesem Fall, bis mäßige Schmerzen auftreten, setzt sich hin, bis die Symptome abklingen, und geht dann weiter. Manche kardiologische Fachgesellschaften empfehlen, die Intervalle auf insgesamt drei bis fünf Mal die Woche je 60 Minuten zu steigern. Legen Sie mit Ihrem Arzt das individuelle Ziel fest.

Patienten mit Knie- oder Hüftprothese

Diese Patienten haben Schwierigkeiten mit Übungen auf dem Boden. Andererseits sind Wirbelsäulen- und Core-Stabilität für sie noch wichtiger, um die angeschlagenen Gelenke gesund zu halten. In diesem Fall werden wir kreativ und empfehlen die Durchführung der »Goldenen Drei« im Stehen. Der Zweifüßlerstand (siehe Kapitel 11) lässt sich beispielsweise auch durchführen, indem man sich mit einer Hand an einem Tisch oder einer Anrichte abstützt. Für den Seitstütz beginnt man mit dem frontalen Unterarmstütz an der Wand und rollt dann in den Seitstütz an der Wand. Aufgrund der unterschiedlichen individuellen Voraussetzungen sollte hier eine erfahrene Fachkraft hinzugezogen werden.

Patienten ab 50 Jahren

Viele der bisher aufgelisteten Gesundheitsprobleme sind unter älteren Erwachsenen stärker verbreitet, zum Beispiel die Spinalkanalstenose, die Schaufensterkrankheit oder die Kyphose. Wenn man sich die Statistiken für Rückenschmerzen ansieht, betreffen sie jedoch in erster Linie Menschen zwischen 25 und 55 Jahren. Die gute Nachricht ist, dass ältere Menschen aus den akuten Rückenschmerzen, die so typisch für Bandscheibenschäden sind, »herauswachsen«. Dafür steigt bei ihnen das Risiko für arthritisch bedingte Veränderungen, sodass die Empfehlungen für Kyphose und Stenose häufiger hilfreich sein werden. Bitte beachten Sie bei Rückenschmerzen auch die folgenden Hinweise.

Bei Osteoporose verlieren die Wirbelknochen Mineralstoffe, werden instabiler und können bei einem Sturz oder auch beim Heben schwerer Lasten leichter brechen. Sturzprophylaxe ist somit wichtig. Hierzu gehören Gleichgewichtsschulung und die Erhaltung der Reaktionsfähigkeit, damit man beim Stolpern nicht gleich fällt. Stehen auf einem Bein, Bewegungen mit Richtungswechseln, wie etwa beim Tanzen, und ausreichend Hüftkraft sind wichtige Faktoren, um sich beim Stolpern mit einer schnellen Fußbewegung fangen zu können.

Ab dem 50. Lebensjahr bemerken viele Menschen auch ein Nachlassen der Kugelgelenke (Schultern, Hüften). Es fällt ihnen schwerer, eine Last über Kopf zu heben und tief in die Hocke zu gehen. Führen Sie diese Bewegungen am besten jeden Tag ein oder zwei Mal durch, damit sie schmerzfrei bleiben.

Die folgenden Grundsätze haben schon vielen Menschen geholfen, gesund alt zu werden:

1. Die täglichen Bewegungen gelenkschonend ausführen. Kniebeuge, Hüftscharnier und Drehstopp nutzen.
2. Immer früh aufstehen und alles erledigen, was ansteht.
3. Zwei Mal täglich spazieren gehen. Jeden Tag!
4. Zwei Mal pro Woche Krafttraining.
5. An zwei anderen Tagen andere Bewegungsmuster nutzen (Radfahren, Schwimmen, Wandern).
6. Drei Mal pro Woche die Regionen mobilisieren, die es besonders nötig haben.
7. Besser schlafen dank weniger Alkohol.

Übergewicht

Wer zu dieser Kategorie zählt, kann den ärztlichen Rat zum Abnehmen sicher schon lange nicht mehr hören. Abnehmshows, in denen sich die Kandidaten schinden, sind leider keineswegs repräsentativ für das, was mit einer erfolgreichen Diät möglich ist. Tatsache ist, dass ein gesundes Körpergewicht enorm dazu beiträgt, Rückenschmerzen loszuwerden oder zu lindern. Die Frustration nach gescheiterten Diätanläufen lässt viele Übergewichtige irgendwann das Handtuch werfen. Um wirklich Erfolg zu haben, benötigt man ein gutes Unterstützungssystem, mit dem man die notwendige vermehrte Bewegung auch durchhält. In erster Linie jedoch muss man das übermäßige Essen in den Griff bekommen und die Ernährung umstellen.

Sobald das Körpergewicht sinkt, kommen mehr Trainingsvarianten in sauberer Ausführung hinzu (korrigiertes Gehen und rückenschonendes Körpertraining, das stufenweise ausgebaut wird). Übergewichtige Patienten können zwar mit den in diesem Buch dargestellten Übungen beginnen, haben aber mehr Erfolg, wenn sie zugleich Gewicht abbauen.

Stark übergewichtige Patienten mit einem instabilen Rücken sind mir interessanterweise bisher nicht begegnet, da die Wirbelsäule auf natürliche Weise durch den erhöhten Körperumfang stabilisiert wird. Deshalb konzentrieren wir uns bei ihnen eher auf mehr Kraft und Ausdauer unter Beachtung der bisher geschilderten Bewegungsmuster und weniger auf Stabilisierungsübungen wie die »Goldenen Drei«, Übungen auf einem Bein oder Dehnübungen.

15. Endlich schmerzfrei: Fallbeispiele und das jeweilige Vorgehen

Ich möchte noch einmal betonen, dass zwar die Mehrheit der Leser und Leserinnen von den Übungen zur Rumpfstärkung in Teil III profitieren dürfte, dieses Buch aber dennoch keinen allgemeingültigen Therapieplan darstellt. Es muss individuell so an die persönlichen Einschränkungen angepasst werden, dass die eigenen Schmerzauslöser gemieden werden können. Kaum jemand entspricht exakt einer bestimmten Rückenschmerzkategorie. Häufig bestehen vielmehr Mischformen aus verschiedenen Kategorien. Deshalb empfehle ich das Stöbern in den nachfolgenden Beispielen. Sie werden darin vermutlich Hinweise finden, die Ihnen zu einem besseren Verständnis der eigenen Symptomatik verhelfen, und vielleicht entdecken Sie nebenbei auch zusätzliche Tipps gegen die eigenen Schmerzen. Das ermöglicht die Feinabstimmung der Verbindungen zwischen dem, was Sie im Diagnosekapitel über Ihre Schmerzbild gelernt haben, und der optimalen Lösung für Ihren persönlichen Fall.

Ein typischer Genesungsverlauf sieht etwa so aus:

- Sie achten bewusst darauf, Ihre Schmerzauslöser zu meiden.
- Danach üben Sie täglich die »Goldenen Drei«. Allmählich lassen dann auch bei bisher problematischen Bewegungen die Schmerzen nach.
- Es kommen weitere Übungen hinzu, weil das schmerzfreie Repertoire breiter wird. Irgendwann in diesem Stadium entwickeln viele übertriebenen Ehrgeiz und probieren etwas Neues – und prompt meldet sich anderntags der Schmerz zurück. Man muss zwar neue Herausforderungen angehen, aber man darf es dabei nicht übertreiben. Betrachten Sie solche Rückschläge als Lektion.
- Inzwischen kennen Sie Ihre gegenwärtigen Grenzen.
- Wenn Sie an Ihre Grenzen stoßen, sollten Sie zu einer leichteren Übungsvariante zurückkehren, die schon mal gut lief. Sie werden feststellen, dass die Schmerzfreiheit diesmal schneller wiederkehrt. Sie müssen keineswegs auf null zurück.
- Vermutlich wiederholt sich dieses Szenario einige Male. Es wird Rückschläge geben, bis Sie irgendwann schmerzfrei sind.

Jede Fallstudie besteht aus drei Teilen:

1. Die Geschichte der Betroffenen
2. Was nicht geht
3. Was zu tun ist

Matt: Morgens schmerzhaft steif im Rücken

1. Seine Geschichte
Matt wacht praktisch jeden Morgen so steif auf, dass er sich kaum selbst die Socken anziehen kann. Was für einen Rat bekäme er normalerweise? Dehnen! Er soll die Knie an die Brust ziehen und dort festhalten, damit die Steifheit vergeht. Machen Sie das so? SCHLUSS DAMIT! SOFORT SCHLUSS DAMIT! Dank des Dehnreflexes der Rückenmuskulatur tritt zwar in der Tat für eine Viertelstunde eine Linderung ein, aber Matt ist tags darauf und jeden weiteren Morgen wieder steif.

2. Was nicht geht
Matt darf nicht den Rücken dehnen. Und er sollte nicht auf einem Futon oder einer weichen Schaumstoffmatratze schlafen, in der der Oberkörper so einsinkt, dass die Wirbelsäule sich verbiegt. Kein Kissen unter die Knie legen!

3. Was zu tun ist
Matt ist beruflich viel auf Reisen. Mitunter wacht er morgens in einem fremden Bett ganz ohne Rückenschmerzen auf. Kennen Sie das vielleich auch? Dann sollten Sie und Matt die eigene Matratze überprüfen.

Die richtige Matratze muss der Wirbelsäulenform entsprechen. Das gilt besonders bei einer Lordose im Lendenwirbelbereich (Hohlkreuz), hervorstehendem

Gesäß oder üppigen Formen; hier ist häufig die Matratze an den Schmerzen schuld. Auch die Rückenlage ist problematisch, denn bei solchen Körperformen hängt das Kreuz ungestützt in der Luft. Das zwingt die Lendenwirbelsäule in die Flexion, weil sie irgendwann flach auf der Matratze ruht, und erzeugt Schmerzen und Steifheit. Menschen mit einem solchen Körper sollten auch nicht zu hart schlafen (Futon). Besser wäre eine Matratze, die das Gesäß einsinken lässt. Optimal sind feste Matratzen mit hochwertiger Schaumauflage, die gleichermaßen stützen und einsinken lassen.

Ein Kissen unter den Knien kann in Rückenlage ebenfalls ein Problem darstellen, weil es eine flache Lage der Lendenwirbelsäule begünstigt. Seitenschläfer hingegen können sich ein Kissen zwischen die Beine legen, um die Hüfte zu entlassen. Dafür gibt es Kissen mit einer Verengung in der Mitte, welche die Knie optimal stützt.

Nach dem morgendlichen Aufstehen so wenig wie möglich die Wirbelsäule biegen. Am besten schlüpfen Sie in offene Sandalen und machen vor dem Frühstück einen kleinen Rundgang. Mit ein paar Katzenbuckeln und Kuhrücken können Sie den Rücken mobilisieren (aber bitte nicht mit Gewalt). Die »Goldenen Drei« werden später geübt. Idealerweise machen Sie über den Tag verteilt noch ein paar zusätzliche Spaziergänge.

Die Anzahl der Wiederholungen und Sätze sollte nur langsam ausgebaut werden. Wenn die Schmerzen nicht nachlassen, ist das Training zu reduzieren. Bitte nichts übertreiben, um schneller voranzukommen, sondern lieber kürzere Einheiten einschieben, die Übungen in Grenzen halten und die Sätze aufteilen – man kann sie auch in einer zweiten Sitzung später am Tag zu Ende bringen. Bleiben Sie unter der Schmerzgrenze.

Pamela: Der Schmerz nimmt über den Tag zu

1. Ihre Geschichte
Pamela ist Geschäftsfrau und arbeitet von zu Hause aus. Daneben jongliert sie einen vollen Tagesplan samt Kindern, Ehrenamt und Training für ihren ersten Halbmarathon. Morgens hat sie kaum Schmerzen. Der Vormittag ist die beste Tageszeit für sie. Doch im Laufe des Tages verausgabt sie sich, und die Schmerzen werden stärker. Die kumulative Belastung ihrer Wirbelsäule überschreitet ihre Schmerzgrenze. Kennen Sie das?

2. Was nicht geht
So darf es nicht weitergehen. Bei Pamela (und ähnlich Gestrickten) kommt es darauf an, die kritischen Bewegungen, Haltungen und Belastungen zu identifizieren, die zu immer mehr Schmerzen führen, und diese sein zu lassen. Auch die Dauer schmerzfördernder Aufgaben sollte reduziert werden, indem der Körper mehr rückenschonende Pausen bekommt.

3. Was zu tun ist
Zuallererst die Symptome mithilfe von rückenschonendem Verhalten bekämpfen. Man baut also immer mehr rückenfreundliche Bewegungsabläufe in den Alltag ein und gönnt sich mehr Pausen. Dann lassen die Schmerzen meist innerhalb weniger Tage nach. Danach beginnt das bereits vorgestellte Basisprogramm für die Wirbelsäule, mit dem man die schmerzfreien Phasen ausbaut.

Alisha: Die Typ-A-Persönlichkeit (»Viel hilft viel!?«)

1. Ihre Geschichte
Wenn Alisha hört, dass sie zehn Wiederholungen machen soll, macht sie auf jeden Fall mehr, vielleicht 20. Mehr ist in ihren Augen immer besser. Also möchte sie mit mehr Arbeit dem Schmerz die Stirn bieten. Diese Einstellung sorgt allerdings dafür, dass Alishas Schmerzen bestehen bleiben. Kennen Sie das irgendwoher?

2. Was nicht geht
Vergessen Sie die Idee, dass der Schmerz sich wegüben ließe. Mehr ist in diesem Fall nicht besser.

3. Was zu tun ist
Mit klassischen Typ-A-Persönlichkeiten spiele ich gern »virtuelle Operation«: Alisha muss so tun, als hätte sie tatsächlich heute eine Rückenoperation gehabt. Morgen beginnt die Heilungsphase. Und Heilung bedeutet Ruhe. So können wir sicherstellen, dass alle Belastungen wegfallen und die schmerzenden, überbeanspruchten Abschnitte eine Auszeit bekommen. Wie bereits erwähnt, hilft eine Operation zunächst häufig deshalb, weil der Patient schlichtweg Ruhe braucht. Der Rückgang der Symptome zeigt deutlich, wie wirksam dieser Ansatz ist.

Patienten wie Alisha befürchten oft den Verlust ihrer Fitness und überlasten deshalb weiterhin den Rücken, häufig mit mindestens einer Stunde Training am Tag. Sie kennen das bestimmt auch, wenn nicht von sich, dann aus Ihrem Bekanntenreis. Eine wettbewerbsbewusste Alisha sollte die »virtuelle Operation« als Spiel ansehen – dann stehen ihre Siegeschancen sehr gut!

Brad: Die Typ-B-Persönlichkeit (»bekennender Bewegungsmuffel«)

1. Seine Geschichte

Brad ist 55, Buchhalter, und arbeitet seit 15 Jahren an demselben Schreibtisch. Abends fährt er nach Hause, isst und hockt dann normalerweise mit dem Notebook auf dem Schoß auf der Couch. Mit seiner Typ-B-Persönlichkeit ist er das krasse Gegenteil zu Alishas Verhaltensweisen. Jemand wie Brad hat häufig diverse Gesundheitsprobleme wie Diabetes, Adipositas und eine zu schwache Muskulatur. Solche Menschen sind eher inaktiv, essen gern und machen es sich danach vor dem Fernseher gemütlich. Wenn man Brad ein Programm mit zehn Wiederholungen vorgibt, kann man darauf wetten, dass er bei drei aufhört. Brad und andere Typ-B-Vertreter brauchen Motivation, um durchzuhalten und zu einem schmerzfreien Leben zurückzufinden. Sie erfinden eine Ausrede nach der anderen und wenden mehr Energie dafür auf, über ihre Beschwerden zu klagen, als aktiv etwas dagegen zu unternehmen.

2. Was nicht geht

Ein Brad muss aufhören, sich selbst im Weg zu stehen. Hören Sie auf über Ihre Schmerzen zu jammern, wenn Sie dann doch nichts ändern wollen. Schluss mit den Ausreden. Schluss mit dem Herumhocken – man kann auch mal über den Flur laufen oder in der Mittagspause spazieren gehen. Hocken Sie nicht auf dem Sofa herum, sondern führen Sie lieber den Hund aus. Teilen Sie andere Aktivitäten in erträgliche Intervalle auf.

3. Was zu tun ist

Es klingt vielleicht brutal, aber jemand wie Brad hat seine Schmerzen verdient. Er hat sie sich selbst zuzuschreiben, denn er hat die Wahl: Er kann seine Übungen sein lassen und 24 Stunden am Tag eine sitzende Lebensweise voller Schmerzen führen. Oder er kann aktiv werden und täglich mindestens eine Stunde für seine Übungen aufwenden, damit die übrigen 23 Stunden angenehmer werden.

Ich lasse meine Brads selbst entscheiden. Wenn sie aktiv werden wollen, helfe ich ihnen mit vollem Einsatz. Wenn nicht, bin ich nicht der richtige Partner. Falls sie sich jedoch umbesinnen, bin ich gerne für sie da. Manche laufen lieber zu Wunderheilern, die einfache Schmerzfreiheit versprechen, aber in der Regel müssen sie weiterleiden und können ihr Leben nie wirklich auskosten.

Dave: Schmerzen als Berufskraftfahrer

1. Seine Geschichte

Dave ist Lkw-Fahrer. In letzter Zeit fällt ihm auf, dass seine Rücken- und Beinschmerzen in direktem Verhältnis zu seinen Fahrzeiten stehen. Es könnte eine Kombination aus unzureichender Blutversorgung (Ischämie) und Rückenproblemen dahinterstecken. Die Faustregel zur Unterscheidung der Ursachen lautet: Durchblutungsstörungen hören auf, sobald Dave das Fahrzeug verlässt, Rückenschmerzen bleiben.

2. Was nicht geht

Lkw-Fahrer, Taxifahrer und andere, die beruflich viel fahren müssen, sollten weder das Portemonnaie noch andere Gegenstände in die Gesäßtaschen stecken und nicht zu enge Kleidung tragen. Frauen sollten flache Schuhe tragen, weil hohe Absätze die Rückenprobleme beim Gehen noch verstärken. Und natürlich sollen Sie bei langen Fahrten regelmäßige Pausen einplanen, damit der Körper sich wieder strecken kann.

3. Was zu tun ist

Setzen Sie die Grundlagen unseres Programms für mehr Rückenfitness um. Häufig hilft auch schon die Einstellung des Sitzes auf eine neutrale Wirbelsäulenposition. Wenn man den Winkel zwischen Sitzfläche und Rückenlehne leicht erhöht und sich etwas nach hinten lehnt, geht der Druck auf die Wirbelsäule zurück, und das Hüftgewebe kann sich entspannen. Eventuell profitiert Dave von einer Stütze oder einem Kissen im Lendenwirbelbereich. Manchmal reicht schon ein zusammengerolltes Handtuch; am besten wäre ein anpassbares aufblasbares Kissen. Wichtig sind die Pausen, bei denen man aussteigen und sich im Stehen dehnen sollte (siehe Kapitel 8). Nach kurzem, flottem Gehen kann es dann wieder weitergehen.

Penny: Schmerzen in Gesäß und vorderem Oberschenkel – wirklich ein »Piriformis-Syndrom«?

1. Ihre Geschichte

Penny kann ihre Schmerzen genau lokalisieren: Vom Hüftgelenk durch die Leistenbeuge und den tiefen, hinteren Gesäßbereich an der Oberschenkelrückseite am Knochen entlang bis ganz hinunter zu den Zehen. Hier wird mitunter irrtümlich das sehr seltene Piriformis-Syndrom diagnostiziert. In Wahrheit steckt fast immer ein an der Wurzel gereizter Ischiasnerv dahinter (siehe Kapitel 14). Wenn sich der Schmerz im großen Zeh bemerkbar macht, ist die Wurzel am fünften Lendenwirbel in Mitleidenschaft gezogen worden; sind eher die anderen Zehen betroffen, sollte man am vierten Lendenwirbel nachsehen. Bei Penny könnte eine Hemmung der Gesäßmuskeln bestehen (siehe Kapitel 6 zur Selbstdiagnose). Außerdem ist ihre rückwärtige Beinmuskulatur verkürzt. Seit einer Weile macht sie Dehnübungen dagegen, aber die Muskelspannung lässt nicht nach.

2. Was nicht geht

Nervenschmerzen lassen sich nicht wegdehnen, im Gegenteil: Wenn Penny weiter Hüfte und Beinrückseite (und damit auch den gereizten Ischiasnerv) dehnt, steigt die Schmerzempfindlichkeit an.

3. Was zu tun ist

Rückenfreundliches Verhalten entlastet die Lendenwirbel. Penny muss sich demnach den ganzen Tag über rückenschonend bewegen. Wenn die Schmerzauslöser wegfallen, geht auch die Schmerzempfindlichkeit zurück. Manchmal steckt die Bandscheibe hinter der Einklemmung. Dann hilft für gewöhnlich eine gute Unterstützung der Lendenwirbel im Sitzen. Machen Sie regelmäßig Pause. Wer lange sitzt, profitiert vom Dehnen im Stehen (siehe Kapitel 8). Die Gehtherapie sollte auf schmerzfreien Intervallen basieren. Ein wichtiger Faktor zur Schmerzreduktion ist die Überprüfung der Kopf- und Halshaltung. Probieren Sie auch das Liegen auf dem Bauch mit Fäusten unter dem Kinn – wenn das hilft, sollten Sie diese Position im Laufe des Tages immer wieder einnehmen, insbesondere unmittelbar vor einem Spaziergang. Nervengleitübungen können ebenfalls nützlich sein (siehe Kapitel 14).

Pete: Schmerzen im Gesäß und an der Oberschenkelvorderseite in Folge von Bewegung

1. Seine Geschichte

Petes Fall ist so ähnlich wie der von Penny, allerdings hat er Schmerzen auf der Oberschenkelvorderseite. Pete spielt gern Fußball, doch wenn er den Ball schießt oder belastende Tätigkeiten vollführt (wie das Stapeln von Holz an der Hauswand), nehmen seine Schmerzen zu. Falls der Schmerz eher medial auftritt (an der Oberschenkelinnenseite), sollte Pete sein Hüfte untersuchen lassen, weil sie als Auslöser in Frage kommen. Schmerzen auf der Oberschenkelvorderseite sprechen eher für einen pathologischen Vorgang am dritten Lebenwirbel oder höher (normalerweise ein Hinweis auf einen eingeklemmten Femoralnerv).

2. Was nicht geht

Pete muss aufhören, die Hüften und die Wirbelsäule durch falsche Bewegungsabläufe und zu hohe Beanspruchung noch mehr zu belasten. Das bedeutet leider zumindest vorübergehend weniger Fußball für Pete. Er kann seine Schmerztoleranz beim Sport jedoch durch korrigierte Bewegungsabläufe langsam wieder erhöhen.

3. Was zu tun ist

Patienten wie Pete empfinden oft mehr Schmerzen, wenn sie auf dem Bauch liegen und dann die Knie anwinkeln. Wenn das bei Ihnen zutrifft, sollten Sie die bei Penny geschilderten Maßnahmen ergreifen. Falls die Schmerzen aus der Hüfte herrühren, müssen Sie Ihr optimales Aktivitätslevel zur Schmerzlinderung finden, weder zu viel noch zu wenig. Zusätzlich können Sie die bereits dargestellten Übungen zur Hüftmobilisation testen.

Cameron: Der am Computer sitzt

1. Seine Geschichte

Cameron ist 35 und arbeitet acht bis zehn Stunden am Tag vor dem Bildschirm. Dabei sinkt er normalerweise in sich zusammen – solange er aufrecht sitzt, hat er keine Schmerzen. Durch Selbstbeobachtung kann Cameron genau sagen, welche Bandscheiben seine Probleme verursachen. Die schmerzenden Segmente lassen sich klar identifizieren, und die »McKenzie-Haltung« (ruhig auf dem Bauch liegen) nimmt den Schmerz. Der Schmerz sitzt im unteren Rücken über den Iliosakralgelenken (den Grübchen beiderseits der unteren Wirbelsäule). Gelegentlich kommt es auch zu akuten Schmerzen an der Oberschenkelrückseite. Sitzt Cameron mal nicht am Schreibtisch, liegt er gern auf der Couch herum und sieht fern, oder er fläzt sich in seinen Relaxsessel und spielt Videospiele. Wenn Cameron in die Hocke geht, beugt er spontan die Knie und die Wirbelsäule. Seine Hüftbeuger sind verkürzt, die Rumpfmuskulatur ist erschlafft, und die Gesäßmuskeln sind inaktiv.

2. Was nicht geht

Cameron darf sowohl zu Hause als auch im Büro nicht mehr ewig lange sitzen. Er muss sich klarmachen, dass passive Therapieansätze keine Lösung sind. Der Schmerzzyklus wird erst durchbrochen, wenn er sich gezielt Bewegung verschafft und weniger sitzt.

3. Was zu tun ist

Cameron muss regelmäßig aufstehen und sich im Stehen dehnen (siehe Kapitel 8). Im Büro hilft ein aufblasbares Stützkissen für die Lendenwirbelsäule. In der Mittagspause bietet sich ein flotter Spaziergang an. Unbedingt ratsam sind die »Goldenen Drei« und Ausfallschritte im Gehen (siehe Kapitel 12) zum Abbau der Spannung in den Hüftbeugern und zur Schmerzlinderung. Darüber hinaus muss Cameron mit mehr und besser gewählter Aktivität etwas für seine Gesundheit tun.

Octavio: Opernsänger mit Rückenschmerzen

1. Seine Geschichte

Octavio hat eine Bandscheibe im Lendenwirbelbereich, die keine Beugeversuche verträgt. Er brauchte mehr Rumpfstabilität, um die Schmerzen in den Griff zu bekommen. Durch Krafttraining konnte er diesen Bereich ausreichend versteifen, aber nun wurden auch Schultern und Halsbereich steifer, und das schlug sich negativ auf seine Atmung und seine Stimmgewalt nieder. Das gezielte Anhalten des Atems, das er sich beim Krafttraining angewöhnt hatte, hatte dazu geführt, dass sein Zwerchfell den Speiseröhrenschließmuskel öffnete. So kam es nachts zu Sodbrennen, was seiner Stimme weiter zusetzte.

2. Was nicht geht

Octavio muss das Krafttraining und die übertriebene Atmung dabei einstellen. Außerdem sollte er seine Bauchmuskeln nicht mehr so stark trainieren. Er war in seinen Bemühungen um einen stabilen Core einfach zu weit gegangen.

3. Was zu tun ist

Eine zu stark entwickelte Bauch- und Rumpfmuskulatur kann neue Probleme nach sich ziehen. Bei gleichzeitiger Überaktivierung des Zwerchfells können sowohl die Magenfunktion als auch die Atmung darunter leiden. Das »Bauchmuskelkorsett« soll der Wirbelsäule lediglich mehr Halt geben und muss individuell angemessen sein – dafür gibt es keine allgemeingültige Regel. Octavio muss lernen, den unteren Rücken zu versteifen und dabei den Oberkörper zu entspannen. Sein Bauchmuskelkorsett muss so beschaffen sein, dass der Brustbereich noch entspannt atmen kann. Dieses Bewegungsmuster ist so lange zu wiederholen, bis es beim Training und bei allen Alltagstätigkeiten automatisiert abläuft. Hilfreich für Octavio ist der Seitstütz, bei dem ihm eine tiefe Atmung sehr hilft.

Loretta: Mangelndes Körperbewusstsein

1. Ihre Geschichte

Loretta ist keineswegs ein Einzelfall. Mit ihren 33 Jahren hat sie sich nie wirklich bemüht, ihren Körper besser kennenzulernen. Auch ihre schlechte Haltung und ihre fehlerhaften Bewegungsabläufe sind ihr einfach nicht bewusst. Ich staune nach wie vor über die extremen Unterschiede, wie Menschen den eigenen Körper wahrnehmen und frage mich manchmal, ob das moderne Leben, bei dem das Bewegungsgeschick keine große Rolle mehr spielt, für diese negativen Entwicklungen verantwortlich ist. Noch vor wenigen Jahrhunderten wären solche Leute vermutlich aus dem Genpool verschwunden, weil sie auf Gefahren nicht gut genug reagieren und nicht ausreichend Nahrung beschaffen konnten. Wenn ich zu diesen Menschen das Bauchmuskelkorsett erkläre und sage: »Spannen Sie die Bauchmuskeln an, als würden Sie sich gegen einen Schlag in die Magengrube wappnen«, heißt es: »Wie mache ich das?« Ich finde diese Entwicklung wirklich erschreckend!

2. Was nicht geht

Loretta und ihresgleichen müssen aufhören, ihre eigene Anatomie zu ignorieren. Wie bei jeder hochleistungsfähigen Maschine kann man Bedienungsfehler machen, die die Leistung einschränken. Loretta muss sich ihrer Haltung und ihrer Bewegungen bewusst werden.

3. Was zu tun ist

Bei Menschen wie Loretta erzeuge ich mehr Bewegungsbewusstsein, indem ich sie bitte, mir die Hand zu geben und fest zuzudrücken. Das ist keine echte Bewegung, sondern lediglich mehr Kraftaufwand und Festigkeit. Wir arbeiten Stück für Stück die Körperregionen durch, indem wir jeweils Druck gegen unbewegliche Objekte erzeugen. Die dabei aufgebaute »proximale Spannung« ermöglicht effiziente Bewegungen und Kraftaufbau in Schultern und Hüfte. Es folgt die Rumpfstabilisierung mit Feinabstimmung des »Bauchmuskelkorsetts«. Wir beginnen mit einfachen Bewegungsmustern wie dem Hüftscharnier und anderen Prinzipien, die bereits zuvor erläutert wurden. Dabei setzen wir möglicherweise auch die progressiven Übungen ein, mit denen rückengerechtes Verhalten eingeübt wird. Sobald Loretta ihren Körper besser wahrnimmt, kann sie schmerzhafte Bewegungsstrategien bewusst abstellen.

Samina und Sadie: Zwei Mal Stenose

1. Ihre Geschichte

Samina und Sadie reagieren auf ihre Rückenschmerzen mit einer zusammengesunkenen Haltung. Gehen und sportliche Aktivitäten verursachen Schmerzen, die häufig in die Beine ausstrahlen. Bei beiden Frauen steckt eine Stenose dahinter, aber die jeweilige Schmerzursache ist nicht identisch. Bei einer Spinalkanalstenose (siehe Kapitel 14) sind die Nervenkanäle verengt, sodass der Nerv eingeklemmt wird. Die Ursache kann (wie bei Sadie) ein Bandscheibenvorfall oder eine Vorwölbung sein. Bei Samina hingegen steckt vermutlich eine Arthrose oder andere krankhafte Veränderungen dahinter, etwa eine Vergrößerung der Facettengelenke (Facettengelenkshypertrophie), eine Verdickung der Bänder in diesem Bereich (Ligamenthyperplasie) oder anatomische Anomalien. Wegen der unterschiedlichen Ursachen muss auch der jeweilige Behandlungsansatz individuell auf den Patienten abgestimmt werden.

2. Was nicht geht und was zu tun ist
Samina: Spinalkanalstenose mit Arthrose

Samina ist mit 76 Jahren ein perfektes Beispiel für knöcherne Neubildungen, die in Bereiche hineinwachsen, in denen die Nervenbahnen verlaufen. Vielleicht ist bei ihr auch aufgrund von vorherigen Wirbel- oder Bandscheibenschäden eine Bandscheibe zusammengefallen. Fakt ist, dass Samina nur noch kurze Strecken schmerzfrei bewältigen kann. Andererseits ist Gehen für ihre Gesundheit und die ihrer Wirbelsäule unerlässlich. Schlechte Angewohnheiten wie Bücken durch Biegung der Wirbelsäule statt Einsatz des Hüftscharniers tragen zusätzlich zur erhöhten Schmerzbereitschaft bei. Wie bei allen Rückenleiden muss Samina rückenschonendes Verhalten einüben, insbesondere eine gute Haltung im Gehen und dynamischeres Schwingen mit den Armen (siehe Kapitel 8). Insgesamt sollte Samina schneller und zielstrebiger gehen, aber innerhalb ihrer Schmerztoleranz damit aufhören. Anschließend braucht sie eine gesunde Entspannungsübung wie das bereits vorgestellte »Wandwandern«. Wenn die Symptome dabei zurückgehen, kann sie in einem Park spazieren gehen, wo in passenden Abständen Bänke stehen: Einige Minuten flott gehen, dann den Rücken an der Bank entlasten. Diesen Ablauf immer wieder wiederholen, bis eine ausreichend hohe schmerzfreie Gehzeit erreicht ist. Dadurch wird Gehen in vielen Fällen bald wieder toleriert.

Sadie: Verengung durch Bandscheibenvorfall

Sadie ist 48 und hat sich ihre Spinalkanalstenose eher selbst zuzuschreiben, denn Bandscheibenvorfälle sind die Folge bestimmter Bewegungen. Zuerst muss Sadie die fehlerhaften Bewegungsabläufe abstellen, die den Vorfall begünstigt haben; dann wird das Material zumeist resorbiert, und eine Vorwölbung kann sich zurückbilden. Wer mehr darüber erfahren will, sollte sich das Diagnosekapitel noch einmal ansehen.

Solche Bandscheibenkorrekturen können auch gezielt zu bestimmten Zeitpunkten stattfinden. Wenn Sadie beispielsweise weiß, dass die ausstrahlenden Schmerzen von ihrem Bandscheibenvorfall im Liegen im Bett auftreten, sollte sie zunächst einige Minuten auf dem Bauch liegen. Bei arthritisch bedingter Stenose hilft diese

Maßnahme nicht. Sadie muss Haltungen finden, die ihren Vorfall vermindern. Dazu kann sie Nervengleiten in Erwägung ziehen und sollte die Empfehlungen aus Kapitel 14 beherzigen.

Stenose durch eine zusammengefallene Bandscheibe
Bei Schmerzen aufgrund einer eingefallenen Bandscheibe kommt es darauf an, die Wirbelsäule möglichst wenig zu bewegen. Alle Bewegungen sollten aus der Hüfte erfolgen. Greifen Sie auf den Werkzeugkasten aus den Kapiteln 7 und 8 zurück.

Ungewöhnliche Fälle

Manche Patienten werden schlichtweg für verrückt erklärt. Die folgenden Fälle sind typisch für Menschen, denen es trotz aller Diagnostik und Therapien einfach nicht bessergeht oder denen man zu verstehen gibt, dass ihr »Misserfolg« ihre eigene Schuld ist. Ich fasse diese Fälle in Gruppen zusammen, löse mich dabei jedoch vom bisherigen Format.

Mir sind zu viele Patienten untergekommen, denen pauschal der Stempel »unerklärlich« oder »hält sich nicht an die Verordnung« aufgedrückt wurde. Vielen wurde gar eingeredet: »Das ist alles nur Kopfsache.«

So etwas ist ausgesprochen unschön und beruht in der Regel auf mangelnder medizinischer Fachkenntnis und schlechten Diagnosefähigkeiten. Bei vielen Menschen lassen sich Rückenschmerzen gut behandeln, doch bei manchen besteht eine sehr komplexe Ausgangslage. Zum Beispiel hatte ich eine Patientin mit Rückenschmerzen, die auch über »Schmerzen im Schritt« klagte (ihre Worte). Sie hatte große Schwierigkeiten mit dem Gehen, insbesondere beim Treppensteigen. Unsere Untersuchung ergab, dass ein Trauma während eines Autounfalls die Bewegungsengramme (das muskuläre Gedächtnis) gelöscht hatte, die in dem verletzten Abschnitt der Wirbelsäule gespeichert waren. So etwas ist auf keinem Röntgenbild zu sehen, weshalb man ihre Beschwerden für pure Einbildung hielt. Diese Frau musste bewusst über das Gehen nachdenken, diese Bewegungsabläufe neu lernen und sie konzentriert so lange einüben, bis sie wieder automatisiert waren. Mit der Rückkehr normaler Bewegungsabläufe ließen ihre Rückenschmerzen langsam nach. Die Ärzte, die sie nicht ernst genommen hatten, taten unseren Erfolg als reinen »Glücksgriff« ab.

Im Laufe meiner Tätigkeit sind mir vier Patienten mit »Muskelresonanz« untergekommen. In solchen Fällen beginnen die Bauchmuskeln bei bestimmten Bewegungen zu vibrieren, zum Beispiel beim Bücken oder beim Aufstehen aus dem Sitzen. Diese Vibration läuft mit einer Frequenz ab, die als neuronale Resonanz bezeichnet wird (acht bis zehn Zyklen pro Sekunde). Jeder dieser Patienten wies ein Trauma in Höhe des neunten oder zehnten Brustwirbels auf (T9, T10), also dort, wo die Nerven der Bauchmuskeln, insbesondere des Rectus abdominis, wurzeln. Das waren schwierige Fälle. Zwei von ihnen konnten wir mit den in diesem Buch geschilderten allgemeinen Ansätzen helfen, den anderen beiden nicht. Das ist aber immerhin eine fünfzigprozentige Chance auf Besserung bei Patienten, die von allen anderen Ärzten abgeschrieben worden waren.

Es gibt Patienten, die Ärzte mit »paradoxen Symptomen« vor ein Rätsel stellen, weil die Beschwerden einander zu widersprechen scheinen. Zum Beispiel kann so ein Patient Schmerzen in Rücken und Oberschenkel provozieren, wenn er auf dem Rücken liegt und ein Bein hebt (was auf eine gereizte Nervenwurzel hindeutet), doch wenn er den Kopf anhebt und den Hals beugt, lässt der Schmerz nach (ein Hinweis auf eine Entlastung des Nervs), obwohl er eigentlich schlimmer werden sollte. In solchen Fällen hakt sich oft die defekte Bandscheibe sozusagen bei der Nervenwurzel unter: Die Beinbewegung zieht den Nerv auf den Vorfall herunter, wohingegen die Halsbewegung ihn von dem Vorfall abhebt. Die üblichen Untersuchungsmethoden helfen hier nicht weiter, sondern man muss den zugrunde liegenden Mechanismus systematisch durch logische klinische Tests heraustüfteln. Dieser Patient wurde durch rückengerechtes Verhalten geheilt. Es klingt absurd, doch wenn Sie sich an meine Vorgehensweise halten, kommen Sie vermutlich am ehesten selbst auf die passende Lösung.

Wie ungerecht es sein kann, wenn medizinische Untersuchungen nicht vom Spezialisten vorgenommen werden, illustrieren Fälle von gesteigerter Schmerzempfindlichkeit (»Allodynie«). Für einen Patienten war einst sogar das Gewicht der Sommerdecke auf den Zehen unerträglich. Ein Arzt empfahl, den Fuß zu amputieren; ein anderer war der Meinung, die Schmerzen seien rein psychosomatisch. Unsere Untersuchung ergab einen durch einen Bandscheibenvorfall eingeklemmten Nerv im Lendenwirbelbereich, der sich durch Nervengleiten und rückenschonendes Verhalten entlasten ließ. Die Probleme wurden schlimmer, wenn die Wirbelsäule länger gebeugt war und ging in der Streckung zurück. Nachdem der Patient dies wusste, konnte er sich selbst helfen. Es geht ihm nach wie vor recht gut, er hat noch beide Füße und ist eine wichtige Stütze für Familie und Freunde!

Auch Patienten mit Fibromyalgie werden vom Orthopäden gern fortgeschickt. Sie klagen über schwer zu ortende, »kratzige« Schmerzen, meist im Bereich von Hüfte und Schulter und häufig in Verbindung mit Kopf- und Rückenschmerzen. Ich bin davon überzeugt, dass die Schmerzen real sind. Sie hängen mit einer Neuverdrahtung im Gehirn zusammen, welche die Schmerzwahrnehmung verändert. Für Schmerzwahrnehmung und Körperbewegungen existieren im Gehirn klare Schaltkreise. Solche Patienten sind sehr oft aufgrund von Gewalterfahrungen wie einem Autounfall oder psychisch stark belastenden Vorfällen traumatisiert. Dabei kann das Gehirn spontan einen neuen Schaltkreis anlegen, der die Entstehung und Wahrnehmung von Schmerz verändert. Die besten Ergebnisse haben wir erzielt, wenn wir solchen Patienten schmerzfreie Bewegungen zeigen konnten. Laut der Kontrollschrankentheorie empfängt das propriozeptive System bei einfachen, schmerzfreien Bewegungen über die Gelenk- und Muskelsensoren eine derartige Flut von Signalen, dass Schmerzimpulse an den neuronalen Kontrollpunkten kaum noch durchdringen. Die Wiederholung dieser Bewegungen erzeugt im Gehirn ein neues Muster. Allmählich baut der Patient so ein neues Repertoire an schmerzfreien Bewegungen auf, bis er sich wieder problemlos längere Zeit bewegen kann. Die bisherigen Schmerzkreise sind dann durch schmerzfreie Schaltkreise überlagert.

Alle geschilderten Patienten – und viele hundert weitere – waren vorher bei anderen Fachärzten gewesen und niemand hatte ihnen helfen können. Vielmehr hatte man ihnen vermittelt, sie wären an ihren Schmerzen selbst schuld oder die Schmerzen wären eine Folge psychischer Instabilität. Dabei hatten sie nur noch nicht den richtigen Arzt gefunden. Wer dieses Buch aufmerksam gelesen hat, ist sein eigener Rückenmechaniker: Sie sind der Experte für Ihre Schmerzen, deren Ursache und die wirksamsten Gegenmaßnahmen.

16. Fragen Sie Ihren Professor:
Sexualität, Matratze und andere Alltagsthemen

An manchen Tagen finde ich morgens mehrere hundert E-Mails von Ärzten, Patienten und Sportlern in meinem Postfach vor, die mich um Rat bitten. Daher habe ich die interessantesten und häufigsten Fragen und Antworten in diesem letzten Kapitel zusammengestellt. Manches wurde bereits erwähnt, anderes ist neu oder ergänzt das bisher Gesagte, aber alles rundet das Thema insgesamt ab. Ich konzenztriere mich vor allem auf Fragen, die mit dem Rücken zu tun haben.

Inzwischen dürfte Ihnen bewusst sein, dass niemand anderes Ihren Rücken für Sie in Ordnung bringen kann. Für den Heilungsprozess müssen Sie selbst aktiv werden. Sobald Sie alle Einzelheiten zu Ihrem Fall zusammengetragen haben, wissen Sie auch, wie Sie frei von Rückenschmerzen ein gutes Leben führen können. Manchmal dauert es Jahre, bis das geschädigte Gewebe verheilt. Nach der Lektüre dieses Buches sollten Sie jedoch in der Lage sein, die Folgen auf ein subklinisches Niveau abzusenken. So können Sie Ihr Leben wieder genießen!

Hilft ein ergonomisch gestalteter Arbeitsplatz dem Rücken?

Ergonomie ist die Wissenschaft, die den Arbeitsplatz auf den zuschneidet, der dort arbeitet. Schon kleine Veränderungen, zum Beispiel einen Montageplatz so zu gestalten, dass man nichts vom Boden hochheben muss, können dem Rücken guttun. Besonders wichtig ist dies für ältere Arbeitnehmer, bei denen die Hüfte nicht mehr so beweglich ist. Funktioniert das auch bei Waldarbeitern oder im Baugewerbe? Nein. In solchen Berufen kann man lediglich auf schonenede Bewegungsmuster achten, sodass Muskeln und Gelenke nicht darunter leiden. Ich biete hierfür individuelles »Job-Coaching« an, das aus zwei Komponenten besteht: Optimierung der Arbeitsprozesse gemäß ergonomischer Prinzipien und eine individuelle Bewegungsschulung, um Schäden durch Überbeanspruchung zu vermeiden. Insgesamt ist der Einfluss einer ergonomischen Arbeitsplatzgestaltung auf Rückenbeschwerden individuell unterschiedlich. Manchmal hilft es, aber der Erfolg beruht stets auf der Kombination zwischen äußerer Gestaltung und Rückenschule.

Sie reden die ganze Zeit von rückenschonendem Verhalten – was bedeutet das genau?

Rückenschonendes Verhalten bedeutet, dass man bei jeder Tätigkeit Rücksicht auf die Wirbelsäule nimmt. Das ist in doppelter Hinsicht ein Gewinn: Man bleibt länger schmerzfrei, und der Rücken hält bei gut ausgewählten Übungen für mehr Widerstandskraft besser durch. Bitte nehmen Sie jede einzelne Tätigkeit unter die Lupe – nichts ist unwichtig! Wie binden Sie Ihre Schuhe? Bücken Sie sich dabei? Viele Menschen setzen sich und beugen sich zum Fuß hinunter. Damit ist bereits eine Bewegung schlecht ausgeführt, die man sehr einfach abwandeln kann. Stellen Sie den Fuß auf eine Bank oder einen Stuhl und knicken Sie in der Hüfte ab, um ihn zu erreichen (siehe Abbildung in Kapitel 8). Sitzen, bücken, gehen, fahren – man kann sich jederzeit rückenfreundlicher verhalten. Die Erarbeitung und Erhaltung eines gesunden Rückens ist eine Vollzeitaufgabe und eine Lebensweise, bei der es entscheidend auf ein Bewusstsein für die eigenen Bewegungen ankommt.

Haben Sie Tipps für Reisende?

Reisen kann während der Genesungsphase mit diversen Stolpersteinen verbunden sein. Hierzu zählen anatomisch ungünstige Sitze im Flieger, fremde Betten, die Unterbrechung des regelmäßigen Tagesablaufs und längere oder kürzere Gehstrecken als sonst. Flugzeugsitze geben ausgerechnet im Lendenwirbelbereich nach. Vor ein paar Jahren haben wir eine Studie zu Belastungsfaktoren für die Wirbelsäule beim Fliegen durchgeführt. Niemand konnte uns erklären, warum sie geradezu rückenschädigend gebaut sind. Am besten nimmt man ein aufblasbares Stützkissen für die Lendenwirbelsäule mit. Außerdem sollte man immer wieder aufstehen, ein paar Schritte laufen und dabei betont ins Hohlkreuz gehen. Am Ziel bietet es sich an, vor der Gepäckabholung ein Stück herumzulaufen. Setzen Sie sich in der Wartezeit nicht wieder hin, sondern gehen Sie umher und konzentrieren Sie sich dabei auf die natürliche Krümmung der Wirbelsäule. Damit sind Sie besser darauf vorbereitet, schmerzlos den Koffer zu tragen.

Andere Betten können Fluch oder Segen sein. Manche Menschen stellen in einem härteren oder weicheren Bett fest, dass sie morgens weniger steif sind (oder aber steifer als sonst). Achten Sie auf die Härte, die Schaumschicht und die nachgiebigen Zonen. Wenn Sie besser schlafen als zu Hause, schreiben Sie sich Modell und Markennamen auf – vielleicht brauchen Sie zu Hause eine neue Matratze.

An dieser Stelle seien die »Goldenen Drei« erwähnt: Bleiben Sie dabei. Man kann sie überall durchführen. Zusätzlich zu den stabilisierenden Übungen sind im Hotel auch Liegestütze möglich. Kurze Spaziergänge lassen sich immer unterbringen. Achten Sie bitte darauf, wie viel Zeit Sie in Besprechungen sitzen. Nutzen Sie das aufblasbare Stützkissen, und stehen Sie immer wieder auf. Den anderen Teilnehmern tut das ebenfalls gut – sie werden die Pause zu schätzen wissen.

Worauf muss ich bei der Auswahl von Kopfkissen und Matratze achten?

Nachdem wir ohnehin schon beim Thema Bett waren – das beste Bett kann man nur selbst finden. Wer morgens anfangs steif und verspannt ist, sollte seine Matratze unter die Lupe nehmen und dabei wissenschaftliche Erkenntnisse berücksichtigen. Denn wie bei vielen Rückenproblemen ist auch hier eine individuelle Lösung anzustreben. Man weiß beispielsweise, dass manche Kulturen das Schlafen auf einem Futon als angenehm empfinden. Meist haben diese Menschen einen flacheren Rücken mit weniger ausgeprägter Lordose (was für manche asiatischen Ethnien charakteristisch ist). Andere Gruppen wiederum finden Futons unbequem und haben im Durchschnitt eine stärkere Lordose (darunter eher Menschen mit europäischen und afrikanischen Wurzeln). Einige Studien unterscheiden verschiedene Körpertypen – es gibt eher eckige, knochige Gruppen und rundere, schwerere Gruppen. Ein kurvenreicher Körper braucht eine feste Unterlage mit weichem Auflagepolster, in dem die runde Hüfte und die Schultern einsinken können. Hier ist auch ein dickeres Kissen angenehmer. Ein schwererer Mensch mit weniger ausgeprägten Rundungen ist mit einem festeren Bett besser bedient.

Die Wahl des Kissens hängt von der vorrangigen Schlafhaltung ab. Ein Bauchschläfer möchte vielleicht gar kein Kissen. Ein Rückenschläfer braucht nur eine leichte Nackenstütze. Wer zwischen Rücken- und Seitenlage wechselt, wählt am besten ein Spezialkissen mit flachem Mittelbereich (für die Rückenlage) und gepolsterten Rändern (wenn man sich auf die Seite dreht).

Welche Schlafhaltung ist am besten?

Darauf gibt es keine feststehende Antwort. Auch hier gilt: Tun Sie nichts, was wehtut. Manche Bandscheibenpatienten, die keine Beugung der Wirbelsäule ertragen, schlafen am liebsten auf dem Bauch. Für alte Menschen mit Facettengelenksarthrose ist das fast unmöglich. Wer gern auf dem Rücken liegt, aber dabei feststellt, dass die Wirbelsäule sich nach außen biegt, sollte sich ein kleines Kissen ins Kreuz schieben, damit die natürliche Krümmung erhalten bleibt. Wieder andere schwören auf die Seitlage in Fetalhaltung und stellen dann bei den Provokationstests ausgerechnet fest, dass die Wirbelsäulenbeugung zu ihren Schmerzauslösern zählt. Eine mögliche Lösung ist dann eine gewisse Hüftbeugung bei neutraler Lendenwirbelsäule, damit sie auch ohne Schmerzprovokation ihrer Lieblingshaltung nahekommen. Rückenschläfer mit Hüftschmerzen finden ein Kissen unter den Knien häufig angenehm, das bei vielen anderen die Schmerzen eher verstärkt.

Was ist mit Rückenstützgürteln?

Bestimmt haben Sie im Fernsehen schon einmal Sportler mit Rückenstützgürteln gesehen. Auch Umzugshelfer greifen beim Heben gerne darauf zurück. Normalerweise will man damit Rückenschmerzen lindern oder beim Training höhere Gewichte bewältigen. Vor ein paar Jahren waren diese Gurte groß in Mode, doch seit wir mehr darüber wissen, sind sie weniger populär. Etliche Untersuchungen der Anfangszeit, die viele Behauptungen über den Nutzen solcher Gurte in Frage stellten, stammten aus unserem Institut. Dennoch können Gurte unter bestimmten Umständen vorübergehend hilfreich sein.

Die Befürworter und Hersteller von Rückenstützgürteln schreiben ihnen folgende Vorteile zu:

- Der Gurt erinnert an die richtige Hebetechnik.
- Der Gurt unterstützt die Wirbelsäule bei Schubbelastung.

- Der Gurt reduziert (minimal) die Kompressionsbelastung der Lendenwirbelsäule.

- Der Gurt ist wie eine Rumpfschiene für die Wirbelsäule, die den Bewegungsspielraum und damit das Verletzungsrisiko mindert.

- Der Gurt wärmt den Lendenwirbelbereich.

- Der Gurt verbessert durch seinen Druck die Wahrnehmung der Stabilität.

- Der Gurt lässt Muskeln nicht so schnell ermüden.

- Der Gurt versteift den Rumpf, was die Leistungsfähigkeit erhöht.

Einige dieser Aussagen haben sich bestätigt, andere konnten einer Überprüfung nicht standhalten. Aufgrund unserer Untersuchungen haben wir uns eine Meinung zur Wirksamkeit solcher Stützgürtel gebildet. Die meisten wissenschaftlichen Studien beschäftigen sich mit dem Nutzen von Stützgürteln im beruflichen Umfeld. Eine wissenschaftliche Abhandlung zu diesem Thema kommt zu nachstehenden Ergebnissen:

- Wer zuvor keine Rückenverletzung hatte, profitiert nicht zusätzlich von einem Stützgurt.

- Wer sich mit Gurt verletzt, hat ein höheres Risiko für eine schlimmere Verletzung.

- Rückenstützgürtel vermitteln ihren Trägern den Eindruck, sie könnten mehr heben, was häufig sogar der Wahrheit entspricht.

- Die Gurte erhöhen den intraabdominellen Druck und den Blutdruck. Beides hat Vor- und Nachteile.

- Bei manchen Menschen verändern die Gurte die Hebetechnik, was die Belastung der Wirbelsäule sowohl erhöhen als auch mindern kann.

- Wenn jemand, der normalerweise einen Stützgürtel verwendet, plötzlich darauf verzichtet, besteht eine Zeit lang ein höheres Verletzungsrisiko. Das deutet darauf hin, dass bei Langzeitanwendung physiologische oder neurologische Veränderungen stattfinden.

Bei der Entscheidung, ob ein Stützgürtel sinnvoll erscheint oder nicht, gilt: Wer als Sportler ein Maximalgewicht bewältigen will, sollte dabei einen Stützgürtel tragen. Durch elastische Gegenspannungseffekte und eine verbesserte Festigkeit der Wirbelsäule können damit ein paar Kilogramm herausspringen. Wer lediglich einen gesünderen Rücken anstrebt und nicht sein Maximalgewicht stemmen will, sollte auf den Gurt verzichten.

Dennoch gibt es Patienten, deren Schmerzen beim Gehen und Heben auf eine Kompression des Beckenrings zurückgehen. Sie profitieren mitunter von einem Beckengurt (keinem Bauchgurt) als vorübergehende Maßnahme, bis die Krankengymnastik (zum Beispiel die »Goldenen Drei«) den Beckenring ausreichend gestärkt und gestrafft hat.

Anderen Menschen kann ein Stützgürtel vorübergehend zu schmerzfreiem Gehen und Bücken verhelfen. Dennoch sind Gurte kein Heilmittel gegen Rückenschmerzen! Anfang der 1990er Jahre baten verschiedene Regierungen und Gesundheitsministerien mich um Hilfe zum Erlass von Vorschriften zum Tragen von Rückenstützgurten. Meine Empfehlungen waren eindeutig: Firmenweite Vorschriften zum Tragen von Rückenstützgurten für Mitarbeiter mit besonders belastenden Tätigkeiten sind nicht zu begründen. Wenn jemand jedoch vorübergehend von einem Gurt profitiert, gelten folgende Grundvoraussetzungen:

1. Der persönliche Aufgabenbereich wird ergonomisch überprüft und gelenkschonend optimiert.

2. Der Mitarbeiter erhält eine Pflichtschulung zu rückenschonendem Verhalten und Erste-Hilfe-Maßnahmen bei Verdacht auf eine erneute Schädigung.

3. Der Mitarbeiter wird vom Arzt auf kardiovaskuläre Vorerkrankungen untersucht, weil das Gurttragen den Blutdruck und den Bauchinnendruck erhöht.

4. Der Mitarbeiter erhält eine Rückenuntersuchung, bei der individuelle Bewegungsfehler und Schmerzmechanismen ermittelt werden, die angemessen zu behandeln sind.

5. Der Mitarbeiter unterzieht sich einem Therapieprogramm, mit dem er den natürlichen anatomischen

Stützgürtel festigt. Dieses Programm muss er noch einige Zeit fortsetzen, auch wenn er den Gurt schon längst nicht mehr benötigt, weil in der Folgezeit ein erhöhtes Verletzungsrisiko besteht.

Darf ich wirklich nicht mehr dehnen? Das tut so gut!

Zu Beginn eines schmerzlindernden Therapieprogramms schadet Dehnen dem Rücken zumeist – besonders die Übungen, bei denen die Wirbelsäule gebeugt wird. Statisches Dehnen (in der Dehnung ausharren) trägt nachweislich nicht zur Minderung der Schädigung bei. Die höhere Mobilität und Flexibilität der Wirbelsäule erhöht vielmehr das Risiko für künftige Rückenschmerzen. An dieser Stelle möchte ich wiederholen, dass der Dehnreflex vielen Menschen zwar kurzfristig Erleichterung verschafft, den Schaden, den man dadurch anrichtet, jedoch nur vorübergehend maskieren kann.

Das bedeutet umgekehrt nicht, dass Dehnen niemals gut ist! Ich möchte nur betonen, dass man sehr genau überlegen sollte, wann eine Dehnung hilfreich sein kann und wann nicht. Es sollte einen guten Grund für die Dehnung geben. Wer auf eine bessere Beweglichkeit der Hüfte Wert legt, sollte die richtige Methode wählen. Möglicherweise sind klug gewählte dynamische Übungen der passendere Weg. Ausfallschritte im Gehen, bei denen das Gelenk kontinuierlich bewegt wird, sind mitunter geeigneter als eine statische Dehnung, die am Ende des Bewegungsspielraums gehalten wird. Andererseits profitieren manche Menschen von Extensionsübungen für die Brustwirbelsäule wie der Partnerübung, bei dem die Ellbogen auf dem Oberschenkel des Helfers ruhen (siehe Seite 119). Diese Dehnübung hilft besonders gut, wenn die Standhaltung korrigiert werden muss oder wenn man im Alter immer gebeugter geht. Noch einmal: Dehnen muss gerechtfertigt sein und einem klaren Ziel dienen. Wenn man beispielsweise durch Yoga geschmeidiger werden möchte, beeinträchtigt dies die Festigkeit, die zum Heben schwerer Gewichte benötigt wird. Man kann nicht gleichzeitig Yogameister und Weltmeister im Schwergewicht sein! Außerdem muss die Dehntechnik stets sauber ausgeführt werden, damit sie therapeutisch wirksam ist und den Zustand nicht noch verschlimmert. Insgesamt sind Dehnübungen also erst zu einem späteren Zeitpunkt sinnvoll.

Was ist mit Gymnastikbällen, Bändern, Hanteln und Geräten?

Es gibt die unterschiedlichsten Sport- und Gymnastikgeräte. Abgesehen von einigen Übungen für Fortgeschrittene sind sie für das hier dargestellte Programm überflüssig. Ich kann zwar auf alles zurückgreifen, verzichte jedoch in der Regel darauf, weil es für meine Patienten nicht erforderlich ist. Bei Übungen zur Schmerzlinderung verwenden wir bewusst möglichst keine Geräte. Gründliche Bewegungsschulung und mehr Fitness durch das eigene Körpergewicht sind weitaus besser. Sobald die Schmerzen weg sind und der Trainingsschwerpunkt auf Funktionsverbesserungen und sportlicher Leistungsfähigkeit liegt, kann das Zubehör wieder eingeführt werden.

Muss ich wirklich jeden Tag üben?

Ja. Unbedingt. Ohne Ausnahme. Dem Körper tut die tägliche Arbeit gut. Er braucht sie auch für die Gesundheit insgesamt. Die Vorstellung, drei Mal pro Woche zu trainieren, stammt aus dem Bodybuilding und soll das Anschwellen der Muskeln durch Hypertrophie begünstigen. Mit der Gesundheit des Muskel- und Skelettsystems hat sie nichts zu tun. Auch die Vorstellung, drei bis vier Mal pro Woche einen bestimmten Trainingspuls zu erreichen, ist ein Mythos. Diese Legende wird von den Anhängern des aeroben Sports verbreitet und gilt nicht für Durchschnittsmenschen, die ihre Rückenschmerzen loswerden wollen. Die täglichen Übungseinheiten für Rückenschmerzpatienten, die in diesem Buch vorgestellt werden, sollen zudem keineswegs einem Workout ähneln, mit dem man für die gute Figur oder bestimmte Muskelpakete trainiert. Unsere Übungen dienen vielmehr dazu, dass man speziell zu Beginn des Genesungsprozesses Tag für Tag an einem soliden Fundament für ein schmerzfreies Leben arbeitet. Immerhin konnten wir mit neueren Untersuchungen belegen, dass die tägliche Durchführung der »Goldenen Drei« die Facettengelenke so versteift, dass die schmerzhaften Mikrobewegungen ausbleiben. Führen Sie also jeden Tag – oder zwei Mal täglich! – die Übungen durch, die Sie in diesem Buch gelernt haben. Um meinen Freund Pavel Tsatsouline zu zitieren: »Von einem guten Workout hast du mehr, als es dich kostet.«

Ich habe Schmerzen in den Knien. Was kann ich tun?

Knieschmerzen können Übungen im Knien auf dem Boden erschweren, zum Beispiel den Dreifüßlerstand. Eine denkbare Lösung sind gut gepolsterte Knieschützer wie beim Volleyball. Oder Sie probieren alternative Übungsformen. Dreifüßler- und Zweifüßlerstand lassen sich beispielsweise auch im Stehen durchführen, wenn man sich dabei an einem Möbelstück abstützt (siehe Kapitel 9). Arbeiten Sie mit Ihren Möglichkeiten. Eine gute Physiotherapie berücksichtigt Ihre Fähigkeiten und Einschränkungen und passt die Vorgehensweise entsprechend an. Parallel dazu sollten die Ursachen der Knieschmerzen behandelt werden.

Was mache ich bei einem Rückfall?

Rückenverletzungen heilen häufig nicht so gut wie beispielsweise ein Beinbruch, bei dem die Knochen von selbst zusammenwachsen, bis sie an dieser Stelle am Ende stärker sind als vorher. Eine Heilung in absehbarer Zeit ist bei Rückenproblemen eher die Ausnahme, und häufig bleibt die betroffene Stelle ein Schwachpunkt, auf den man Rücksicht nehmen muss. Kleinere Rückfälle sind eher die Regel als die Ausnahme – ein Teil der Symptome meldet sich bei den meisten irgendwann zurück. Nach einem Bandscheibenvorfall kann es beispielsweise dazu kommen, dass man erneut falsch hebt und gleich spürt, dass ein akuter Schmerzanfall bevorsteht. Reagieren Sie sofort, indem Sie sich auf den Bauch legen und eine Faust unter das Kinn setzen. Diese Haltung kann den bevorstehenden Vorfall und die damit drohende Schmerzattacke unserer Erfahrung nach aufhalten. Aus dieser Position stehen Sie dann möglichst ohne Wirbelsäulenbeteiligung, nur unter Zuhilfenahme von Schultern und Hüften, wieder auf. Nach dieser Sofortmaßnahme kehren Sie zu Stufe 1 des hier dargestellten Wiederherstellungsprogramms zurück und durchlaufen erneut alle Stufen. In der Regel verläuft die Genesung diesmal schneller.

Hat die Ernährung Einfluss auf Rückenschmerzen?

Manche Menschen führen Rückenschmerzen auf bestimmte Ernährungsweisen und Lebensmittel zurück. Ich kann bisher nicht bestätigen, dass die Ernährung ein wesentlicher Faktor wäre. Beispielsweise habe ich gehört, dass stark gewürzte Speisen den Darm reizen und die Bauchmuskelaktivität herabsetzen, was dann zu Schmerzen führt. Allerdings habe ich mit einigen führenden Schwerathletikteams aus Osteuropa ihre Trainingsprogramme durchgesprochen und dabei erfahren, dass diese Sportler vor einem wichtigen Wettkampf absichtlich eine stark gewürzte Mahlzeit zu sich nehmen, um ihre Explosivkraft »aufzuladen«. Dennoch bleibt denkbar, dass ein gereizter Darm bei manchen Menschen die Muskelaktivität hemmen oder aber die Übungshaltung verändern kann.

Haben Sie Entspannungstipps?

Was bedeutet Entspannung für Sie? Wer gerne spazieren geht, sollte sich dabei nicht verspannen, allenfalls den Körper über die Bauchmuskeln leicht stabilisieren. Lassen Sie genüsslich die Arme mitschwingen. Wenn Sie am liebsten lesen oder fernsehen, sollten Sie dabei nicht auf einer zu weichen Couch sitzen. Die dadurch erzwungene krumme Sitzhaltung erzeugt noch mehr Schmerzen. Wählen Sie stattdessen einen festen Stuhl, der den Lendenwirbelbereich gut abstützt. Beim Lesen sollte das Buch oder die Zeitung nicht auf dem Schoß oder auf einem niedrigen Tisch liegen. Vermeiden Sie alles, wobei der Hals gekrümmt wird. Auch beim Lesen im Bett müssen Sie gut darauf achten, dass die Lendenwirbelsäule dadurch nicht flach auf die Matratze gedrückt wird oder dass ein Kissen den Hals nach vorne beugt. Schonen Sie Ihren Rücken – wenn Sie sich entspannen, soll sich auch die Wirbelsäule erholen dürfen.

Was ist mit Sex?

Sie dachten wohl, wir würden dieses Thema einfach auslassen! Wenn ich im Arztgespräch den Unterschied zwischen Wirbelsäulen- und Hüftbewegung erkläre, verwende ich gelegentlich ein Bild des Koitus. Dann rufen viele Patienten: »Tut Sex etwa deshalb so weh?« Bereits die Erkenntnis, dass Wirbelsäulenbewegungen Schmerzen erzeugen können, ist für viele eine Offenbarung. Die Lösung ist natürlich die Beugung in der Hüfte. Die alte Regel: »Wenn es wehtut, machst du etwas falsch«, dürfte hier angebracht sein – unabhängig von persönlichen Vorlieben. Sie brauchen eine Stellung, die keine Schmerzen erzeugt und die natürliche Wirbelsäulenkrümmung nicht beeinträchtigt.

Manche Leute behaupten, die Wirbelsäule sei nun einmal beweglich, und diese Beweglichkeit müsse man trainieren und erhalten. Diesen Einwand widerlege ich gern mit einer kleinen praktischen Übung: Ich lasse sie eine beladene Langhantel auf die Schultern nehmen und bitte sie, aus der Lendenwirbelsäule heraus kräftig mit dem Becken vor und zurück zu stoßen. Der Schmerz setzt ziemlich prompt ein, und ich brauche dann weiter nichts zu sagen.

Die Grundregel beim Koitus lautet: Der, der oben ist, muss die Hüfte bewegen. Der, der unten ist, muss die natürliche Krümmung der Wirbelsäule unterstützen und sich vor eigenen Bewegungen hüten. Wenn Sie dabei am liebsten in einem Kanu stehen, um die romantische Atmosphäre auf einem einsamen Bergsee zu genießen, sind Sie mein Held des Tages!

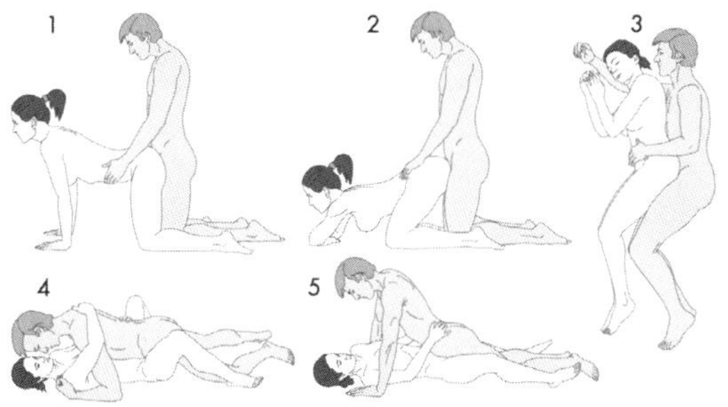

Die Person, die oben ist, konzentriert sich auf das Hüftscharnier und schont die Wirbelsäule. Die untere Person achtet auf die Beibehaltung einer neutralen Wirbelsäulenkrümmung. Wandeln Sie Ihre Haltung in diesem Sinn so ab, dass individuelle Schwächen ausgeglichen werden. Für die neutrale Wirbelsäule sind Position 1 und 2 für beide am besten. Position 3 und 4 sind riskanter und sollten vermieden werden, wenn jemand mit Flexion und Extension Schwierigkeiten hat. In Position 5 sind Schmerzen in den meisten Fällen unvermeidlich.

Was ist mit passiven Therapieformen wie Chiropraktik, Massage, physikalische Therapie oder Traktion?

Dass passive Techniken, bei denen jemand oder etwas auf den Menschen einwirkt, geschädigtes Rückengewebe heilen, ist sehr unwahrscheinlich. Hierzu zählen auch Ultraschallanwendungen und Lasertherapie. Schmerzmanagement erfordert aktive Teilnahme. Passive Therapien können den Schmerz kurzfristig mindern (oder auch verstärken), ändern aber nichts an der Ursache. Mit Chiropraktik werden nicht etwa »verschobene« Knochen wieder an Ort und Stelle gebracht; so etwas wäre nur bei einem komplizierten Bruch denkbar. Chiropraktiker können zwar durchaus Kollagenfasern wieder zurechtschieben und damit zur Versiegelung der Bandscheibenwand beitragen. Der Patient muss parallel dazu jedoch trotzdem neue Bewegungsmuster lernen. Die Bewegungsfehler, die zur Verletzung des Collagens geführt haben, dürfen sich nicht wiederholen. Massage kann die Muskeln entspannen und dadurch Muskelschmerzen lindern. Ohne eine Haltungskorrektur kehren die Schmerzen jedoch rasch zurück. Passive Therapien können niemals die Bewegungsmuster, die Wirbelsäulenstabilität und die Hüftmobilität erzeugen, die zur Beseitigung der schmerzhaften Belastung nötig wären. In der Physiotherapie sollte der Schwerpunkt stets auf aktiver Verhaltensänderung im Sinn dieses Buches liegen (siehe unten).

Was ist mit Chiropraktikern?

Ich werde häufig gefragt, was ich von Chiropraktikern halte. Ich überweise meine Patienten regelmäßig an Ärzte auf der ganzen Welt – viele von ihnen sind Chiropraktiker. Diejenigen, an die ich verweise, renken vielleicht auch hin und wieder auch einen Rücken ein, haben jedoch viel mehr Behandlungsmethoden im Repertoire. Insbesondere möchten sie die Bewegungsfehler beseitigen, die chronische Rückenschmerzen erzeugen. Wenn ein Chiropraktiker über Monate hinweg regelmäßige Termine zur passiven Behandlung empfiehlt, heilt er nicht. Studien haben ergeben, dass bei manchen Patienten mit akutem Bandscheibenvorfall eine bis drei passive Behandlungen die Genesung fördern. Darüber hinaus gibt es jedoch keine wissenschaftlichen Belege dafür, dass wiederholte Manipulationen Rückenschmerzen heilen könnten. Chiropraktik soll nämlich nicht einfach nur etwas zurückschieben, was »am falschen Platz« ist. Unsere Untersuchungen zeigen, dass die Behandlung in erster Linie neurologische Effekte erzielt, die Muskelkrämpfe lindern oder mitunter auch auslösen können.

Sie brauchen einen Chiropraktiker, der auch eine »aktive Behandlung« anbietet: Solche Fachleute leiten ihre Patienten schrittweise zu sinnvoller Schmerzvermeidung und hilfreichen Übungen an. Viele von ihnen kennen unseren Behandlungsansatz – fragen Sie bitte nach Werdegang und Fortbildungen. Gute Chiropraktiker verstehen sich meisterhaft auf die manuelle Behandlung von weichem Gewebe in Kombination mit Bewegungsschulung (wie hier dargestellt) und erzielen so nachhaltig positive Ergebnisse.

Aus reiner Neugier: Was ist das Geheimnis von Spitzensportlern?

Ich schätze mich glücklich, dass ich immer wieder Olympiakandidaten und Weltmeister aus unterschiedlichsten Sportarten untersuche und behandle, die zu den schnellsten und stärksten ihres Fachs gehörten. Diese Männer und Frauen haben tatsächlich besondere Talente, allerdings andere, als viele meinen. Im Test sind sie nicht unbedingt die stärksten. Die schnellsten von ihnen können vielmehr am besten entspannen. Wenn Muskeln sich zusammenziehen, erzeugen sie Kraft und Festigkeit. Die schnellsten Sportler leiten ihre Bewegungen mit starken Muskelimpulsen ein und können dann so entspannen, dass ihre Gliedmaßen die optimale Geschwindigkeit erreichen. Ihr Kraftzentrum ist der feste Core, wohingegen die Gliedmaßen relativ locker bleiben. Deshalb bin ich der Ansicht, dass die besten Springer, Werfer, Läufer, Fußballer, Boxer oder Golfspieler die Gabe besitzen, ihre Muskeln nach einer starken Kontraktion ultraschnell zu entspannen (etwa sechs Mal schneller als der Durchschnittsmensch). Im Zusammenspiel mit ihrer körperlichen Leistungsfähigkeit ist diese Fähigkeit eine neurologische Gabe. Das Entspannungstempo zu trainieren ist schwierig, aber nicht unmöglich. Ich erlebe immer wieder Fälle, wo diese natürliche Begabung durch zu viel Krafttraining mit zu wenig Rücksicht auf neurologische Komponenten ruiniert wurde.

Einige großartige Sportler haben ein fantastisch abgestimmtes elastisches System im Körper, und doch habe ich gesehen, wie so etwas durch falsche Dehnung beeinträchtigt wurde. Eine gute Dehnung muss die Elastizität wie ein Instrument stimmen, anstatt das Gewebe zu überdehnen. Ein weiterer wichtiger Faktor bei Sportlern ist die Einstellung: Sie wollen siegen, sie geben nicht nach, sie trainieren immer weiter. Manche Spitzensportler sind Ausnahmepersönlichkeiten. Dennoch entsteht ihre überlegene Rückenkraft nicht durch das Heben des Maximalgewichts. Interessierte Leser seien an mein Buch »Ultimate Back Fitness and Performance« verwiesen, in dem ich näher auf diese Konzepte eingehe.

Schmerzfrei in xx leichten Schritten? Finger weg!

Die Anzahl der Schritte spielt keine Rolle – für die meisten Menschen ist diese Versprechung schlichtweg falsch. Inzwischen wissen Sie, dass man seine Rückenschmerzen nicht einfach so abschüttelt. Erst wenn wir die individuellen Schmerzauslöser kennen, können wir sie meiden. Die bisher erlernten Übungen sollten Sie wieder belastbarer machen und Ihnen die volle Teilnahme am Leben ermöglichen. Ihre Mühe zahlt sich aus – aber das hat viel Achtsamkeit und Geduld erfordert.

17. Zum Abschluss

Sie halten es in der Hand: das Handbuch für Ihre Wirbelsäule. Ich hoffe, dass jeder Leser und jede Leserin jetzt ein deutlich umfassenderes und genaueres Verständnis für den eigenen Rücken, die ganz individuellen Schmerzauslöser und die Schritte und Übungen gewonnen hat, mit denen das Leben wieder schmerzfrei werden kann. Sie sollten in der Lage sein, Ihr persönliches Konzept zu erstellen, das einerseits bewusstes Bemühen um rückenschonendes Verhalten in jeder Lebenslage umfasst und andererseits ein realistisches Repertoire an Übungen.

Wir empfehlen gern, den Therapieverlauf schriftlich festzuhalten. Dabei geht es nicht um die Schmerzstärke, sondern vielmehr um die täglichen Aktivitäten. So kann man im Rückblick überlegen, was man am Vortag getan hat und ob es einem nun besser oder schlechter geht. Genesung bedeutet, ein gutes Gleichgewicht zu finden. Wenn man nicht motiviert ist, in alte Gewohnheiten zurückfällt und die Übungen vernachlässigt, kommt man nicht weiter. Doch auch wenn jemand zu ehrgeizig wird und es an guten Tagen übertreibt, wird der Körper durch Schmerzen am Folgetag deutlich zeigen, dass er noch nicht dazu bereit war. Bleiben Sie am Ball, und bleiben Sie realistisch! Dann gehe ich fest davon aus, dass auch Sie den Schalter umlegen können, so wie meine Patienten es mir täglich berichten.

Wenn Sie das nächste Mal wegen Ihrer Beschwerden bei einem guten Arzt vorsprechen, nehmen Sie ruhig dieses Buch mit, damit der Arzt versteht, worauf Sie sich berufen. Es ist wichtig, nicht aneinander vorbeizureden! Ein gut informierter Patient kann seinen eigenen Fall am besten vertreten.

Damit habe ich Ihnen, lieber Leser und liebe Leserin, die Fackel der Rückenmechaniker überreicht. Ich bin gespannt auf Ihre Erfolgsgeschichten – ob Sie wieder Sport treiben können oder zu den Kindern in die selbst gebaute Höhle krabbeln oder sich auch nur wieder selbst die Schuhe binden können. Genießen Sie das, was Sie erreicht haben! Gratulieren Sie sich zu Ihrer Entschlossenheit, und ernten Sie die Früchte Ihrer Mühen.

Danke, dass Sie sich entschieden haben, sich mir ein Stück weit anzuvertrauen. Versprechen Sie mir auf Ihrer weiteren Reise zu dauerhafter Schmerzfreiheit nur eines: nie das Lächeln vergessen!

18. Glossar

Distal: Die Lendenwirbelsäule gilt als Referenzlinie für die Körpermitte. Alle anderen Körperteile liegen distal von hier (entfernt von der Körpermitte). Der Ellbogen liegt also von der Schulter aus distal und so weiter.

Drehmoment: Dieser Begriff bezieht sich auf eine Rotationskraft. Zum Beispiel erzeugt ein Muskel, der an einem Knochen ansetzt, am Gelenk ein bestimmtes Drehmoment. Dank der Drehmomente können die Gelenke statische Lasten halten und über die Drehachsen bestimmte Körperabschnitte bewegen.

Kompression: Belastungen, die senkrecht auf die Länge der Wirbelsäule einwirken, erzeugen Kompression. Kompression kann durch Muskelkraft oder durch äußerliche Belastung entstehen.

Kyphose: Bezeichnung für die Auswärtskrümmung der Brustwirbelsäule (alle Wirbel, an denen der Brustkorb ansetzt). Eine betonte Krümmung im Zusammenhang mit eingesunkener Haltung oder Alterung wird als Hyperkyphose bezeichnet.

Lordose: Bezeichnung für die normale Einwärtskrümmung im unteren Rücken. Ein Verlust dieser Krümmung wird als Hypolordose, eine betonte Krümmung als Hyperlordose bezeichnet.

Neuronale Spannung: Wenn Nerven irgendwo entlang ihrer Bahn eingeklemmt werden, geraten sie unter Spannung und ziehen sich an manchen Stellen zusammen, was über die Neurodynamik Schmerzen erzeugt. Diese Nervenspannung wird leicht mit Muskelverspannungen verwechselt.

Neutrale Wirbelsäulenhaltung: die natürliche, aufrechte Haltung der Wirbelsäule (sofern keine Deformität vorliegt). In dieser Haltung ist die Wirbelsäule am entspanntesten, und die Facettengelenke sind am besten entlastet.

Proximal: Die Lendenwirbel bilden die Körpermitte und liegen damit proximal von allen anderen Körperteilen. Vom Ellbogen aus liegt die Schulter also proximal (zur Körpermitte hin).

Scherkräfte: Die Scherachse verläuft rechtwinklig zur Kompressionsachse (siehe Kompression). Scherkräfte an der Wirbelsäule entstehen durch Muskelkraft und Belastungen, die auf den Körper einwirken oder durch ihn entstehen.

Schonhaltung: Verlust der normalen Wirbelsäulenkrümmung durch eine Verletzung oder pathologische Vorgänge, auch als »Antalgie« bezeichnet. Bei einer Schonhaltung besteht vielfach ein »Knick« in der Wirbelsäule. Eine Flexion in der Lendenwirbelsäule deutet meist auf einen Bandscheibenvorfall hin; dort ist eine lokale Wölbung erkennbar. Auch einer seitlichen Verkrümmung mit akuten Schmerzen im unteren Rücken liegt meist ein Bandscheibenproblem zugrunde.

Steifheit: Steifheit gilt meist als negativ, weshalb in diesem Buch eher von Versteifung, Steifigkeit oder »Festigkeit« die Rede war. Eine gesunde Wirbelsäule muss durch Muskelkraft versteift werden, damit sie bei Belastung stabil bleibt. Festigkeit in Wirbelsäule und Rumpf erleichtert effiziente Arm- und Beinbewegungen und verhindert Mikrobewegungen der Facettengelenke, die bestimmte Schmerzformen auslösen können.

BEWEGUNGEN

Beugen: Jede Bewegung, bei der die Wirbelsäule von ihrer neutralen Position abweicht, ist eine Beugebewegung. Die Belastung für die Wirbelsäule ist ähnlich, wie wenn man versucht, einen Ast zu biegen.

Extension: Rückwärtsneigung aus der neutralen Haltung heraus, zum Beispiel bei Arbeiten über Kopf.

Flexion: In entspannter aufrechter Haltung sackt die Wirbelsäule etwas nach vorn. Das ist Flexion. Sitzen und Gartenarbeit sind flexionsfördernde Aktivitäten.

MUSKELN

M. erector spinae: alle Muskeln, die an der Wirbelsäulenextension beteiligt sind, fallen unter den Oberbegriff Erector spinae (=Rückenstrecker oder Rückenstreckmuskeln).

Gesäßmuskeln: alle Muskeln, die gemeinsam das Gesäß bilden.

M. gluteus maximus: der große Gesäßmuskel. Seine Hauptaufgabe ist die Außenrotation und Extension der Hüfte. Der untere Teil ist in der tiefen Hocke besonders aktiv, der obere eher beim Gehen, Laufen und Richtungswechsel.

M. gluteus medius: ein hoch sitzender, seitlicher Gesäßmuskel, der für das Gehen und Laufen unerlässlich ist. Er unterstützt zugleich das Becken beim Ausrichten der Wirbelsäule.

M. latissimus dorsi: Der breite Rückenmuskel ist ein wichtiger Stabilisator für die Wirbelsäule und ein Extensor, der den Oberarm mit dem Rumpf verbindet. Er wird besonders beim Ziehen aktiviert, positioniert die Wirbelsäule so, dass sie Belastungen leichter standhalten kann, und verbessert damit die allgemeine Bewegungsfähigkeit im Alltag.

M. multifidus: eine Muskelgruppe, die in kurzen Strängen über jeweils ein bis drei Wirbelsäulensegmente verläuft. Diese Muskeln gehören zu den Extensoren und stabilisieren über die Dornfortsätze die jeweiligen Abschnitte der Wirbelsäule.

Mm. obliqui abdominis: Die innere und äußere schräge Bauchmuskulatur (M. obliquii) ist zusammen mit dem Transversus abdominis (querer Bauchmuskel) ein Teil der Bauchwand. Sie versteifen den Core, stabilisieren die Wirbelsäule, ermöglichen Drehbewegungen und speichern zum Beispiel beim Werfen oder beim Golfspielen elastische Energie. Die schräge Bauchmuskulatur wird für fast alle Alltagsaktivitäten benötigt.

M. quadratus lumborum: Dieser Muskel verläuft neben der Lendenwirbelsäule und setzt an jedem Wirbel an. Er ist bei jeder belastenden Aktivität im Spiel, weil er die Wirbelsäule so versteift, dass sie für die Last ausreichend fixiert ist.

M. rectus abdominis: das »Sixpack« im Oberbauch. Dieser Muskel bildet einen Ankerpunkt für diverse andere Bauchmuskeln und trägt so zur Steifheit der Wirbelsäule bei. Außerdem ist er ein Rumpfbeuger.

19. Anhang:
Eigene Aufzeichnungen

Schmerz- und Aktivitätstabelle

Das Ziel ist, Woche für Woche die Symptome zu reduzieren. Sie werden schnell vergessen, wie es Ihnen vor einem Monat ging. Diese Tabelle ermöglicht einen Überblick über die eigenen Fortschritte.

AKTIVITÄT	WOCHE									
	1		2		3		4		5	
	JA	NEIN	JA	NEIN	JA	NEIN	JA	NEIN	JA	NEIN
Ich war diese Woche zeitweise schmerzfrei.										
Ich kann xx Minuten gehen, ehe ich Schmerzen habe (Zahl eintragen).										
Ich kann xx Minuten sitzen, ehe ich Schmerzen habe (Zahl eintragen).										
Ich hatte im Bett Rückenschmerzen.										
Ich hatte beim Umdrehen im Bett Rückenschmerzen.										
Ich kann schmerzfrei 5 Kilo von einem Stuhl anheben.										
Aktivitäten, die jetzt schmerzfrei sind (bitte eintragen):										
Aktivität 1										
Aktivität 2										
Aktivität 3										
Aktivität 4										
Aktivität 5										
Aktivität 6										
Aktivität 7										

Übungsplan

AKTIVITÄT		WOCHE									
		1	2	3	4	5	6	7	8	9	10
3 Mal täglich gehen (Gehzeit)	1. Gang										
	2. Gang										
	3. Gang										
modifizierter Curl-up (10 Sekunden halten), z. B. 6-4-2 Wdh.											
Seitstütz (10 Sekunden halten), Art und Wdh. eintragen											
Zweifüßlerstand (10 Sekunden halten), Art und Sätze/Wdh. eintragen											
weitere Übungen	Kuh/Katze										
	Drücken (Liegestütze im Stehen/auf dem Boden)										
	Ziehen (Schlingen-trainer, Klimmzüge)										
eigene Übungen hier eintragen:											

Übungsplan

Beispiel: Martina Backstrom

AKTIVITÄT		WOCHE									
		1	2	3	4	5	6	7	8	9	10
3 Mal täglich gehen (Gehzeit)	1. Gang	15 Min									
	2. Gang	10 Min									
	3. Gang	10 Min									
modifizierter Curl-up (10 Sekunden halten), z. B. 6-4-2 Wdh.		2,2,2									
Seitstütz (10 Sekunden halten), Art und Wdh. eintragen		2,2,2									
Zweifüßlerstand (10 Sekunden halten), Art und Sätze/Wdh. eintragen		3,3,2									
weitere Übungen	Kuh/Katze	5 Wdh.									
	Drücken (Liegestütze im Stehen/auf dem Boden)	3,3,2									
	Ziehen (Schlingentrainer, Klimmzüge)	2,2,2									
eigene Übungen hier eintragen:											

Eigene Anmerkungen

Danksagung

Dies ist mein drittes Buch. Der Entstehungsprozess war jedoch schwieriger als bei meinen bisherigen Büchern. Dieses Buch sollte nämlich so dünn wie möglich ausfallen, betroffene Menschen aber mit allen nötigen Details versorgen, um ihre Rückenschmerzen loszuwerden. Diesen Dauerkonflikt mussten die Menschen in meinem nächsten Umfeld, besonders meine Frau Kathryn, leider ertragen. Wie fast jeder Ehemann arbeite ich an mir. Ich kann nur versichern, dass ich heute besser bin als gestern und mich morgen weiter bemühen werde.

Mein Team war sehr international. Die wunderbaren Illustrationen stammen von dem überaus talentierten Jiri Hlavacek, Prag, der die Haltungen und Bewegungen kristallklar umsetzen konnte. Für das Coverdesign danke ich Paal Hawk, einem Grafikdesigner aus dem norwegischen Hamar. Für die Redaktion hatte ich gleich zwei Personen engagiert, die jedoch beide meinen Tonfall nicht trafen. Es ist wirklich nicht leicht, Medizinerjargon in Alltagssprache zu übersetzen. Dazu brauche ich Hilfe. Ich hatte beruflich in Los Angeles zu tun, und dort erhielt ich eine E-Mail von meinem Sohn John, der heute in New York City lebt. Er schrieb: »Dad, auf dem Küchentisch lag Dein Manuskript. Ich habe das erste Kapitel gelesen und umgeschrieben. Was hältst Du davon?« Mir stiegen die Tränen in die Augen. Das, wonach ich gesucht hatte, war die ganze Zeit vor meiner Nase gewesen. Danke, John.

Das Material in diesem Buch beruht auf der Arbeit unserer Universitätsklinik und Forschungseinrichtung. Darum danke ich den über 40 Doktoranden und Gastwissenschaftlern, deren Erkenntnisse hier eingeflossen sind. Auch den Patienten, die uns wegen ihrer Rückenschmerzen aufgesucht haben und uns viel gelehrt haben, möchte ich danken. Und zuletzt danke ich allen meinen Lesern, die seit Jahren um dieses Buch bitten. Vielen Dank!

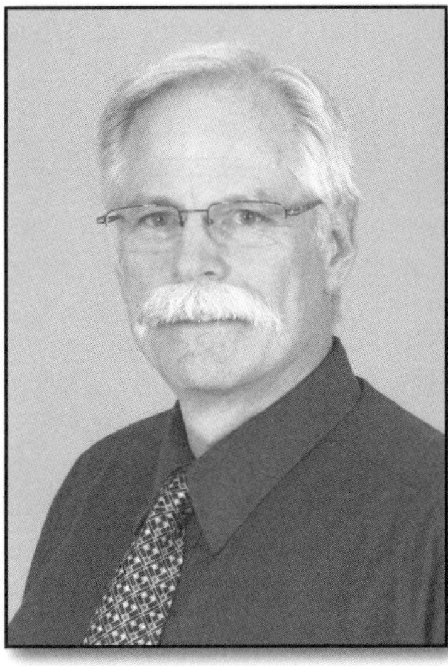

Der Autor

Stuart McGill ist Professor für die Biomechanik der Wirbelsäule an der University of Waterloo in Kanada. Dort leitet er ein Institut zur Erforschung der Funktion des unteren Rückens, zur Verletzungsprävention und Rehabilitation sowie zum Performance-Training. Neue Ergebnisse werden anschließend klinisch erprobt. Aus dieser Kombination aus Forschung und Klinik sind mehr als 400 Veröffentlichungen erwachsen, darunter drei Lehrbücher. McGills erstes Buch, »Low Back Disorders: Evidence based prevention and rehabilitation« (3. Ausgabe) ist ein Leitfaden für Ärzte, um die Entscheidungsfindung für den passenden Präventions- und Rehabilitationsansatz zu erleichtern. Sein zweites Lehrbuch, »Ultimate Back Fitness and Performance« (5. Ausgabe) richtet sich an Trainer, Coaches, Sportler und alle, die ihre Rückenleistung erhöhen, dabei jedoch das Verletzungsrisiko so gering wie möglich halten wollen. Mit dem hier vorliegenden Buch, das für Laien mit Rückenschmerzen gedacht ist, rundet er diesen Wissenstransfer ab. Sein Werk wurde mit zahlreichen wissenschaftlichen Auszeichnungen bedacht. Als Facharzt untersucht er besonders schwierige Fälle von Rückenschmerzen und schreibt Gutachten zur Ermittlung und Prävention von Risikofaktoren für den unteren Rücken für Regierungsbehörden, Unternehmen, Kanzleien und Leistungssportler aus vielen Ländern. Seine Bücher und DVDs zu den Techniken in englischer Sprache sind auf www.backfitpro.com zu finden.

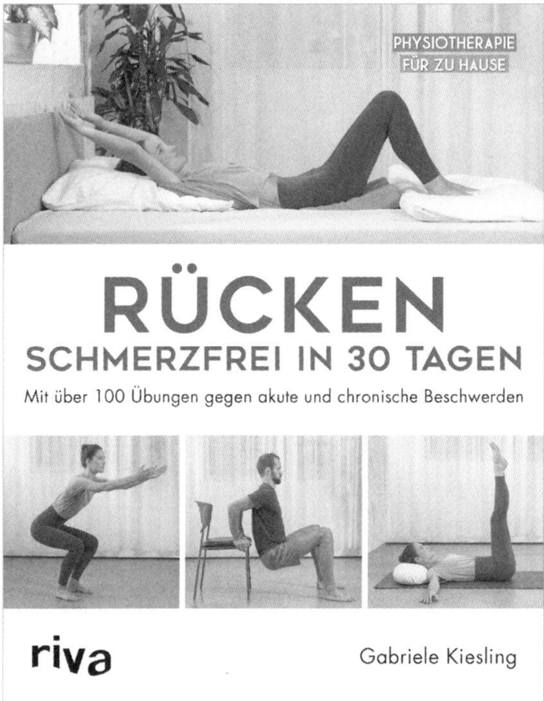

Auch als **E-Book** erhältlich

208 Seiten
20,00 € (D) | 20,95 € (A)
ISBN 978-3-7423-1972-2

Gabriele Kiesling

Rücken – schmerzfrei in 30 Tagen

Mit über 100 Übungen gegen akute und chronische Beschwerden

Rückenschmerzen morgens nach dem Aufstehen? Probleme mit den Bandscheiben? Oder stets verspannt und unbeweglich? Dann ist es an der Zeit, aktiv an der Rückengesundheit zu arbeiten! Mit dem 30-Tage-Programm von Physiotherapie-Expertin Gabriele Kiesling können Rückenleiden dauerhaft bekämpft werden. Sie erklärt, wie Gewohnheiten und Alltagsbewegungen optimiert werden können, um Beschwerden künftig vorzubeugen. Täglich neue Übungen, die Schmerzen lindern, die Heilung fördern und den Rücken langfristig stärken. Außerdem Erste-Hilfe-Maßnahmen bei akuten Problemen, Entlastungshaltungen, Taping, Rollen und Cupping, Übungen zur Mobilisation, Dehnung und Kräftigung sowie Anleitungen zur richtigen Ausführung von Alltagsbewegungen. So können Rückenbeschwerden endgültig gelindert werden!

riva

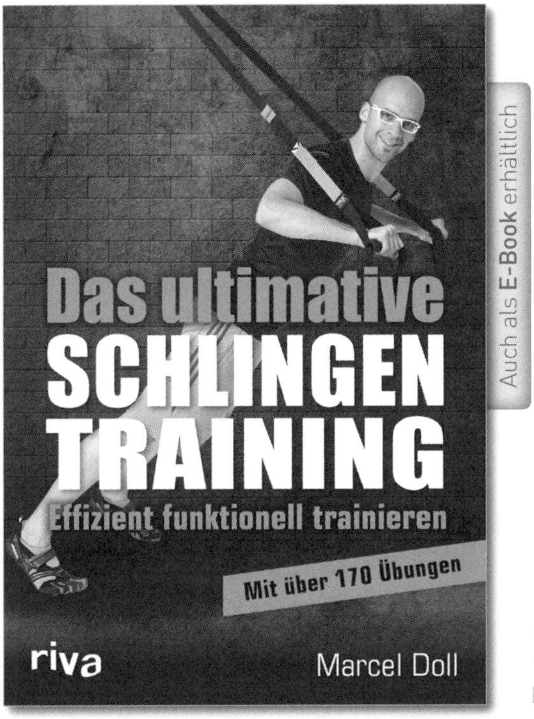

192 Seiten
19,99 € (D) | 20,60 € (A)
ISBN 978-3-86883-441-3

Marcel Doll

Das ultimative Schlingentraining

Effizient funktionell trainieren

Schlingentraining ist eine hocheffiziente Methode des Bodyweight-Trainings mithilfe eines einfachen Gurtsystems, das an einem festen Punkt wie etwa einem Türrahmen fixiert wird. In Deutschland und Österreich ist der Schlingentrainer bereits in über 1500 Fitnesscentern zu finden und immer mehr Menschen trainieren auch zu Hause mit diesem schlichten Gerät, das ein Ganzkörperworkout auf höchstem Niveau erlaubt. Dieses Buch bietet über 170 Übungen verschiedener Intensitätsstufen für alle Körperbereiche und Zielgruppen. Für eine optimale Regeneration nach dem Schlingentraining empfiehlt der Autor Dehnübungen mit dem Schlingentrainer und Bindegewebsmassagen mit Faszienrolle und Faszienkugel und präsentiert hierfür zahlreiche weitere Übungen.

riva

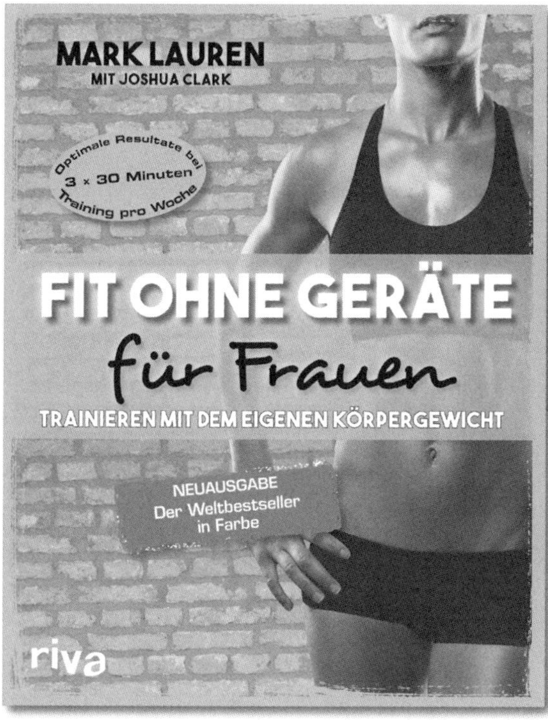

Auch als **E-Book** erhältlich

176 Seiten
19,99 € (D) | 20,60 € (A)
ISBN 978-3-7423-0855-9

Mark Lauren
mit Joshua Clark

Fit ohne Geräte für Frauen

Trainieren mit dem eigenen Körpergewicht

Mit seinem Buch Fit ohne Geräte hat der Fitnessexperte Mark Lauren eindrucksvoll bewiesen, dass wir keinerlei neu-modisches Trainingsequipment benötigen, um in kürzester Zeit topfit zu werden. Für sein neues Buch hat der Autor das Konzept an die besonderen Bedürfnisse von Frauen angepasst. Sie wünschen sich meist keine großen Muskeln, sondern straffe Arme, schlanke Schenkel und einen flachen Bauch. Mit Laurens Workouts lässt sich all das schnell und einfach erreichen: Drei- bis viermal pro Woche 30 Minuten trainieren genügt, um in Rekordzeit schlank, stark und topfit zu werden.

riva